新时代高等院校课程改革融媒体创新教材

智能医学概论

主 编 胡仕坤 袁 磊 靳瑞霞

电子工业出版社
Publishing House of Electronics Industry
北京·BEIJING

内 容 简 介

本书基于新医科建设理念,积极推进新工科学科知识体系与医学教育教学的深度融合。全书分为概述篇、人工智能技术篇、虚拟现实技术篇、展望篇四个模块,共十四章。其中,概述篇主要阐述智能医学技术概述、智能医学与智慧医疗、智能医学应用概述等内容;人工智能技术篇内容涵盖智能医学影像、智能医疗语音、智能健康管理、智能医药研制四个目前应用最广泛的"人工智能+医疗"领域;虚拟现实技术篇在介绍虚拟现实的核心技术基础上,围绕 3ds MAX、Unity 3D 软件应用,精选相关案例,引导学生深入理解虚拟现实技术在医学领域中的应用;展望篇包括智能医学伦理和智能医学发展两部分内容。

本书采用模块化框架组织教学内容,语言精练、案例详实,注重思政育人、实践育人的成效,是智能医学领域的普及型教材。本书既适合作为医学类高等院校新医科基础教育课程的教材,也可作为对智能医学感兴趣的自学者或医工融合行业领域工作者的参考用书。

未经许可,不得以任何方式复制或抄袭本书之部分或全部内容。
版权所有,侵权必究。

图书在版编目(CIP)数据

智能医学概论／胡仕坤,袁磊,靳瑞霞主编. — 北京:电子工业出版社,2023.2
ISBN 978-7-121-45111-9

Ⅰ.①智… Ⅱ.①胡… ②袁… ③靳… Ⅲ.①人工智能-应用-医学-概论 Ⅳ.①R-058

中国国家版本馆 CIP 数据核字(2023)第 030497 号

责任编辑:张瑞喜
印　　刷:中国电影出版社印刷厂
装　　订:中国电影出版社印刷厂
出版发行:电子工业出版社
　　　　　北京市海淀区万寿路 173 信箱　　　　邮编:100036
开　　本:889×1194　1/16　　印张:17.75　　字数:524 千字
版　　次:2023 年 2 月第 1 版
印　　次:2024 年 7 月第 3 次印刷
定　　价:59.00 元

凡所购买电子工业出版社图书有缺损问题,请向购买书店调换。若书店售缺,请与本社发行部联系,联系及邮购电话:(010)88254888,88258888。
质量投诉请发邮件至 zlts@phei.com.cn,盗版侵权举报请发邮件至 dbqq@phei.com.cn。
本书咨询联系方式:qiyuqin@phei.com.cn。

编　委　会

主　编　胡仕坤　袁　磊　靳瑞霞

副主编　吕　莎　邱永建　王鲜芳　史大鹏　班　戈

编　委　王　欣　张改改　申华磊　王　悠　吴贝贝

　　　　　朱煜尔　庞玲玲　王　鑫　郭金磊　张　昊

　　　　　赵营鸽　李　祥　高　静　李双阳　Alex Dai

前　言

2019年,教育部召开了《"六卓越一拔尖"计划2.0启动大会》,会议提出"发展新工科、新医科、新农科、新文科,全面深化高等教育教学改革,打赢全面振兴本科教育攻坚战"。2020年,国务院办公厅发布《关于加快医学教育创新发展的指导意见》,提出要"以新医科统领医学教育创新。优化学科专业结构,体现'大健康'理念和新科技革命内涵,对现有专业建设提出理念内容、方法技术、标准评价的新要求,建设一批新的医学相关专业,强力推进医科与多学科深度交叉融合"。在新形势下,尤其是"健康中国2030"战略的大背景下,探索新型培养体系,打造新型医学课程,培养大量医学复合型、创新型人才,已经成为目前我国医学教育亟待解决的问题。基于此,本书编写组在总结已有"智能医学概论"教学实践,以及相关学科课程一线教学经验的基础上,编写了《智能医学概论》一书。

本书讲解了人工智能和虚拟现实技术等学科专业知识体系与传统医学有机融合的基础理论、应用和最新进展,反映了新医科人才培养模式和教学改革的需求。编者深入落实医工融合理念,推动高校教育数字化转型、打破学科壁垒、与时代同行、与社会需求接轨,以工学手段表达医学内容,通过相关医学案例的引入,大幅度提高医、工、理、文多学科互融互通,突出医学特色。本书为深入实施科教兴国战略、人才强国战略、创新驱动发展战略提供服务支撑,秉持"尊重劳动、尊重知识、尊重人才、尊重创造"的思想,以人才岗位需求为目标,突出知识与技能的有机融合,以适应高等院校教育人才建设需求。同时,本书编写凸显伦理教育、课程思政育人,注重立德树人,体现社会主义核心价值观,使其更适合新的历史时期医学人才培养的需求。

本书主要内容包括智能医学技术概述、智能医学与智慧医疗、智能医学应用概述、智能医学影像、智能医疗语音、智能健康管理、智能医药研制、虚拟现实技术及其医学应用案例、智能医学伦理与发展等,立足于行业内目前应用最为广泛的智能医学的实际领域,让学生在学习基础理论的同时,也能掌握怎样利用人工智能、虚拟现实技术等学科知识体系解决医学问题,推动医学教育创新发展。本书配合相应的"学思小课堂"、形式多样的"练一练",强化学生的创新思维及动手能力与技能的培养,使学生树立终身学习的信念。

本书由胡仕坤、袁磊、靳瑞霞担任主编,吕莎、邱永建、王鲜芳、史大鹏、班戈担任副主编,王欣、张改改、申华磊、王悠、吴贝贝、朱煜尔、庞玲玲、王鑫、郭金磊、张昊、赵营鸽、李祥、高静、李双阳、Alex Dai参与编写。具体分工如下:王欣编写第一章,李祥、高静、李双阳、Alex Dai编写第二章,吴贝贝编写第三章,袁磊编写第四章和第七章,吕莎编写第五章和第十三章,张昊编写第六章,张改改编写第八章和第九章,邱永建编写第十章的第一节至第四节,班戈编写第十章的第五节,王悠编写第十一章的第一节和

第二节，朱煜尔编写第十一章的第三节至第五节，郭金磊、王鲜芳、史大鹏编写第十一章的第六节及案例，胡仕坤编写第十二章的第一节和第二节，靳瑞霞编写第十二章的第三节至第六节及案例，赵营鸽、庞玲玲、王鑫、申华磊编写第十四章。

  本书的编写，一是源于多年从事高校一线教学工作的教师，他们具有丰富的理论知识和教学经验，其学科专业涵盖临床、医学影像、健康管理、生物信息学、人工智能、虚拟现实、计算机科学与技术等；二是源于行业相关技术人员，书中不少内容就是他们对实践经验的总结。本书的编写参考了大量近年来出版的相关技术资料，吸取了许多专家和同仁的宝贵经验，在此向他们表示衷心的感谢！

  由于编者水平有限，书中难免存在疏漏，不当之处敬请专家和读者批评指正。

编 者

2022 年 12 月

目 录

概述篇

第一章 智能医学技术概述 ·· 2
  第一节 智能医学及其发展历程 ·· 2
  第二节 智能医学与智能技术 ·· 8

第二章 智能医学与智慧医疗 ·· 27
  第一节 智慧医疗概述 ·· 27
  第二节 智能医学推动智慧医疗 ·· 32

第三章 智能医学应用概述 ··· 36
  第一节 国内外智能医学应用现状 ··· 36
  第二节 智能医学的主要应用领域 ··· 38

人工智能技术篇

第四章 智能医学影像 ·· 54
  第一节 智能医学与医学影像 ··· 54
  第二节 常用医学影像设备 ·· 59
  第三节 深度学习在医学影像中的应用 ··· 61
  第四节 智能医学影像应用案例 ·· 63
  第五节 智能医学影像发展趋势 ·· 66

第五章 智能医疗语音 ·· 69
  第一节 智能语音技术 ·· 69
  第二节 医疗领域智能语音的应用 ··· 79
  第三节 智能医疗语音的发展及展望 ·· 85

第六章 智能健康管理 ·· 87
  第一节 健康管理与智能健康管理 ··· 87
  第二节 智能健康管理的信息与内容 ·· 90
  第三节 智能健康管理应用案例 ·· 93
  第四节 智能健康管理挑战和未来发展趋势 ·· 101

第七章 智能医药研制 ... 105
第一节 药物研制概述 ... 105
第二节 医学人工智能在药物研制中的应用 ... 108
第三节 智能药物的研制流程 ... 112
第四节 人工智能与药学服务 ... 118

虚拟现实技术篇

第八章 虚拟现实技术在医学领域中的应用 ... 122
第一节 虚拟现实产业发展概况 ... 122
第二节 虚拟现实技术在医学中的应用 ... 123
第三节 虚拟现实在医学领域的展望 ... 130

第九章 虚拟现实的核心技术 ... 133
第一节 三维建模技术 ... 133
第二节 立体显示技术 ... 136
第三节 真实感实时绘制技术 ... 138
第四节 三维虚拟声音 ... 140
第五节 人机交互技术 ... 141
第六节 碰撞检测技术 ... 143

第十章 虚拟现实的输入与输出设备 ... 147
第一节 三维位置跟踪器 ... 147
第二节 导航输入设备 ... 152
第三节 手势输入设备和脑机接口 ... 154
第四节 虚拟现实的显示设备 ... 157
第五节 触觉反馈和嗅觉、味觉感知器 ... 163

第十一章 3ds Max 三维建模 ... 169
第一节 三维建模软件比较 ... 169
第二节 3ds Max 基础操作 ... 171
第三节 模型制作 ... 179
第四节 设计材质 ... 185
第五节 摄影机与灯光 ... 188
第六节 基础动画制作 ... 190
案例一 西林瓶制作指南 ... 192
案例二 注射器制作指南 ... 201

第十二章 Unity 3D 三维开发平台 ... 210
第一节 Unity 3D 的基本功能 ... 210
第二节 Unity 3D 的对象与脚本 ... 213

- 第三节　脚本调试 ··· 216
- 第四节　场景布置 ··· 218
- 第五节　物理引擎 ··· 222
- 第六节　动画系统 ··· 226
- 案例一　球体碰撞检测 ··· 228
- 案例二　心脏分离项目 ··· 234

展望篇

第十三章　智能医学伦理 ·· 250
- 第一节　智能医学伦理现状 ·· 250
- 第二节　智能医学伦理中的主要问题 ·· 252
- 第三节　人工智能医疗伦理风险的应对策略 ··· 254
- 第四节　VR技术对社会伦理的挑战 ··· 257

第十四章　智能医学发展 ·· 260
- 第一节　我国在智能医学应用的政策及发展趋势 ······································· 260
- 第二节　智能医学发展面临的问题与挑战 ·· 263
- 第三节　智能医学研究展望 ·· 267

参考文献 ·· 271

概 述 篇

本模块为智能医学概论概述篇,主要讲解智能医学概论的相关知识及其应用,包括以下三章内容。

第一章　智能医学技术概述
第二章　智能医学与智慧医疗
第三章　智能医学应用概述

通过本模块的学习,学生应了解智能医学的概念及其发展历程,智能医学与新医科的建设;掌握智慧医疗的概念和组成;熟悉智能技术的概念与分类;掌握人工智能技术、大数据技术和虚拟现实技术;了解国内外智能医学应用现状;掌握智能医学在虚拟助理、医疗影像辅助诊断、智能药物研制、智能基因测序等领域的应用。

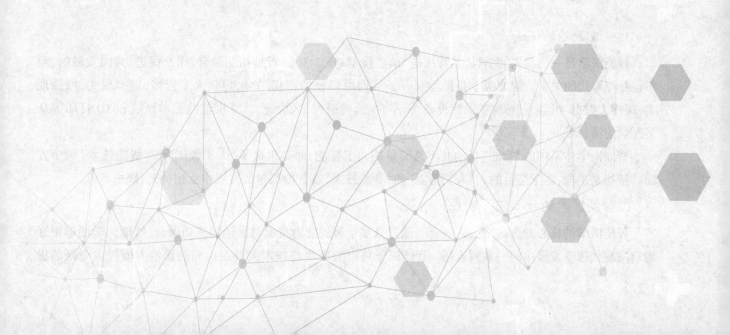

第一章 智能医学技术概述

思维导图

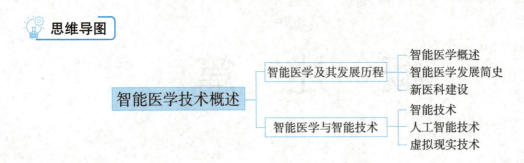

学思小课堂

中国共产党第二十次全国代表大会(以下简称党的二十大)报告指出,"推动战略性新兴产业融合集群发展,构建新一代信息技术、人工智能、生物技术、新能源、新材料、高端装备、绿色环保等一批新的增长引擎"。在创新驱动发展战略下,学生要抓住医学教育创新发展战略机遇,在全面加快推进"新医科"发展建设,构建基础研究与转化应用相互促进、文理医工多学科交叉、协调发展的学科专业体系大背景下,成为具有"家国情怀、全球视野、创新能力"的医学创新人才。

第一节 智能医学及其发展历程

智能医学是一个医学领域的全新概念,是信息化技术与医学相结合的必然产物。随着虚拟仿真、人工智能、医学机器人、大数据、移动互联网等新技术与医疗健康相关领域的结合日趋紧密,现代医学模式正面临着重大变革,智能医学也逐渐成为驱动卫生与健康事业发展的先导力量。

一、智能医学概述

1.智能医学的概念

智能医学是一门新兴的学科,其特征是"信息技术+医学",两者是相互融合、相互促进、共同发展的,而不是互相取代的关系。智能医学是医学与一系列前沿科技的密切融合,包括人工智能、虚拟现实、增强现实、医疗大数据、机器人、可穿戴医疗设备、云平台、远程医疗、区块链、计算机辅助手术导航和3D打印等众多医学前沿领域。

智能医学体系中的"智能"指的并不是简单的人工智能,而是包含了"人工智能"和"智能技术"两个方面。智能是手段,医学是目的。"人工智能"和"智能技术"在智能医学的发展中互相补充,缺一不可。

2.智能医学的核心理念和应用前景

智能医学的核心理念是"交叉、融合",通过众多学科的前沿技术与医学的密切融合,智能医学能够很好地解决现代医学发展中的一系列难题。智能医学可以为医生与技术人员在疾病的诊治方面提供全新的思路,能极大地促进医学的进步,从而成为未来医学发展的重要动力引擎。

科技在逐步发展与提升,人类对智能医学的需求将逐步成为"刚需"。例如,每个生命从出生到消亡的各阶段都能产生大量的医疗数据,根据当前对生命认知的深入及通过检测手段的分析结果来看,单一个体的医疗数据总量超过 100 TB,而特定人群的运动、饮食、环境、心理和医疗健康档案所形成的医疗数据更是海量的。此外,医疗数据还具有产生快、种类多、价值密度低等特点。在这种情况下,如果仅靠有限的医疗从业人员,则很难有效地处理这些海量的医疗数据。而在智能医学的帮助下,这些数据能够被高效率获取、分析、解读,并为每位个体量身定制最精准有效的医疗服务。

二、智能医学发展简史

医疗作为一个关乎公众安全和社会稳定的民生行业,对科技应用具有可靠、成熟的要求,其智能化程度往往并不会先于其他行业的发展,而是随着科技的成熟和政策的推动逐步向前发展。智能医疗行业呈现出资源禀赋要求高、产业机制复杂、个体应用低频性等特征,其发展历程总体经历了孕育期、萌芽期、探索期、成长期、高速发展期五个阶段,如图 1-1 所示。

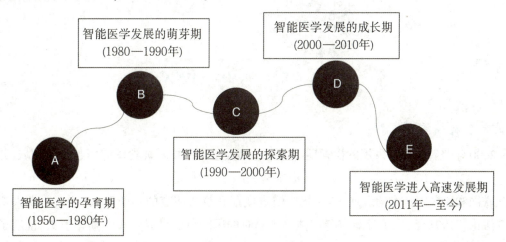

图 1-1　智能医学发展历程

1. 智能医学的孕育期

1950—1980 年是智能医学的孕育期。在此时期,集成电路数字计算机研发成功,互联网开始建设和应用,以及通信技术、信息技术的发展和融合,给人们生产生活带来了深刻的变革,也为智能医学时代的到来奠定了良好的基础。

在人工智能领域,人类进行了"通用问题求解"。1950 年,图灵测试、机器学习、遗传算法和强化学习等方法被提出;1956 年,达特茅斯会议首次提出"人工智能";1957 年,罗森布拉特发明第一款神经网络感知器。

在全息影像领域,计算机图形学的重要奠基人萨瑟兰于 1965 年提出了人机协作新理论,同时他描绘了一种让用户直接沉浸在计算机控制的虚拟环境中并能与虚拟环境交互的全新显示技术;1968 年,他开发的头盔式立体显示器被认为是世界上首台虚拟现实设备。

在远程医疗领域,20 世纪 50 年代末至 70 年代末,使用双向电视系统的远程医疗解决方案被应用于放射医学等领域。

2. 智能医学发展的萌芽期

1980—1990 年是智能医学发展的萌芽期。在此时期,一些里程碑式的技术开始尝试在医学领域应用。

在人工智能领域,医学推理模型得到进一步完善:1982年,霍普菲尔德神经网络被提出;1986年,误差反向传播算法出现,人类开始探索数学模型在医学诊断和治疗决策、便携性和灵活性、提升成本效率,以及面向医学专家自主学习等方面的能力。同时,数据获取和处理的方法、知识的获取和呈现,以及将临床决策系统集成到专业医疗人员的工作环境中,促使了一些商业化应用系统出现,从而为患者提供一系列诊疗方案。

在机器人手术方面,基于工业机器人平台的彪马560(PUMA560)机器人由维克多·舒曼研制成功,具有6个自由度。彪马560成为第一个具有真正灵活度机械手臂的机器人,如图1-2所示。在计算机辅助导航领域,1986年,罗伯茨研发了首台手术导航系统,并成功应用于临床。

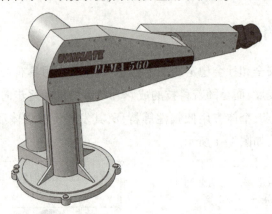

图1-2　彪马560(PUMA560)机器人

3.智能医学发展的探索期

1990—2000年是智能医学发展的探索期。这个时期大量新兴技术被尝试应用于医学领域,并产生重大的影响。

随着互联网和物联网技术的发展,芯片架构演进变革和算法演变的不断升级,这一时期人工智能还创造出许多方法论。1997年,人工智能"深蓝"战胜了当时的国际象棋世界冠军卡斯帕罗夫,证明了人工智能在某些情况下有不弱于人脑的表现,如图1-3所示。此后,"深蓝"所采用的技术广泛用于药物研制、风险计算等领域,直到被更强大的"蓝色基因"及最近的"沃森(Watson)"代替。

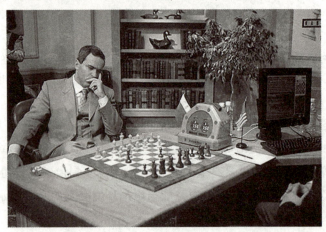

图1-3　"深蓝"战胜世界冠军卡斯帕罗夫

在3D打印领域,在医学上开始进行无生物相容性材料的3D打印,3D打印模型主要应用于手术设计、手术导板等医疗模型和体外医疗器械。在手术机器人领域,全世界投入大量资金和人力进行医用机器人的研究,并开发出适用于各种手术的机器人系统。1994年出现的机器人AESOP用于接收手术医生的指示并控制腹腔镜摄像头。1996年初,美国Computer Motion公司在AESOP系列机器人的基础上,开发出功能强大的视觉系统,并推出主从遥控操作的ZEUS外科手术系统,用于微创手术操作,如图1-4所示。

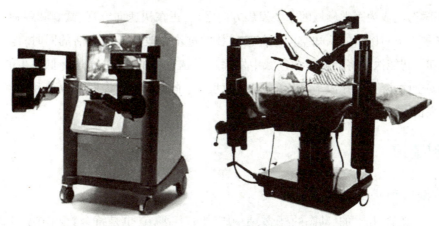

图1-4　ZEUS外科手术系统

4.智能医学发展的成长期

2000—2010年是智能医学发展的成长期。在这一时期,研究人员开始将原始数据和答案交给机器系统进行深度学习,智能医学相关课程也开始出现,如麻省理工学院提供了有关智能医学的开放性课程。人工智能诊断决策支持系统对疾病的客观数据资料,尤其在病理图像、影像学图像、实验室检查等方面展现出较大的应用价值。

2001年出现的第三代移动通信技术(3G),实现了可以随时随地上网的功能。2009年出现的第四代移动通信技术(4G),实现了可以随时随地进行视频通信的功能,医学远程会诊也因此得到进一步发展。在手术机器人领域,美国Intuitive Surgical公司成功开发出达·芬奇外科手术机器人系统。

在远程医学领域,随着互联网的快速发展,远程医疗系统出现在国内外各个城市中。由于基于网页的远程医疗会诊系统操作简单,运营和维护方便,所以国内外许多医院都纷纷创建了自己的远程医疗会诊系统。这一阶段的远程医疗商业化逐步成熟,为患者提供的医疗服务也越来越多元化、高效化。

5.智能医学进入高速发展期

自2011年至今,智能医学进入高速发展期。在此时期,智能医学蓬勃发展,基于互联网平台的医疗行业新模式的发展和以人工智能、大数据、物联网、互联网、云计算等技术为核心的智慧应用的兴起,使得很多专业领域都取得重大突破,或者进行大规模应用。而人工智能在医学上的应用也越来越广泛,尤其在医学影像诊断、病理切片识别诊断、皮肤疾病诊断等领域展现出独特的优势,同时在智能导诊、辅助诊疗上也开始进一步探索。

在全息影像领域,除虚拟现实技术外,科研人员就增强现实技术和混合现实技术在医学相关领域进行了大量探索,如解剖教学、手术导航等方面。此外,华中科技大学同济医学院附属协和医院和中国人民解放军总医院等都在混合现实技术医学应用领域进行了深入的探索。

互联网技术的发展推动了在线问诊、医药电商、医疗大数据、医疗服务智能化等方面的应用,依托于新一代信息技术,一批新型互联网企业和创新型的诊疗方式也在逐步涌现出来。

在3D打印方面,进行了大量具有生物相容性且可被降解材料的3D打印研究,主要应用于组织工程支架和皮肤组织工程支架。目前,已经有生物打印的肝单元、皮肤、血管、肿瘤模型等用于毒理学研究和临床药物研究的相关报道,并有打印出正常功能耳软骨的案例。4D 打印技术的理念也逐步出现,麻省理工学院研发的自动变形材料就像是拥有自我意识的机器人,通过软件完成建模和设定时间后,变形材料会在设定时间自动变形成所需要的形状。

目前,智能医学已经成为医学领域的重要发展方向之一,正在快速向宏观、微观和各种极端条件加速纵深演变,全方位拓展人类对医学的认知空间。前沿科技的进步在改变人们生活的同时,也在改变人们对医疗行业的传统认知。智能医学将会在医学领域中发挥越来越重要的作用,通过降低医生的工作强度、大幅提升医疗效率和安全性、降低医疗成本、提高患者满意度,智能医学将成为医学改革和创新的强大动力,为人类健康事业带来根本性变革。

三、新医科建设

1.新医科的概念和新医科建设的意义

新医科是一个广义的、相对的、动态的概念,是顺应新时代要求,也是符合党和国家对高等医学教育提出的最新要求的新型学科。新医科的"新"主要表现在:一是理念新,医学教育由重治疗,向预防、康养延展,突出生命全周期、健康全过程的大健康理念;二是背景新,以人工智能、大数据等为代表的新一轮科技革命和产业变革扑面而来;三是专业新,在原有医学专业的基础上提出新的要求,要融通医、工、理、文等学科,发展智能医学、精准医学、转化医学等医学新专业。

新医科建设的意义主要有以下 3 点。

(1)新医科建设是健康中国战略的重要基础。

健康是促进人的全面发展的必然要求。与人民群众身心健康密切相关的医学专业的发展是新医科建设的重点内容,是实施健康中国战略的基础工程。健康是人民追求美好生活最基本的前提条件,新时代健康中国战略作为国家重要战略,其根本目的在于提高全体人民的健康水平,促进人民健康发展,更好地建设社会主义现代化强国。医学教育是卫生健康事业的重要支撑,是健康中国战略的关键部分。新医科建设以现代科技发展为支撑,促进医学教育体系适应医学学科发展规律,探索医教产研融合模式,反映出健康中国战略对医学发展及人才培养的必然要求。

(2)新医科建设体现创新型国家发展战略的要求。

医疗卫生体系是国家实施创新型发展战略的重要领域,特别是高科技医疗技术、世界前沿性医疗问题研究、高层次医疗队伍建设、创新型医疗人才培养都离不开创新型发展战略的驱动。新医科建设既体现在理念、技术、模式、结构等方面的创新,也需要以临床实际问题为导向,促进医学与其他学科交叉融合发展,培养新时代创新型医科人才。创新是新时代医学教育改革发展的生命线,新医科建设是实施国家创新发展战略的必然选择,也是培养创新医疗人才的必然要求。

(3)新医科建设是教育强国战略的重要内容。

建设教育强国是党中央做出的重大战略部署,是实现中华民族伟大复兴的基础性工程。医学教育是高等教育的重要组成部分,是教育强国建设的重要内容。医学学科建设是我国高等教育学科建设的基本内容,在我国推进世界一流大学及其建设的时代背景下,新医科的建设和发展直接关系到我国医学教育、医学研究的整体水平和全球竞争力。新医科建设是提高医学教育体系人才培养能力的重要组成部分,也是提高我国医疗卫生人才培养能力的重要组成部分,同时也是建设社会主义现代化医疗教育体系的重要选择。新医科建设既是完善新时代我国医学发展体系的客观要求,也是建设教育强国战略的重要内容。

2.新医科建设面临的现实困境

中国特色社会主义进入新时代,我国健康卫生事业发展面临新形势新挑战,社会经济发展对卫生健康事业有了新需求。因此,中国医学教育的改革发展既面临新的机遇,也面临许多现实困境,主要表现在以下4个方面。

(1)要增强医学人才培养的创新性。

目前,我国医学人才培养的教学模式仍然以传统的教师授课、学生听课为主的授课模式,教育内容存在着以学科为主的板块式教学,课程与课程之间缺乏衔接性,在医学知识的传授上缺乏整体性与系统性。

(2)要加强医学与其他学科专业的交叉性。

我国的医学设置以独立学科性为主,除设立临床医学外,还设置了基础医学、口腔医学、预防医学、麻醉学、康复治疗学等专业。医学学科与工科、理科、文科依然存在学科专业壁垒,不同学科之间的融合性不够。随着医学研究的发展及医学技术的进步,未来医护人员的知识结构越来越倾向于综合性方向发展。在医学学科专业建设上,我国医学存在着与其他学科交叉融合性不足的问题。

(3)要提升医学与新兴科技的融合性。

以人工智能、物联网、大数据、云计算、生物科技等新兴技术为代表的新一轮科技革命,将对人类的生产生活方式产生深刻的影响和变革。以医疗大数据为基础的人工智能在提升诊断准确率,缓解医务人员不足及减少医务人员感染疾病风险方面发挥了重要的作用。但在我国目前的医学教育与医学实践中,医学与新兴科技的融合性还需要进一步提升。

(4)要加强医学教育的人文性。

当下,受到全球化的发展及文化多元化的影响,各种社会思潮相互碰撞,出现了思想意识多样化、价值取向功利化及精神生活物质化等现象。这类现象在高等医学教育中引发了医学人文学科建设滞后等不良倾向,而医学生普遍存在重视专业学习、忽视人文知识储备和重视职业技能学习、忽视综合素养培育等现实问题。因此,我国医学教育在培育内容、培育方式、培育队伍方面的人文性均需要进一步加强。

3.新医科建设的实践方式

从医学教育、人才培养、医学研究等方面进行反思,对新医科更好地服务国家战略具有重要的现实意义。新医科建设的实践方式主要体现在以下5个方面。

(1)创新人才培养模式,强化学科基础性。

新医科建设既强调以理论为导向的基础医学研究,也强调以问题为导向的临床医学研究。在新医科建设过程中,要完善课程设置、强化实践教学、创新教学模式和深化基础性研究,这些都是新医科建设的必然要求。另外,更要注重创新人才培养模式。因此,我们要进一步完善医学教育多主体协同育人机制,促进医教融合、科教融合及医疗教育卫生体制的融合,不断开发创新型医学科研实践基地,建立医学仿真模拟实训实验室,强化医学基础性研究,强化医学学科教学的整体性、系统性、前沿性。

(2)打通学科专业壁垒,强化学科交叉性。

医学教育理应成为注重综合素质培育的现代化医学教育,就必须强调多学科性,医学是多学科的综合,不仅仅是自然科学,而是社会科学和人文医学相结合的综合性学科。医学的发展经历了农业时代的经验医学时代、工业时代的实验医学时代,现代社会的现代医学时代。医学模式正在从传统机械医学模式向"生物—心理—社会—技术(工程)医学模式"转变。随着全球科技创新进入空前活跃的时期,学科与学科之间的界限正在被打破,学科之间的相互交叉融合是新趋势。新医科具有创新性、引领性、交融性、发展性和跨界性,新医科需要实现从以生物医学科学为支撑的医学模式转向以医学学科与文、理、工等其他学科交叉为支撑的医学模式。医学学科与其他学科的交叉融合是现代医学发展的迫切要求。

（3）顺应科技变革趋势，增强科技融合性。

新医科需要培养的是能够适应以人工智能、云计算等为代表的新一轮科技革命变革时代所需要的医疗人才。在现阶段，新医科建设需要融合人工智能为代表的最新科学技术，在实践教学中引入达·芬奇手术机器人培训课程，引入与"沃森"系统类似的人工智能工具对学生进行展示与培训。结合以人工智能为代表的新科技，开设智能医学、精准医学、转化医学等新兴专业，充分利用大数据分析技术、生物信息分析技术、生物分析技术开设虚拟仿真实验室。

（4）重视人文精神培育，深化医学人文性。

新医科强调的是"大医学""大健康"观念，这就对医学人才的人文素养、创新能力、基础知识及研究能力等方面提出了新的要求。医学人文素养关系到未来医务工作者的整体素质，影响着国家的医疗水平及医疗服务水平的提升。医学是服务人的健康和生命需求的科学，人文素养的积淀对于医学生的综合素质、沟通能力、医德修养具有重要的作用。医学人文课程实质是为医学生的学习生涯和职业生涯塑造灵魂、提供方向。科学精神和人文精神是人类精神家园中最核心的部分，医学科学精神和医学人文精神精诚合一是医学精神的精髓。"医者仁心"是对医学人文精神的最佳诠释。重视人文精神培养，深化医学人文性就是要培养具备人文精神的医疗人才。深化医学人文性不仅要求医疗从业者应具备深厚的医学知识和精湛的医学技能，还要兼备敬畏生命、关爱他人的以人为本的价值观和道德观。

（5）聚焦人类文明进步，突出医学贡献性。

新医科以追踪国际医学前沿为目标，致力于解决制约医学发展中的关键性科学技术问题。同时，新医科建设应立足国际医学研究前沿，提高医学人才培养能力，彰显中国特色，真正为人类医学事业贡献新的力量。以新医科建设为契机，中国医学教育的改革和发展也需要以聚焦人类科技进步，引领人类社会发展为目标，建设具有中国特色的医学教育体系。同时，突出医学研究前沿性，不断提高我国的医学研究能力、医学创新能力及医学人才培养能力，为全人类的医学发展事业贡献中国力量。新医科建设要瞄准世界医学前沿、科技前沿，强化基础研究，实现世界医学前瞻性基础研究、引领原创性医学成果取得重大突破，加强医学应用性研究，突出医学前沿引领技术，为人类医学事业的发展做出重大贡献。

将智能医学融入新医科建设中，能更好地服务于国家战略，保障人民身体健康，促进国家繁荣昌盛。

第二节 智能医学与智能技术

传感器技术、物联网技术、5G 移动通信技术等智能技术在医疗领域的应用，为人们构建了智能化、个性化、便捷化及可持续的健康医疗服务体系。智能医学的发展离不开智能技术的支持。

一、智能技术

智能技术以新一代网络为基础，是与工业生产和日常生活紧密联系的各类智能技术和系统。智能技术融合了传感器、物联网、移动通信、计算机软硬件、人工智能、智能系统集成等众多先进技术，是现代检测技术、电子技术、计算机技术、自动化技术、光学工程和机械工程等学科相互交叉和融合的综合学科。

一般情况下，智能技术可分为传感器技术，物联网技术，5G 移动通信技术，人工智能技术，虚拟现实、增强现实与混合现实技术，计算机辅助导航和人机协作等技术。本节将对其中 3 种具有代表性的智能技术展开叙述。

1. 传感器技术

(1) 传感器的概念。

随着现代科学发展，传感器技术作为一种与现代科学密切相关的新兴学科得到迅速发展，并且在工业自动化测量和检测技术、航天技术军事工程、医疗诊断等学科领域得到广泛应用，同时对各学科发展具有促进作用。

传感器是指能够感受被测量信息，并能将这些信息按照一定规律变换成可用输出信号的器件或装置，是机器人获取信息的主要源头，类似人的"五官"。从仿生学观点来看，如果把计算机看成处理和识别信息的"大脑"，把通信系统看成传递信息的"神经系统"，那么传感器就是"感觉器官"。传感器技术为机器人提供了感觉，提升了机器人的智能性，并为机器人的高精度智能化作业提供了基础。传感器技术作为信息获取的重要手段，与通信技术和计算机技术共同构成信息技术的三大支柱。

传感器技术是从环境中获取信息并对其进行处理、变换和识别的多学科交叉的现代科学与工程技术，涉及传感器的规划设计、开发、制造、测试、应用及评价及相关的信息处理和识别技术等。传感器的功能与品质决定了传感系统获取环境的信息数量和信息质量，是高品质传感技术系统构造的关键。信息处理包括信号的预处理、后置处理、特征提取与选择等。识别的主要任务是对经过处理的信息进行辨识与分类，可利用被识别对象与特征信息间的关联关系模型对输入的特征信息集进行辨识、比较、分类和判断。

在人工智能时代，智能传感器集成了人工智能技术，是沟通线上、线下业务的关键。采用传感器等技术获取更多数据并产生全新流程和商机，将彻底改变人们和世界之间的互动体验，以及模糊数字世界和现实世界之间的边界。

(2) 传感器的应用。

传感器的应用非常广泛，可应用于数字医疗、智能购物、智能家具、能源、交通、农业、娱乐等行业。例如，传感器技术应用于数字医疗，可捕捉电压信号。微型传感器掀开了"数字药片"面纱，"数字药片"就是在高科技盛行的时代下诞生的，这是一种内置可消化微芯片的药物，长和宽分别仅1毫米，高也不过0.45毫米，体积跟一粒沙子相仿，被植入正常药片中。其实质是一个微型传感器，由迷你硅片组成，当其被吞食的时候，可直接和消化液反应产生轻微电压，将信号传送到皮肤表面。另外，还需要一个感应装置来捕捉和显示"数字药片"的信号，这个装置接收轻微电压产生的信号并将其转化成为数据，传输到医生手机上，这样医生就知道患者是否按规定服药。这个感应装置不仅可以接收信息，还能够记录患者的心率、体温等信息，也能通过手机应用进行查看。

2. 物联网技术

(1) 物联网的概念。

物联网是指通过各种信息传感器、红外感应器、激光扫描器、射频识别技术、全球定位系统等装置与技术，实时采集所需监控、连接、互动的物体及其过程，采集其光、声、电、热、生物、化学、力学等所需信息，通过各类可能的网络接入，实现物与物、物与人的泛在连接，实现对物品及过程的智能化识别、感知和管理。相较于传统互联网而言，物联网更强调人或物利用传感设备实现连接，而非依赖于个人计算机进行连接。互联网是物联网的应用基础，也是物联网中事物之间融合和连接的工具。

(2) 物联网的应用。

物联网技术可应用于医疗领域、智能驾驶、智能家居等方面。

物联网技术在医疗领域的应用潜力巨大，能够帮助医院实现对人的智能化治疗和对物的智能化管理工作，支持医院内部医疗信息、设备信息、药品信息、人员信息和管理信息的数字化采集、处理、存储、传输、共享等,实现物资管理可视化、医疗信息数字化、医疗过程数字化、医疗流程科学化及服务沟通人性化,能够满足医疗健康信息、医疗设备与用品、公共卫生安全的智能化管理与监控等方面的需求,从而解决医疗平台支撑薄弱、医疗服务水平整体较低、医疗安全生产存在隐患等问题。

物联网、数据分析及人工智能的融合将创造出一个巨大的智能机器网络,可为加强医院精细化管理、实现优质资源共享、推进智能医院建设提供技术支持,同时也可为医疗设备和医疗实时监测研究提供技术保障。随着越来越多的移动设备、可穿戴设备、医疗设备的研发与应用,它们与互联网相连接,可通过实时监测,收集海量数据,实现医院、患者、医疗设备之间的整合,并创立联动的物联网平台,从而协调医生、患者和设备之间的工作,为开展相关治疗工作奠定良好基础。

3. 5G 移动通信技术

(1)移动通信技术概述。

移动通信是指移动体之间或移动体与固定体之间的通信。移动体可以是人,也可以是汽车、火车、轮船、收音机等在移动状态中的物体。移动通信技术是移动互联网发展的重要基础之一。

从移动通信领域来看,其关键技术的发展大致经历了 5 个阶段:以模拟技术为核心的第一代通信技术(1G);以数字化语音通信为特点的第二代通信技术(2G);以多媒体通信为特点的第三代通信技术(3G);将无线宽带变为可能的第四代通信技术(4G);以高速度、低延时、大容量等为特点的第五代通信技术(5G)。

5G 移动通信技术(以下简称 5G 技术)具有带宽大、时延低、连接广的特点,能为智慧城市、智能制造、影音娱乐、医疗健康等领域带来更广阔的应用场景,如图 1-5 所示。同时,5G 技术也将极大推动远程医疗、应急救援、辅助诊疗等方面的迭代升级,从而助力医院智慧化发展。

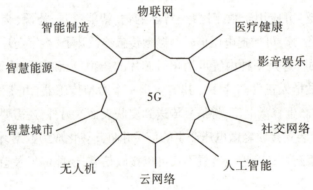

图 1-5　5G 技术的应用场景

(2)5G 技术的应用。

5G 技术是为解决由于移动数据的急剧增长,导致网络产生时延和卡顿的现象而研发的新一代移动通信系统。5G 技术具有数据传输速率快、网络延迟时间短的优势,其在医疗领域的应用可以为医疗救治争取时间、提高效率。5G 技术的具体应用有以下 4 个方面。

①5G 技术应用于紧急救援。

构建基于 5G 技术上的急救系统,不仅能够做到快速有效,更能做到提前精确诊断,从而实现院前院内的无缝衔接。5G 技术在急救领域可提高信息采集、传输、处理、储存和共享的速率,实现医疗设备检测数据实时传输,加快急救速度、提高急救质量。5G 智能急救信息系统是重要的应用形式包括用于急救调度、急救质量控制管理等功能的急救云平台,用于急救车辆管理、设备信息采集传输、急救电子病历制作等功能的车辆急救管理信息系统,用于远程急救指导、传输病历和急救地图等功能的远程急救会诊指导系统等。

②5G 技术应用于远程医疗。

借助远程医疗可以在一定程度上缓解医疗资源分配不均的现状。但远程会诊、远程协助、远程影像诊断、远程手术等多项操作，对图像和视频传输有着特殊的要求，而远程手术更是对时延的要求极其苛刻。在 4G 移动通信技术下，很难实现高清图像与视频的传输，过高的时延也极大地影响了远程操作的同步性。

5G 技术可以极大地提高高清甚至超清图像与视频的传输速率，能使网络时延大幅降低，从而实现数据传输的实时同步，让医疗人员直接与患者"面对面"地进行诊断和治疗，如图 1-6 所示。

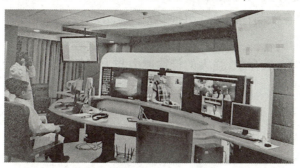

图 1-6　基于 5G 通信技术的远程会诊

5G 技术应用于远程手术和远程护理。在远程手术方面，5G 技术通过医工机器人和实时视频交互，帮助医生开展实时远程手术，5G 网络切片技术可以快速搭建通信通道并保障手术信息传输的实时性、稳定性，从而突破地域限制，使患者及时得到救治。在远程护理方面，5G 的精准定位功能可远程监护患者位置信息，加快可穿戴设备传输生命指标的速度，从而更快发现患者的异常情况，及时做出判断并展开相应的救援工作。

③5G 技术应用于大数据。

大数据在医学上的价值并不是拥有庞大的医疗数据信息，而是能对海量的医疗数据进行处理、分析和学习，以产生相应的临床价值。

目前，医院各个科室的数据相对独立，如相关监护设备收集数据、影像数据、检验数据、护理数据等都相对独立；且同时受当前网络传输系统速度的限制，获取过程不仅复杂，且下载或分享都需要大量时间。基于 5G 技术高速度、大容量的特点，通过对各个终端设备的互联互通，实现各类医疗大数据的高效无线采集与共享。实现影像、检验、监护、护理数据的便捷汇集，对医生的诊断与治疗方案的制订提供极大便利，也使得多学科实时会诊变得简单、顺畅。通过 5G 移动网络连通医院之间的数据库，将其组成庞大的数据中心，可形成一个基于 5G 技术汇集大数据的智慧医院，如图 1-7 所示。

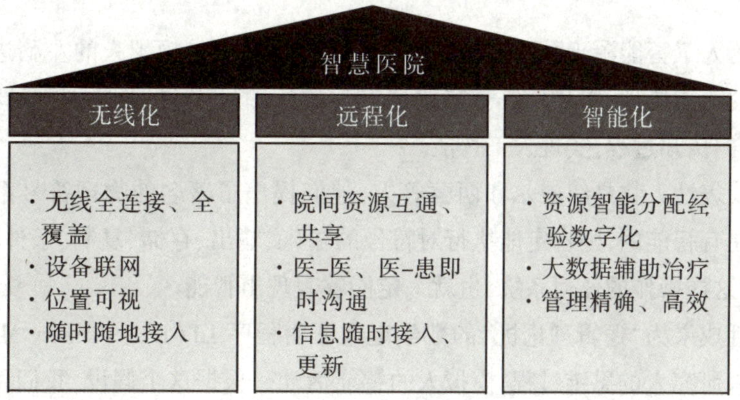

智慧医院		
无线化	远程化	智能化
·无线全连接、全覆盖 ·设备联网 ·位置可视 ·随时随地接入	·院间资源互通、共享 ·医-医、医-患即时沟通 ·信息随时接入、更新	·资源智能分配经验数字化 ·大数据辅助治疗 ·管理精确、高效

图 1-7　基于 5G 技术大数据汇集的智慧医院

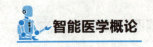

④5G 技术应用于人工智能。

人工智能能够模拟人类,记录、积累、再现及运用知识,其医学价值在于可以模仿医生的思维进行独立决策。人工智能在医疗领域已经有了一定的应用,如智能影像诊断、智能导诊等。当前的很多终端已开始采用人工智能芯片,具有人工智能的终端处理能力,但与云端处理能力相比,还是远远不足。

在 4G 时代,由于网络传输与延时性的限制,终端与云端的双向传输都受到很大的影响。而当 5G 给予低延迟、高速传输的网络支持时,智能终端便可与云端无缝衔接起来。例如,扫描好的病理切片、患者的高清影像图片等 1 GB 以上的医学资料都能通过 5G 网络迅速上传至云端,并借助基于云端的超高计算能力平台,实现对医疗资料的实时分析。

5G 技术与人工智能相结合,融合 5G 强大的传输能力与人工智能强大的处理和学习能力,可以为未来医学的发展提供更加高效、智能的服务,甚至改变当前的医学格局。

二、人工智能技术

1.人工智能的概念

人工智能(Artificial Intelligence,AI)是指用人工的方法在机器上实现的智能,或者说是使机器具有类似于人的智能。它是一种研究如何用计算机去模拟、延伸和扩展人的智能,如何使计算机变得更聪敏、更高效,如何设计和制造具有更高智能水平的计算机理论、方法、技术及应用的新兴的科学技术。它是一门涉及认知科学、神经生物学、心理学、计算机科学、数学、信息与控制科学等诸多学科的交叉性、前沿性的学科。

2.人工智能的研究方法

人工智能概念诞生以来,学术界对人工智能的研究逐渐形成了三大研究学派,即符号主义、联结主义和行为主义。三大学派从不同的侧面研究了人的自然智能与人脑的思维模型之间的对应关系。对三者进行粗略划分,可以认为符号主义研究抽象思维,联结主义研究形象思维,而行为主义研究感知思维。

(1)符号主义。

符号主义是一种基于逻辑推理的智能模拟方法,符号主义又称逻辑主义、心理学派或计算机主义。符号主义认为知识的基本元素是符号,智能的基础依赖于知识。其原理主要为物理符号系统假说和有限合理性。该理论倡导以符号形式的知识和以信息为基础,通过逻辑推理,运用知识进行问题求解。长期以来,符号主义一直在人工智能中处于主导地位,走过了一条"启发式算法"→"专家系统"→"知识工程"的发展道路。

符号主义学派认为人工智能源于数学逻辑。符号主义的实质就是模拟人的左脑进行抽象逻辑思维,通过研究人类认知系统的功能机理,用某种符号来描述人类的认知过程,并把这种符号输入能处理符号的计算机中,从而模拟人类的认知过程,实现人工智能。

符号主义学派的代表性人物是纽威尔和西蒙等人,他们提出了著名的物理符号系统假说,认为任何一个物理符号系统如果是有智能的,则肯定能执行对符号的输入、输出、存储、复制、条件转移和建立符号结构等操作。反之,能执行这样操作的任何系统,也就一定能够表现出智能。

符号主义的代表性成果为"逻辑理论机"的数学定理证明程序 LT(Logic Theory Machine)。LT 的成功,说明了可以用计算机来研究人的思维过程,模拟人的智能活动。根据这个假设,我们可以推出以下结论:人是具有智能的,因此人是一个物理符号系统;计算机是一个物理符号系统,因此它必具有智能;计算机能模拟人,或者说能模拟人的大脑功能。

(2)联结主义。

联结主义又称仿生学派或生理学派,是一种基于神经网络及网络间的联结与学习算法的智能模拟方法。其原理主要为神经网络和神经网络间的联结机制和学习算法。联结主义学派认为人工智能源于仿生学,特别是人脑模型的研究;还认为人的思维基元是神经元,而不是符号处理过程,人脑不同于计算机;提出联结主义的大脑工作模式,否定基于符号操作的计算机工作模式。

联结主义学派从神经生理学和认知科学的研究成果出发,把人的智能归结为人脑的高层活动的结果,强调智能活动是由大量简单的神经元通过复杂的相互联结后并行运行的结果,进而提出了人工神经网络(Artificial Neural Network,ANN)的概念,即模拟人类大脑神经系统功能的方法,运用大量简单的神经元并行互连来构成人工网络。人工神经网络典型结构图如图1-8所示,该技术广泛应用于机器学习。

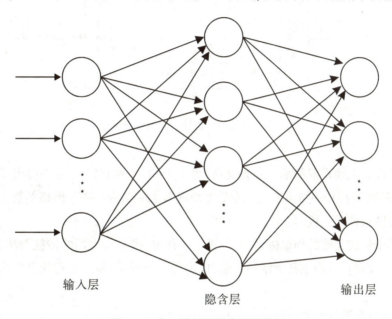

图1-8 人工神经网络典型结构图

联结主义学派认为神经元不仅是大脑神经系统的基本单元,还是行为反应的基本单元。思维过程是神经元的联结活动过程,而不是符号运算过程。他们认为任何思维和认知功能都不是少数神经元决定的,而是由通过大量突触相互动态联系着的众多神经元协同作用来完成的。

实质上,这种基于神经网络的智能模拟方法就是以工程技术手段模拟人脑神经系统的结构和功能为特征,通过大量的非线性并行处理器来模拟人脑中众多的神经元,用处理器的复杂联结关系来模拟人脑中众多神经元之间的突触行为。这种方法在一定程度上可能实现对人脑形象思维的模拟。

联结主义学派的代表人物为麦克洛奇和皮兹,其代表性成果是形式化神经元模型,即M-P模型。他们总结了神经元的一些基本生理特性,提出神经元形式化的数学描述和网络的结构方法,从此开创了神经计算的时代,为人工智能创造了一条用电子装置模仿人脑结构和功能的新方法。

1982年,美国物理学家霍普菲尔特提出了离散的人工神经网络模型。1984年,他又提出了连续的人工神经网络模型,使神经网络可以用电子线路来仿真,开创了人工神经网络用于计算机的新途径。

1986年,鲁梅尔哈特等人提出了多层网络中的反向传播算法,使多层感知机的理论模型有所突破。同时,由于许多科学家加入了人工神经网络的理论与技术研究,使这一技术在图像处理、模式识别等领域取得了重要的突破,为实现联结主义的智能模拟创造了条件。

(3)行为主义。

行为主义又称进化主义或控制论学派,是一种基于"感知—行动"的行为智能模拟方法。目前,人工智能界对行为主义的研究方兴未艾。该学派源于控制论,倡导智能取决于感知和行为,取决于对外界复杂环境的适应,不需要知识,不需要表示,亦不需要推理,其目标在于预见和控制行为,即智能行为只能通过现实世界中与周围环境的交互作用而表现出来。

行为主义把神经系统的工作原理与信息理论、控制理论、逻辑及计算机联系起来。行为主义智能系统的构造原理如图1-9所示。

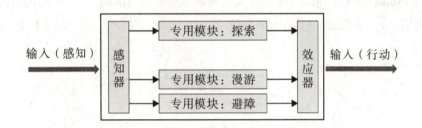

图1-9　行为主义智能系统的构造原理

行为主义学派的代表人物是罗德尼·布鲁克斯,他于1991年和1992年分别提出了"没有表达的智能""没有推理的智能",颠覆了符号—知识工程—专家系统或节点—结构—神经网络的智能脉络。他还创建了一系列著名的机器人昆虫和类人机器人。

行为主义学派尚未形成完整的理论体系,有待进一步研究,但它与人们的传统看法完全相左,从而引起了人工智能界的关注。同时,行为主义学派的兴起,也表明了控制论、系统工程的思想将进一步影响人工智能的发展。

(4)3种研究学派的发展与争论。

同其他学科的不同流派一样,符号主义、联结主义和行为主义在理论方法和技术路线等方面的争论从来也没有停止过,他们在不同的时空阶段从不同的侧面推动着人工智能科学的发展。

在理论方法方面,符号主义着重于功能模拟,提倡用计算机模拟人类认知系统所具备的功能和机能;联结主义着重于结构模拟,通过模拟人的生理网络来实现智能;行为主义着重于行为模拟,依赖感知和行为来实现智能。

在技术路线方面,符号主义依赖于软件路线,通过启发性程序设计,实现知识工程和各种智能算法;联结主义依赖于硬件设计,如超大规模集成电路和智能机器人等;行为主义利用一些相对独立的功能单元,组成分层异步分布式网络,为机器人的研究开创了新的方法。

人工智能界普遍认为,未来的发展应立足于各学派之间的求同存异和相互融合。同时,还要有效地集成数学、生物学、心理学、哲学、计算机学、机器人学、控制科学及信息学等学科特性,促进人工智能从软件到硬件、从理论分析到工程应用的完备统一。

3.人工智能的研究内容

人工智能的发展历史是和计算机科学技术的发展史联系在一起的。人工智能涉及信息论、控制论、自动化、仿生学、生物学、心理学、数理逻辑、语言学、医学和哲学等多门学科。在信息技术迅速发展和人类社会不断进步的推动下,人工智能技术得到迅速传播和发展,其研究内容十分广泛,主要包括:知识表示、逻辑推理、自然语言处理、机器学习、深度学习、计算机视觉等方面。

(1)知识表示。

知识表示是知识的符号化和形式化的过程,是用机器表示知识的可行性、有效性的一般方法,是一种数据结构与控制结构的统一体,既考虑知识的存储,又考虑知识的使用。知识表示可以看成一组描述事物的约定,是把人类知识表示成机器能处理的数据结构。常见的知识表示类型有逻辑表示法、语义网络表示法、框架表示法、产生式表示法、本体表示法等。

(2)逻辑推理。

逻辑推理是指人们在逻辑思维过程中,根据现实材料按逻辑思维的规律、规则形成概念、进而做出判断和推理的方法。逻辑推理是人工智能研究中最持久的领域之一,主要包括归纳推理、演绎推理、单调推理、非单调推理、确定性推理、不确定性推理等推理方式。

(3)自然语言处理。

自然语言处理(Natural Language Processing,NLP)是指利用人类交流所使用的自然语言与机器进行交互通信的技术,是以语言为对象,利用计算机技术来分析、理解和处理自然语言的一门学科。它是把计算机作为语言研究的强大工具,在计算机的支持下对语言信息进行定量化的研究,并提供人与计算机之间能共同使用的语言描写,包括自然语言理解和自然语言生成两部分。自然语言处理技术是突破了自然语言的语法逻辑、字符概念表征和深度语义分析的技术,能够推进人类与机器的有效沟通和自由交互,实现多风格、多语言、多领域的自然语言智能理解和自动生成。

(4)机器学习。

学习能力是人工智能研究领域最突出、最重要的一个方面。学习是人类智能的主要标志,也是人类获得知识的基本手段。机器学习是根据已有的数据或经验,自动获取新的事实及新的推理算法,自动优化计算机程序性能的人工智能方法。机器学习是人工智能研究发展到一定阶段的必然产物,也是计算机具有智能的根本途径。

机器学习的处理过程如图1-10所示,其中T(tasks)表示任务,E(experience)表示经验,P(performance)表示性能。

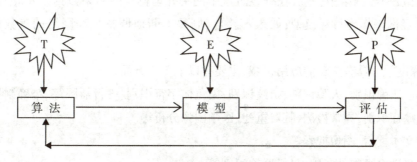

图1-10 机器学习的处理过程

图1-10表明机器学习是数据通过算法构建出模型并对该模型进行评估,评估的性能如果达到要求,就以该模型来测试其他的数据;如果达不到要求,则调整算法来重新建立模型,再次进行评估,如此循环往复,最终获得满意的经验来处理其他的数据。

计算机视觉领域应用了机器学习,包括图像分割、图像检索、人脸检测对焦和人体运动捕捉等,如图1-11所示。

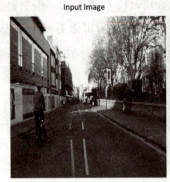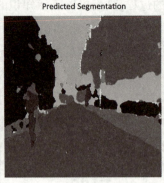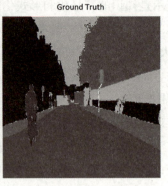

图 1-11　基于机器学习的图像语义分割

图 1-11 是基于机器学习的图像语义分割的实例，从左侧图片中识别出人物与自行车等信息。

(5)深度学习。

深度学习(Deep Learning)是一种源于神经网络理论模拟人脑的机制进行分析学习、解释数据的机器学习技术。从本质上说，深度学习属于机器学习的一种方法，与传统机器学习没有实质性差别，都是希望在高维空间中，根据对象特征，将不同类别的对象区分开来。

但深度学习的表达能力远远强于传统的机器学习，它是一类在人工智能和机器学习基础上发展而来的多层神经网络学习算法，通过计算机在大量数据的训练下模拟人脑，由简单的抽象概念获得复杂的抽象概念。例如，计算机通过识别出图像中的简单特征，进而获得具体物体的概念。与机器学习不同，深度学习强调现有的计算能力可以完成更深的神经网络任务。这里的深度可理解为神经网络的层数，但并不代表层数越多越好。

简单地说，深度学习就是把计算机要学习的目标看成一大堆数据，首先把这些数据放入一个复杂的、包含多个层级的深度神经网络中，然后检查经过这个网络处理得到的结果数据是不是符合要求。如果符合，就保留这个神经网络作为目标模型；如果不符合，则要不断地调整神经网络的参数设置，直到输出满足要求为止。

机器学习和深度学习具有广泛的应用领域，主要有以下 5 个方面。

①计算机视觉：车牌识别、人脸识别、指纹识别、染色体字符识别、飞行器跟踪、精确制导等。

②医疗诊断：癌症识别、异常检测、脏器重建、医学图像分析等。

③信息检索：文本搜索、图像搜索等。

④市场营销：自动电子邮件营销、目标群体识别等。

⑤自然语言处理：情绪分析、照片标记等。

2016 年，Google 公司的人工智能 AlphaGo 程序战胜了围棋世界冠军李世石。AlphaGo 是一款围棋人工智能程序，能够通过深度学习技术学习大量的已有围棋对局，接着进行强化学习，通过与自身对弈获得更多的棋局，然后用深度学习技术评估每一场棋局的输赢率(价值网络)，最后通过蒙特卡洛树搜索决定最优落子。一般在所有没有落子的地方都可能落子，AlphaGo 在获胜的模拟对弈中，判定右下角箭头所示的地方落子率最高，达 79%，则此处为最优走法，如图 1-12 所示。在模拟对弈中，落子率"最高"的走法就是优先选择的走法。

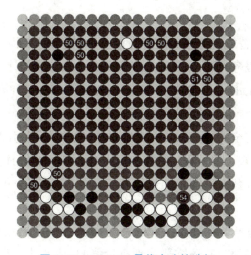

图 1-12 AlphaGo 最优走法的选择

(6)计算机视觉。

计算机视觉是指用计算机代替人眼对目标进行识别、跟踪、测量和图形处理等,使计算机能给出更适合人眼观察或仪器识别的图像。

计算机视觉已从模式识别的一个研究领域发展为一门独立的学科,是一门研究如何对数字图像或视频进行高层理解的交叉学科。在视觉方面,人们已经给计算机系统装上电视输入装置以便能够"看见"周围的事物。视觉是一种感知问题,在人工智能中研究的感知过程通常包含一组操作。例如,可见的景物由传感器编码,并被表示为一个灰度数值的矩阵,这些灰度数值由检测器加以处理。检测器搜索主要图像的成分包括线段、简单曲线和角度等。这些成分又被处理,以便根据景物的表面和形状来推断有关景物的三维特性信息。

计算机视觉的内涵非常丰富,需要完成的任务众多,在诸多领域都有极为广泛的应用价值。"看"的能力对人工智能是至关重要的,越来越多的计算机视觉系统开始走入人们的日常生活,如车牌识别、人脸识别、视频监控、自动驾驶、增强现实等。

4.人工智能与大数据技术

人工智能的应用和发展离不开大数据技术的支持。新一代信息技术革命背景下,基于互联网平台产生的信息快速更新迭代且体量庞大、内容结构复杂,涉及一系列大量且烦琐的数据,传统的数据管理系统难以有效、经济、智能地存储、加工和管理现代数据,由此产生了基于云计算平台,处理复杂数据集并提取相应的数据信息加以应用的大数据技术。大数据技术在多个行业实现了智能化应用,为用户和企业提供更加精确的服务,辅助从业者进行决策,延长产业价值链。

大数据技术为人工智能提供强大的分布式计算能力和知识库管理能力,是人工智能分析预测、自主完善的重要支撑。该技术包含海量数据管理、大规模分布式计算和数据挖掘等方面的内容。

大数据的特征是海量的数据规模、动态的数据体系、多样的数据类型和巨大的数据价值。面对数据量的指数级增长,传统的存储和运算模式已经不能应对当前的数据量和数据复杂程度,尤其传统的分析模式无法深入挖掘数据的潜在价值。

海量数据管理用于采集、存储人工智能应用所涉及的全方位数据资源,并基于时间轴进行数据累积,以便能在时间维度上体现真实事物的规律。同时,人工智能应用长期积累的庞大知识库,也需要依赖该系统进行管理和访问。例如,海康威视研究院开发的海康大数据平台已能支撑千亿级规模的车辆通行记录存储管理和应用。

大规模分布式计算使得人工智能具备强大的计算能力,能同时分析海量的数据,开展特征匹配和模型仿真,并为众多用户提供个性化服务。以 Hadoop 为代表的分布式存储与计算框架是当前主流的大数据技术架构,是一种具体的实现技术。Hadoop 具备高拓展性、高可靠性和低成本的优点,为海量数据的存储和计算提供了技术支持。

数据挖掘就是从大量的、不完全的、有噪声的、模糊的、随机的实际应用数据中,提取隐含在其中的事先未知的但又是潜在有用的信息和知识的过程。数据挖掘则是人工智能发挥真正价值的核心,利用机器学习算法自动开展多种分析计算,探究数据资源中的规律和异常点,辅助用户更快、更准确地找到有效的资源,进行风险预测和评估。

随着互联网的迅速发展,数据积累的速度越来越快,它所形成的数据量也越来越大,要在互联网上找到所需的信息也越来越困难。不仅要找到,还需要找到有价值的、精准的信息。网络爬虫作为搜索引擎或搜索工具的基础构件之一,能够高效地在海量大数据中挖掘到有价值的信息,为大数据的分析、利用做好数据准备。网络爬虫(一种特定的程序)可以按照一定的规则自动地抓取互联网上的海量信息,其通用架构如图1-13 所示。

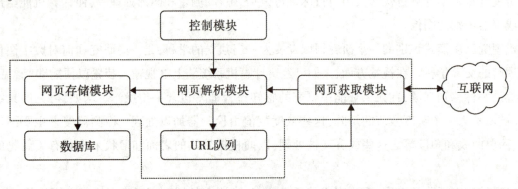

图1-13 网络爬虫的通用架构

未来的智能分析产品拥有强大的自学习和自适应功能,能够根据不同的复杂环境进行自动学习和过滤,同时也能将视频中的干扰进行自动过滤,从而提高准确率和清晰度。例如,科达猎鹰人员卡口分析系统,它集成了人脸检测算法、人脸跟踪算法、人员跟踪算法、人脸质量评分算法、人脸识别算法、人员属性分析算法、人员目标搜索算法等技术,实现对各个场所人员进出通道进行人脸抓拍、识别、属性特征信息提取,从而建立全市海量人脸特征数据库。通过对接公安部门信息资源数据库,可对涉恐、涉稳的犯罪嫌疑人进行识别,并进行提前布控和实时预警,掌握他们的行踪和动态,以便随时做好应对的准备。同时,公安部门也可以对犯罪嫌疑人进行轨迹分析和追踪,快速锁定嫌疑人的活动范围和路线;对不明人员快速进行身份鉴别,为案件侦破提供关键线索。由此可见,这个系统的建设与应用,能够实现在大数据时代公安部门工作的良性发展,在提高工作效率的同时,也能够缩短破案周期。

在医疗领域里,大数据平台通过自然语言处理技术,对电子病历中的自由文本进行分词、实体识别、依存句法分析、信息提取等操作,实现自由文本结构化。人工智能的发展需要结合大数据技术的应用,其在医疗领域的应用和发展总体来说可分为底层、中间层和顶层三大层面。底层定位是搜索、整理、标注数据的效率优化工具;中间层是基于语音识别和人脸识别分析显示海量数据的技术分析工具;顶层是针对具体案例解决需求提出诊疗方案、药物研制建议、医学影像识别等方面的个性化场景应用。

5.人工智能的应用领域

人工智能逐渐在各领域的普及应用,触发了新的业态和商业模式,并最终带动产业结构的变革。近年来,人工智能在医疗行业、金融行业、智能教育、智能安防、无人驾驶、智能制造等领域的探索应用步伐加快,并逐步落实,如图1-14所示。

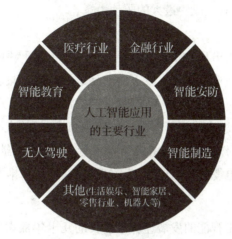

图1-14 人工智能应用的主要行业

(1)医疗行业。

人工智能与医疗健康的结合将改善医疗领域的效率问题和供需问题,推动医疗事业的变革性发展。

人工智能辅助诊疗系统帮助医生以科学的方式对患者进行诊治,可弥补国内医生与患者供需不平衡、供不应求的短板;人工智能在海量数据和文献中的自动检索功能能够推动药物研制进度,加快临床试验进程,缩短研发周期;人工智能在检查检验方面可通过医疗影像的智能识别加快医生读片的速度并提高其准确性;人工智能与医疗器械方面的结合产生了医疗机器人(手术机器人、导诊机器人、康复机器人等),在手术辅助、康复管理等方面效力明显。

人工智能技术将在医疗生态链底层融入、医疗信息存储管理和数据挖掘决策等方面与医疗行业深度融合。

(2)金融行业。

人工智能创业最容易成功的行业是具有高质量大数据的金融行业。首先,金融行业数字化程度高,拥有大量的数据及客观正确的标注成果,较为适合深度学习的应用;其次,金融行业距离资本近,易产生商业价值;最后,金融业态和产品复杂多样,市场规模巨大,能够衍生出大量人工智能的投资机会。

(3)智能教育。

智能时代的教育在教育理念、教育方式、教育内容、教育目的等方面要有更大幅度的改革和转变。智能教育重点要解决的是教育均衡问题、个性化教育问题。评价是教学活动的重要组成部分。自动化测评技术的应用引发了评价方法和形式的深刻变革。自动化测评系统能够实现客观、统一和高效的测评结果,提供即时反馈,极大地减轻教师负担,并为教学决策提供真实可靠的依据。

智能导师系统由早期的计算机辅助教学发展而来,它能够模拟任课教师教学风格,实现一对一的智能化教学,是人工智能技术在教育领域中的典型应用。

(4)智能安防。

人工智能图像识别准确度已经远远超越人类,机器识别产品也广泛应用于安防。近年来,火车站、机场、交通路面的监控设备骤然增多,这些监控设备每天都在产生海量图像数据,助推领域内的视觉识别技术快速成长。

(5)无人驾驶。

无人驾驶不仅仅是一项技术,它还将重塑整个汽车工业的上下游产业链,颠覆出行市场和物流市场,也将重新定义人类出行的方式,同时大幅降低传感器的制造成本,为真正的机器人时代来临奠定坚实的基础。该领域的投资机会涵盖上游的传感器、芯片,中游的汽车制造、自动驾驶方案研发,以及下游的出行服务运营、物流等行业,市场潜力无限,并有望成为最大的驱动力量。

(6)智能制造。

人工智能最大的应用机会首先出现在工业应用领域,其次是商业领域,最后才是家庭场景。工业应用中存在大量重复性劳动,例如,制造业生产流水线上对产品进行技术含量较低的检测,或者简单的物品搬运工作,这些都可以被人工智能替代。工业机器人在质量控制、制造成本优化、深度视频分析、设备维护预测、自主学习完成复杂任务、连续学习减少错误等方面,已经证明具有超越人类的价值。在行业应用方面,仓储物流行业中的货物装卸、分拣等工作同样可以由机器人代劳。另外,机器人可以部分替代人类在艰苦或危险的环境中作业,例如,野外高压电缆的电力巡线、火灾现场救援、炸弹排爆等。

6.人工智能的发展动力

从无到有,从构想到现实,人工智能的发展经历了漫长的几十年探索,直至近年来人工智能才获得了飞速发展,这主要是因为受到了三大动力因素的驱动,具体如下。

(1)深度学习算法。

这一动力是从技术方面而言的,即人工智能发展是因为深度学习算法的支撑和推动。深度学习算法建立在推理算法和机器学习算法两者相结合的基础上,并通过一定的流程来促进人工智能的发展。深度学习典型模型促进人工智能发展的流程分析如图1-15所示。

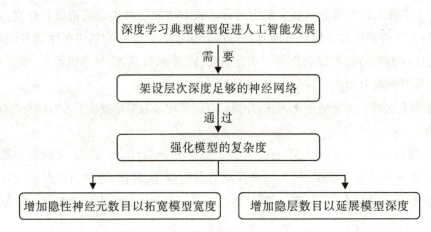

图1-15 深度学习典型模型促进人工智能发展的流程分析

(2)海量的计算资源。

在人工智能发展过程中,计算资源的增长与其所带来的其他方面的增长并不是对等的。换句话说,多少数值的计算资源并不能产生计算资源分析和应用后的效用线性增长,而是需要借助更多的计算资源支持才能实现一个效用数值点的增长。因此,要想推动人工智能的发展,拥有海量的计算资源是必需的。这些高性能的、海量的计算资源,促成各种形式的效用数值的增长,在不断积累后最终形成人工智能发展的重要动力。

(3)大数据资源。

大数据资源也是推动人工智能发展的重要动力。当大数据资源形成一定的规模并达到一定的质量时,就有可能进行人工智能产业发展的策略网络布局。可以通过 AlphaGo 围棋程序分析大数据资源与人工智能发展的关系，如图 1-16 所示。

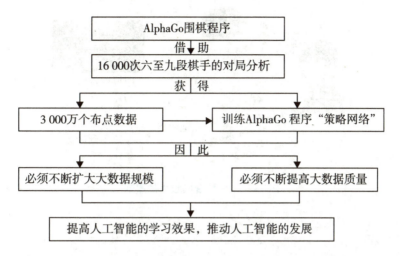

图 1-16　大数据资源与人工智能发展的关系分析

人工智能技术的进步和发展必然需要三大动力的推动，其结果就是促进人工智能走出实验室，逐渐应用到人们的工作和生活中，形成人工智能产业，并获得快速发展。

三、虚拟现实技术

虚拟现实技术通过各种技术手段创造一个能够"沉浸、交互、构想"的虚拟世界，使人们不但能够真切地感受到客观世界，而且能够得到真实世界无法亲身经历的体验。虚拟现实融合了多媒体技术、传感器技术、互联网技术等众多技术，已广泛应用于工业、农业、医疗、教育、国防、艺术等各行各业，其本身也成为技术发展和商业模式不断推陈出新的新兴产业。

1.虚拟现实定义

虚拟现实（Virtual Reality，VR）是一种与现实世界相似或完全不同的模拟体验。它利用计算机设备模拟产生一个三维的虚拟世界，提供给用户关于视觉、听觉、触觉、味觉、嗅觉等感官的模拟，能让用户具有"沉浸感"，如同身临其境一般。

虚拟现实技术是计算机仿真技术研究的一个重要方向，是计算机仿真技术与计算机图形学、人机接口技术、多媒体技术、传感技术、网络技术等多种技术的集合，属于交叉技术前沿学科和研究领域。

2.虚拟现实技术的原理

虚拟现实主要有以下 3 个方面的含义。

第一，虚拟现实是借助计算机生成逼真的实体，实体是相对人的感觉（视、听、触、嗅等）而言的。

第二，用户可以通过人的自然技能与这个环境交互，自然技能是指人的头部转动、眼动、手势等人体自身的动作。

第三，虚拟现实往往要借助一些三维设备和传感设备来完成交互操作。

虚拟现实技术是一项综合集成技术，涉及计算机图形学、人工智能、传感器技术、多媒体技术、模式识别、网络技术、电子学、数学、力学、人机工程、声学、光学、机械和生理学等自然学科和技术学科。它利用计算机生成逼真的三维视、听、触等感觉，使人作为参与者，通过适当装置，通过视觉、听觉和触觉等多种感觉通道自然地对虚拟世界进行体验和交互。虚拟现实技术的原理如图1-17所示。

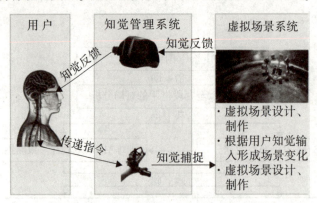

图1-17 虚拟现实技术的原理

3.虚拟现实的特征

虚拟现实主要围绕虚拟环境表示的准确性、虚拟环境感知信息合成的真实性、人与虚拟环境交互的自然性,解决了实时显示、图形生成、智能技术等问题,使得用户能够身临其境地感知虚拟环境,从而达到探索、认识客观事物的目的。虚拟现实具有沉浸感、交互性、构想性和多感知性等特征。

(1)沉浸感。

沉浸感又称临场感,是指用户感受到作为主角存在于模拟环境中的真实程度。虚拟现实技术最主要的技术特征是让用户觉得自己是计算机系统所创建的虚拟世界中的一部分,使用户由观察者变成参与者,沉浸其中并参与虚拟世界的活动。理想的模拟环境应该使用户难以分辨真假,全身心地投入计算机创建的三维虚拟环境中。

(2)交互性。

交互性是指用户对模拟环境内物体的可操作程度和从环境得到反馈的自然程度。交互性的产生主要借助虚拟现实系统中的特殊硬件设备(如数据手套、力反馈装置等),使用户能通过自然的方式,产生与真实世界一样的感觉。

(3)构想性。

构想性是指虚拟现实技术应具有广阔的可想象空间,可拓宽人类认知范围,不仅可以再现真实存在的环境,还可以构想客观不存在的甚至是不可能发生的环境。虚拟现实技术的应用为人类认识世界提供了一种全新的方法和手段,可以使人类跨越时间与空间,去经历和体验世界上早已发生或尚未发生的事件;可以使人类突破生理上的限制,进入宏观或微观世界进行研究和探索;也可以模拟因条件限制等原因而难以实现的事情。

(4)多感知性。

虚拟现实还有一个特征,是多感知性。一般情况下,多感知是指除了原有的视觉感知,计算机技术还应该具有听觉感知、触觉感知、力觉感知,甚至具有嗅觉感知、味觉感知等。理想的虚拟现实技术应该具有人所具有的一切感知功能。

4.虚拟现实系统的组成

一般的虚拟现实系统主要由专业图形处理计算机、应用软件、数据库和输入输出设备等部分组成,如图1-18所示。

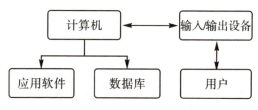

图 1-18 虚拟现实系统的组成

虚拟现实技术的特征之一就是人机之间的交互性,因此,为了实现人机之间信息的充分交换,必须设计特殊的输入和输出工具,以识别人的各种输入命令,且提供相应反馈信息,实现真正的仿真效果。不同的项目根据实际应用可以有选择地使用这些工具,如头盔式显示器、跟踪器、传感手套、屏幕式立体显示系统、三维立体声音生成装置等。

5.虚拟现实系统的类型

虚拟现实技术的目标是要达到真实体验或基于自然技能的人机交互,能够达到这样目标的系统称为虚拟现实系统。交互性和沉浸感是虚拟现实的两个实质性特征,虚拟现实系统按其交互和沉浸程度不同分为桌面式虚拟现实系统、增强式虚拟现实系统、沉浸式虚拟现实系统和分布式虚拟现实系统。

(1)桌面式虚拟现实系统。

桌面式虚拟现实系统仅使用个人计算机即可产生三维空间的交互场景。它将计算机的屏幕作为用户观察虚拟环境的一个窗口,也称窗口虚拟现实系统。用户需要使用手持输入设备或位置跟踪器,来驾驭虚拟环境或操纵虚拟场景中的各种物体。

在桌面虚拟现实系统中,用户可以通过计算机屏幕360度观察虚拟环境中的景物,通过交互操作,平移或旋转其中的物体。用户在桌面虚拟现实系统中并不能完全沉浸,很容易受到周围现实环境的干扰。

(2)增强式虚拟现实系统。

增强式虚拟现实系统也称叠加式虚拟现实系统,它允许用户对现实世界进行观察的同时,通过穿透型头戴式显示器将计算机虚拟图像叠加在现实世界之上,为用户提供一些与其所观察到的现实环境有关的、存储在计算机中的信息,从而增强用户对真实环境的感受。增强式虚拟现实系统不仅能利用虚拟现实技术来模拟现实世界,还能利用虚拟现实技术来增强用户对真实环境的感受。在增强式虚拟现实系统中,虚拟对象所提供的信息往往是用户无法凭借自身感觉感知的深层次信息。增强式虚拟现实系统最常见的特征是:用户一只眼睛看到的是显示屏上的虚拟世界,而另一只眼睛所看到的则是真实的世界。

(3)沉浸式虚拟现实系统。

沉浸式虚拟现实系统是一种较为先进的虚拟现实系统,能够使用户产生一种身临其境,全心投入并沉浸其中的体验。它是利用头盔显示器和数据手套等各种交互设备把用户的视觉、听觉和其他感官封闭起来,从而使用户真正成为虚拟现实系统内部的一个参与者。用户能够利用这些交互设备操作和控制虚拟环境,从而获取极高层次的真实感。常见的沉浸式系统有基于头盔式显示器的虚拟现实系统和投影式虚拟现实系统等。

(4)分布式虚拟现实系统。

分布式虚拟现实系统是基于网络的虚拟环境,在沉浸式虚拟现实系统的基础上,将位于不同物理位置的多个用户或多个虚拟环境通过网络相连接,并共享信息,从而使用户的协同工作达到一个更高的境界。虚拟现实系统运行在分布式环境下,一方面,可以充分利用分布式计算机系统提供的强大计算能力;另一方面,是因为有些应用本身具有分布特性。分布式虚拟现实系统主要应用于虚拟医疗会诊、远程虚拟回忆、多人网络游戏、虚拟战争演习等领域。

6.增强现实技术

增强现实(Augmented Reality,AR)技术是近年来在虚拟现实的基础上发展起来的新技术,旨在融合虚拟世界和现实世界并提供自然的交互方式,从而在用户看到的真实场景上叠加上由计算机生成的虚拟景象。

(1)增强现实的定义。

增强现实技术是指将计算机系统提供的虚拟信息与用户对真实世界的感知进行融合的技术,并将计算机生成的虚拟物体、场景或系统提示信息叠加到真实场景中,从而实现对现实的"增强"。增强现实技术广泛运用了显示技术、交互技术、传感技术和计算机图形技术等多项关键技术,将计算机生成的文字、图像、三维模型、音乐、视频等虚拟信息模拟仿真后,应用到真实世界中,两种信息互为补充,进而实现对真实世界的"增强"。目前,已有许多研究机构将增强现实技术应用于不同的医学领域。

(2)增强现实的实现原理。

最初,移动式增强现实系统的基本设计理念是将视觉(如图像)、听觉等感官增强功能实时添加到真实世界的场景中,但是这样的系统只能从一个视角看到图像,而看不到全面的图像;如今,增强现实系统的设计能够从不同的视角看到图像,将真实世界信息和虚拟世界信息"无缝"集成在一起。增强现实要实现的目标是:不仅要将图像实时添加到真实的环境中,还要让这些图像匹配用户头部及眼睛的转动,以便图像显示在用户视角范围内。增强现实技术的实现原理如图1-19所示。

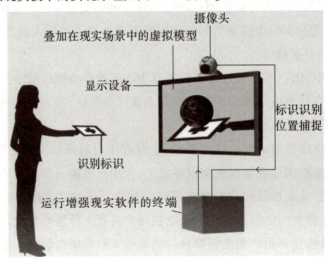

图1-19　增强现实技术的实现原理

(3)增强现实与虚拟现实的联系与区别。

二者的联系是:增强现实是基于虚拟现实的基础上发展起来的,是通过用户看到的真实场景叠加上计算机生成的虚拟场景实现的。二者的区别有以下4个方面。

①呈现方式的不同。

增强现实是基于计算机的系统,将数据叠加在用户的视线中,即虚拟数据与现实世界的结合。而虚拟现实的展现标志是搭配头显和手柄进行交互体验,主要是将用户置身于虚拟场景中,进行沉浸式互动。

②展现设备的不同。

增强现实能通过特定设备将数据、视频和3D物品叠加到用户的视觉中,无须像虚拟现实那样头戴庞大头盔就能实现信息传输,轻便的设备是增强现实技术比虚拟现实技术更占优势的地方。

③内容性质的不同。

虚拟现实技术给用户营造逼真的体验环境,但也只是将真实存在的环境"搬"到了虚拟现实系统当中。而增强现实技术则是一种实时地计算摄影机影像的位置及角度并叠加相应图像的技术。简而言之,虚拟现实技术展现的内容其实是假的,而增强现实技术展现的内容是数据信息叠加在真实世界之上的,能快速帮助用户做出分析和选择。

④应用场景的不同。

虚拟现实用户基数较小,移动性较差,具有隔离的沉浸感,目前用户群的规模和分散性限制了其发展。与虚拟现实相比,增强现实则触及更多的用户。增强现实是将计算机生成的虚拟世界叠加在现实世界上,医药、教育、工业上的各种实际应用,已经佐证了增强现实作为工具对人类的影响更为深远,而不是像虚拟现实那样在现实世界之外创造出一个完全虚拟的世界。同时,移动增强现实的普及和低成本也有助于企业采用增强现实技术。近年来,增强现实技术在医疗保健、制造、零售、房地产、教育、交通运输、金融服务等领域的应用越来越广泛。

7.虚拟现实技术的应用领域

随着计算机科学技术的不断发展,虚拟现实技术的应用也越来越广泛,目前主要应用于军事、医学、文化教育、城市规划、室内设计、文物保护、交通、工业等领域。

(1)军事领域。

20世纪90年代初,虚拟现实技术开始应用于军事领域。随着科学技术的发展,虚拟现实技术在军事领域中发挥着越来越大的作用。目前,虚拟现实技术在军事领域的应用主要集中在虚拟战场环境、军事训练和武器装备的研制与开发等方面。

(2)医学领域。

虚拟现实技术在医学领域的应用具有十分重要的现实意义。在虚拟环境中,可以建立虚拟的人体模型,借助跟踪球、HMD、触觉手套,学生可以很容易了解人体内部各个器官结构。相比采用教科书的方式,其效果更佳。

(3)文化教育领域。

虚拟现实技术在文化教育领域主要是发挥其互动性和生动性的表现效果,能让不同年龄的人们参与复杂概念的实地考察和模拟。虚拟现实不仅能让人们的学习速度更快、更有效,还能让人们在虚拟环境中提高学习的动力,并能帮助教育机构优化教学手段。

(4)城市规划领域。

在城市规划中,应用虚拟现实技术不但能直观地表现虚拟的城市环境,而且能很好地模拟各种天气情况下的城市,还可以清晰地了解排水系统、供电系统、道路交通、沟渠湖泊等。此外,应用虚拟现实技术还能模拟飓风、火灾、水灾、地震等自然灾害的突发情况,这对于政府进行城市规划起到了举足轻重的作用。

(5)室内设计领域。

在室内设计应用方面,应用虚拟现实技术不但能360度完美地展现室内的环境,而且能在三维的室内空间自由行走。此外,还能应用虚拟现实技术构建预装修系统,让用户可以即时地更换墙壁的颜色或贴上不同材质的墙纸,还可以更换不同的木地板或瓷砖颜色,更能改变家具的摆放位置。这一切都可在虚拟现实技术下完美地实现。

(6)文物保护领域。

虚拟现实技术在文物保护方面具有重要的作用。例如,运用虚拟现实技术对北京故宫进行整体的数字化虚拟,人们就可以在网上直接看到数字三维化的故宫。

(7)交通领域。

无论在空中、陆地,还是海洋河流的交通规划模拟方面,虚拟现实技术都具有得天独厚的优势,不仅能用三维 GIS 技术将各种交通路线精确显示,更能动态模拟各种自然灾害情况。

(8)工业领域。

在工业领域中,虚拟现实技术已经被一些大型企业广泛地应用到工业的各个环节,对企业提高开发效率,加强数据采集、分析、处理能力,减少决策失误,降低企业风险起到了重要的作用。

除此之外,虚拟现实技术还能应用于房地产开发、新零售、娱乐、商业、航空、航天、船舶等领域。然而,虚拟现实仍处于发展阶段,有一些关键技术问题需要解决,但随着科学技术的不断发展,虚拟现实技术在各个领域都将拥有广阔的应用前景,基于互联网的虚拟现实将给人们的学习、工作和生活带来一个崭新的空间。

本章小结

随着人工智能、移动互联网、物联网、大数据、云计算、增强现实/虚拟现实等创新技术的发展,智能医学技术也在不断发展,医疗健康管理的各个环节将会越来越智能化,支撑全流程管理的新药研发、精准医疗等将会越来越个性化、个体化。

本章主要讲述了智能医学及其发展历程,当前应用的智能技术,人工智能的研究方法与内容及其应用领域,大数据技术的相关知识,以及虚拟现实技术、增强现实技术及其基本原理等内容。

练一练

1. 智能医学与新医科的概念分别是什么?
2. 智能技术的定义是什么?其分类有哪些?
3. 人工智能的概念是什么?其应用领域有哪些?
4. 什么是虚拟现实?它的应用原理是什么?

第二章　智能医学与智慧医疗

思维导图

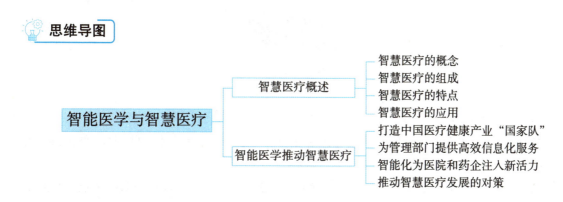

学思小课堂

党的二十大报告指出,"深入贯彻以人民为中心的发展思想"。在病有所医等方面建成世界上规模最大的医疗卫生体系。党的二十大为我国长远发展擘画了新的蓝图,也为医疗事业的健康发展指明了更加清晰的方向。作为新时代的接班人,要深刻领会二十大报告精神,牢记使命任务,坚持以人民健康为中心,为推进健康中国建设贡献智慧和力量。

第一节　智慧医疗概述

传统医疗存在着管理系统不完善、医疗成本高、渠道少、覆盖面窄等问题。这些问题困扰着大众民生,尤其以"效率较低的医疗体系、质量欠佳的医疗服务、看病难且贵的就医现状"为代表的医疗问题成为社会关注的主要焦点。因此,亟需建立一套智慧的医疗信息网络平台体系,使患者用较短的等疗时间、支付基本的医疗费用,就可以享受安全、便利、优质的诊疗服务。

一、智慧医疗的概念

智慧医疗(Wise Information Technology of Med,WITMED)是指医疗行业综合应用人工智能、物联网、大数据、云计算、5G 移动互联网和其他新一代信息技术,将医疗基础设施与信息技术基础设施进行融合,以"医疗云数据中心"为核心,跨越原有医疗系统的时空限制,并在此基础上进行智能决策,实现医疗服务最优化的医疗体系。智慧医疗应用的相关技术如图 2-1 所示。

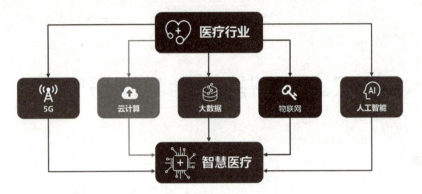

图 2-1 智慧医疗应用的相关技术

智慧医疗在诊断、治疗、康复、支付、卫生管理等环节,基于物联网、云计算等高新科技技术,建设医疗信息完整、跨服务部门、以患者为中心的医疗信息管理和服务体系,实现医疗信息互联、共享协作、临床创新、诊断科学等功能。

智慧医疗是一种以患者数据为中心的医疗服务模式,主要分为 3 个阶段:数据获取、知识发现和远程服务。和传统医疗相比,智慧医疗具备以下优势。

(1)智慧医疗系统采用各种适合家庭使用的传感器设备和医疗仪器,自动或自助采集各种人体生命体征数据,同时可减轻医务人员负担,获得更丰富的数据。

(2)医护人员可以利用自动采集的数据通过无线网络传输到医院数据中心,提供远程医疗服务,从而提高服务效率,缓解患者排队难问题,并降低交通成本。

(3)智能医疗系统可以将采集到的数据进行集中存储和管理,实现数据的广泛共享和深度利用,帮助解决重点病例和疑难疾病,为亚健康人群、老年人和慢性病患者提供长期、快速、稳定的健康监测和低成本诊疗服务,从而降低发病风险。这间接减少了患者对病床和血浆等稀缺医疗资源的需求。

(4)智慧医疗的信息医疗系统可以让患者和医生在需要时,随时获取个人健康状况的所有信息,这可以帮助医务人员将更多的精力和时间集中在医疗和护理上。

二、智慧医疗的组成

智慧医疗是一种新兴的医疗形式,通过打造健康档案区域医疗信息平台,利用先进的物联网技术,实现患者与医务人员、医疗机构、医疗设备之间的互动,逐步达到信息化、智能化。智慧医疗由 3 个部分组成,分别为智慧医院系统、区域卫生系统和家庭健康系统,如图 2-2 所示。

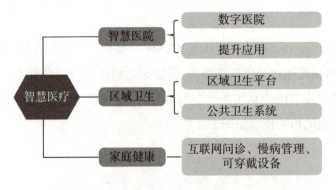

图 2-2 智慧医疗的组成

1. 智慧医院系统

智慧医院系统主要为实现患者诊疗信息和行政管理信息的收集、存储、处理、提取及数据交换,可提供的服务包括远程探视、远程会诊、自动报警、临床决策系统、智慧处方等。它主要由数字医院和提升应用两部分组成。

(1)数字医院。

数字医院包括医院信息系统(Hospital Information System,HIS)、实验室信息管理系统(Laboratory Information Management System,LIS)、医学影像信息的存储和传输系统(Picture Archiving and Communication System,PACS),以及医生工作站等部分。其中医生工作站包括门诊和住院诊疗的接诊、检查、诊断、治疗,以及医疗医嘱、病程记录、会诊、转科、手术、出院、病案生成等全部医疗过程的工作平台。其核心工作是采集、存储、传输、处理和利用患者的健康状况和医疗信息,以求更有效地解决实际问题。

(2)提升应用。

提升应用包括远程图像传输、大数据计算处理等技术在数字医院建设过程的应用,实现医疗服务水平的提升。

智慧医院系统能够实现远程探视、远程会诊等功能,可以有效避免探访者与病患的直接接触,杜绝疾病蔓延,同时缩短恢复周期,实现医疗资源共享和跨地域的优化配置。除此之外,智慧医院的自动报警功能,可以对病患的生命体征数据实时监控,降低重症护理成本。而智慧处方功能则可以分析患者有无过敏和用药史,反映药品产地批次等信息,有效记录和分析处方变更等信息,为慢性病治疗和保健提供参考,切实提升医疗的服务水平,进而方便群众看病。

2. 区域卫生系统

区域卫生系统利用尖端科学和计算机技术帮助医疗单位和其他组织进行疾病风险评估,并制订基于个人的风险因素干预计划,以降低医疗费用。智能医疗的使命不仅仅是让具体的手术实现"穿越",更重要的是突破空间时限,通过远程超声、远程诊断、远程教学等应用,实现优质资源的下沉,缓解医疗资源短缺的问题。区域卫生系统包括区域卫生平台和公共卫生系统两部分。

(1)区域卫生平台。

区域卫生平台主要收集、处理和传输社区、医院、医疗科研机构、卫生监管部门记录的所有信息,可以提供一般疾病的基本治疗、慢性病的社区护理、大病向上转诊、接收恢复转诊、科研管理等服务。

(2)公共卫生系统。

公共卫生系统主要提供卫生监督管理和疫情监控等公共卫生服务。卫生监督信息管理系统实现了卫生监督相关执法机构之间的快速、通畅、高效、稳定的信息实时共享网络系统,建立统一的卫生监督信息数据库,实现卫生监督机构政务电子化、办公自动化、管理信息化、资源共享化,保证卫生执法监督数据的快速、规范采集,信息的全面、有机结合,以及快捷、有效、安全、科学的综合决策和应急指挥能力。在疫情常态化的背景下,疫情防控是生活和工作中必不可少的,而疫情防控管理系统可以帮助政企组织科学管理,提高效率,做好疫情管理工作。

3. 家庭健康系统

家庭健康系统是最贴近居民的健康保障,包括对行动不便、无法及时送医病患的视讯医疗,对慢性病及老幼病患的远程照护,对智障、残疾、传染病等特殊人群的健康监测;还包括自动提示用药时间、服用禁忌、

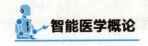

剩余药量的智能服药系统。

应用家庭健康系统足不出户就可以预约门诊专家，了解疾病用药信息，甚至通过影像传输和即时通信功能实现远程治疗，更有"健康贴身管家"可以帮助实时检测患者的生理体征。

三、智慧医疗的特点

从目前智慧医疗发展模式来看，政府依然是投资的主体，侧重点主要集中在医院的信息化上，对从根本上改善医疗服务的短缺问题还存在一定的差距。从智慧医院系统的建设进度看，当前 HIS 系统的普及率明显提升，建设的重点已经转向临床管理信息化方面。

智慧医疗将会以用户为中心，围绕着居民健康全生命周期开展服务。智慧医疗将会从传统以治病为中心向以健康管理为中心转变。产业间将深度横向协同发展，政府与各级医疗机构间将纵向有机协同。

物联网等新兴技术将实现医生、患者、医疗资源的线上化，从而推进医疗产业的线上化。为了提升患者服务、提升资源配置效率，智慧医疗将呈现平台化的特征，数据将依托平台有效收集和联通。平台化能够推进医疗资源复用、健康信息共享。人工智能技术将被充分应用到诊疗、患者服务等场景，充分赋能医护人员；同时，智能机器人、智能化设备也将广泛应用于医疗健康服务。

此外，在医疗信息系统方面，智慧医疗具有以下特点。

（1）患者的信息是互联的。在医疗信息系统里，患者的医疗记录、病史、治疗措施和保险细节可由获取授权的医生随时访问，患者也可以自主选择更换医生或医院。

（2）各医疗机构之间是相互协作的。他们把信息仓库变成可分享的记录，整合并共享医疗信息和记录，以期构建一个综合的、专业的医疗网络。

（3）智慧医疗具有预防性。它能实时感知、处理和分析重大的医疗事件，从而快速、有效地做出响应。

（4）智慧医疗具有普及性。它支持乡镇医院和社区医院无缝地连接到中心医院，以便实时获取专家建议、安排转诊和接受培训。

（5）智慧医疗具有创新性。它具有提升知识和过程处理的能力，能进一步推动临床创新和研究。

（6）智慧医疗具有可靠性。它能使从业医生通过搜索、分析和引用大量科学证据来支持他们的诊断。

四、智慧医疗的应用

目前，我国正采用智能化的解决方案，提升医院效率和医疗服务水平，并将人工智能技术、无线通信技术、计算机辅助决策技术、大数据和云计算等"互联网+"的概念和方法融入医院和医疗管理当中。

智慧医疗是传统医疗卫生信息化的全面升级，包括医院的信息化、医疗信息的互联网化、药剂医疗设备的物联网化、远程健康监护和远程医疗等。智慧医疗应用场景广泛，主要有以下 7 个方面。

1. 智慧导诊

患者在挂号时，可以通过网络、电话、App、自助设备等多种方式预约挂号，不仅能够清晰地知道哪一家医院能够挂号，还能大大节省患者在医院排队所耗费的时间。患者来到医院后，导诊机器人将会引导其就医，并提供用药指导、健康知识、医院咨询、语音互动、预检分诊等服务，帮助患者就诊，如图 2-3 所示。导诊机器人的应用能提高医院的服务效率，改善服务环境，减少大厅导诊台护士的工作量。

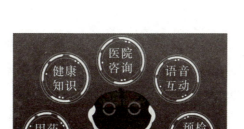

图 2-3　导诊机器人的服务内容

2. 移动医护

在日常查房护理的基础上,医护人员通过智慧医疗系统,可以实现影像数据和体征数据的移动化采集和高速传输,以及移动高清会诊,从而提高查房和护理服务的质量和效率。在放射科病房、传染病房等特殊病房,移动医护对于保护医务人员安全很有帮助。

3. AI 辅助诊疗

智慧医疗方案以 PACS 影像数据为依托,通过"大数据+人工智能"技术方案,构建 AI 辅助诊疗应用,对影像医学数据进行建模分析,对病情、病灶进行分析,为医生提供决策支撑,提升医疗效率和质量。

4. 应急救援

在现场没有专科医生的情况下,通过无线网络能够将患者生命体征和危急报警信息传输至远程专家,并获得专家远程指导,实现应急救援。远程监护也能够使医院尽快掌握患者病情,提前制订急救方案并进行资源准备,实现院前急救与院内救治的无缝衔接。

5. 远程会诊

目前借助"5G+VR"远程会诊系统,专家可以通过远程皮肤镜、口腔镜、听诊器和家用可穿戴设备对患者完成相应的检查,掌握大量的患者信息。这能帮助医生结合患者的症状做出更精准的诊断,并开具电子处方通过物流送药到家。此外,医生还能通过健康监测设备实现对患者远程静态心电判读、动态 24 小时心电监测、72 小时动态血糖监测、远程呼吸睡眠监测、远程动态血压监测,让患者在家也能放心看病,如图 2-4 所示。

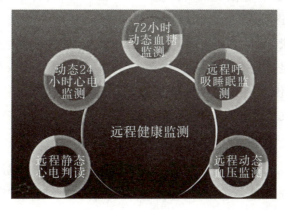

图 2-4　远程健康监测

6. 远程手术

利用医工机器人和高清音视频交互系统,远程专家可以对基层医疗机构的患者进行及时地远程手术救治。智慧医疗还能建立上下级医院间的专属通信通道,有效保障远程手术的稳定性、实时性和安全性,让专家能够随时随地掌控手术进程和患者的情况。

7. 健康信息智慧化管理

智慧医疗系统中的电子病历、电子健康档案和卫生信息系统可以帮助医生和患者更好地撰写和长期保存就诊信息记录。例如,医院可以为每一名患者建立一个动态的健康档案,包含患者的日常生理指标,如心电、血糖、血压等,并通过互联网将这些数据传输到云平台,以实现健康管理的数字化、信息化。

第二节 智能医学推动智慧医疗

智能医学与智慧医疗存在着相似之处,而智能医学在系统集成、信息共享和智能处理等方面具有更明显的优势,可以说智能医学是智慧医疗在医学健康领域具体应用的更高阶段,也推动着智慧医疗的发展。智慧医疗则依托于物联网、人工智能、大数据和云计算等信息技术,并将之充分应用到医疗领域,实现医疗信息互联、共享协作、临床创新、诊断科学及公共卫生预防等。

一、打造中国医疗健康产业"国家队"

我国已建立"全球医疗与健康研究中心",主要聚焦人工智能医学应用研究、个人健康风险研究、医疗服务机构管理研究、卫生经济学研究及健康大数据研究等课题,提升国内医疗理论研究的学术水平并强化研究成果转化能力,积极推动国家和企业更大程度地参与到全球健康发展事业之中,助力"健康中国"目标的实现。

1. 建设医疗健康产业的重要意义

当前我国健康医疗市场需求与日俱增,然而现有的健康医疗供给能力难以有效满足群众健康医疗需求。互联网、大数据、人工智能等信息技术的发展为社会带来巨大推动力,也为医疗发展带来新思路。近年来,国家密集发布一系列医疗健康政策,尤其是《"健康中国2030"规划纲要》把医疗健康提升到了国家战略层面,全国医疗改革进入深水区,远程医疗、区域协同、分级诊疗,以及"互联网+医疗健康"的概念初步成型。

中央多次强调要推进健康医疗大数据应用,努力将健康产业建成国民经济重要支柱产业。健康医疗大数据是国家重要的基础性战略资源,要通过其应用,激发深化医药卫生体制改革的动力和活力,提升健康医疗服务效率和质量,扩大资源供给,不断满足人民群众多层次、多样化的健康需求,培育新的业态和经济增长点。中国健康医疗行业的发展始终遵循"政府主导、多方参与、联合创新、共建共享"的原则。

2. 智慧医疗发挥的重要作用

当前,智慧医疗正发挥着重要作用。一部手机就能实现预约就诊、网上就医等功能,"足不出户"就可以完成复诊续方、问诊用药、检查预约、检验报告查询及解读、医保线上结算、健康咨询等服务,这些均为广大群众提供更多智慧医疗服务模式,为加快融入新发展格局注入了新动能。

(1) 智慧医疗是有效保障人民健康的重要手段。

当前,借助信息技术,实现了"互联网+医疗健康"智慧医疗服务模式。通过互联网医疗平台,远程视频连线，偏远地区患者能得到大城市知名专家的问诊、指导用药、疑问解答，并能在线接受健康科普知识宣教。要完善政策体系，创新管理机制，除了有"聪明"的车，还要有"智慧"的路，打通乡村医疗"最后一公里"，切实给群众带来稳稳的获得感、幸福感、安全感。

(2) 智慧医疗是加快深化医疗改革的有效抓手。

智慧医疗是"三医联动"改革的核心内容，它既是医疗改革的重要实施路径，也是检验改革是否具有成效的重要指针。智慧医疗集中地体现了以人为本的医疗健康理念，与"健康中国2030"战略高度契合。融合共生是必由之路，"互联网医疗"也逐步演进为"智慧医疗"。我国已经实现了群众"小病在基层，大病不出县"，要从人才培养、技术更新等方面多渠道拓展专业人员"供给量"，推出行之有效的举措，持续深化"三医联动"改革，提高整体医疗服务水平，以扎扎实实的行动赋予时代色彩，争取在2035年建成"健康中国"这一宏伟目标，彰显"人民至上，生命至上"的价值理念。

(3) 智慧医疗是积极融入新发展格局的必然趋势。

构建新发展格局必须坚定不移地贯彻新发展理念。未来，智慧医疗将在大数据分析的基础上更进一步发挥好专家"智慧大脑"的作用，在预测、分析、辅助决策等方面多元化、差异化助力医疗服务，患者不需要前往医院，医生可以随时随地通过移动终端对患者的健康状况进行实时监测，有效地开展精准医疗，让医疗数据资源跨地区跨医院共享，真正实现以患者为中心的智慧医疗。通过"数据多跑路、群众少跑路"，患者的就医感受从"不安心"转变为"舒心"。

立足新时代，我国将继续完善国民健康政策，为人民群众提供全方位、全周期的健康服务，牢牢把握智慧医疗平台带来的数字红利，塑造发展新优势、培育发展新动能、加快融入新发展格局，为实现第二个百年奋斗目标、实现中华民族伟大复兴的中国梦打下坚实健康的基础。

二、为管理部门提供高效信息化服务

在国家新医疗改革方案的统一指导下，通过智慧医疗，居民能获得优质的卫生服务、连续的健康信息和全程健康管理；公共卫生专业机构有效地开展疾病管理、卫生管理、应急管理、健康教育等工作；卫生行政部门提高卫生服务质量、强化绩效考核及加强监管能力；医保、药监、公安、民政等部门也在协同开展工作。

1. 进行科学的决策

据报道，过去几年产生的数据量比以往更长时期内产生的数据量还要多，大数据时代的来临已经毋庸置疑。我们即将面临一场变革，新兴大数据处理与利用将成为医疗卫生机构的当务之急，而常规技术已难以应对PB级的大规模数据量。建立智慧大数据分析系统，能对海量的医疗数据进行深入的挖掘与分析，为医疗资源规划与配置、医疗费用的变化分布情况、疾病发生与流行趋势等提供量化的决策支持分析。同时，这也能促进提高卫生行政管理部门决策的科学化水平，提高对医疗资源规划、建设和管理的科学性，并能在提高医疗资源利用率、缓解医患矛盾等方面产生巨大的社会效益。

2. 进行及时应急响应

建立智慧应急响应系统，与医院、疾控慢病、急救等系统实现互联互通，整合各方信息，扩大信息的容纳与集成能力；实现及时有效的监管和干预，面对突发的公共卫生事件，可以及时地做出应急响应；联合调度分布式的多种信息资源，指挥各部门人员相互协作，共同应对事件，做出及时正确的处理，从而提升对突发公共卫生事件的应对能力。

三、智能化为医院和药企注入新活力

近年来，人工智能、大数据等技术蓬勃发展，不断赋能医疗健康领域。从可穿戴设备助力家庭健康管理

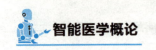

到智慧医院改变患者就医体验,技术改变了医疗模式,极大提升了医疗服务质量,充满创新活力的智慧医疗时代正在加速到来。

智慧医疗的目标是为患者提供优质、高效、安全的医疗服务;降低医务工作人员的工作负荷,提升医疗效率;普及医疗健康知识,宣贯公共卫生政策,提高国民身体健康素质;加强医疗资源共享,降低社会医疗成本;更有效地防范和应对公共卫生突发事件。

智慧医院将继续推进医疗大数据、物联网及人工智能等技术在智慧医疗、智慧护理、智慧医技和智慧管理等方面的应用。

在医院里智能化创新应用场景将更值得期待:医院信息化建设更强;智慧服务更多,从智能导医到院内导航、从信息共享到远程诊疗、从慢病管理到药品配送、从患者随访到健康宣教,实现诊前、诊中、诊后等环节的流程再造,改善患者就医感受;"5G+智慧医院"的应用深度与广度更大,构建院内5G医疗物联网、院内智能导航等。

在我国现代药企的制药车间内,干/湿法制粒机、旋转式压片机等一系列自动化制药设备已逐渐代替人工,在降低劳动成本,减少人工失误率的同时,还进一步提高了生产率,从而帮助企业提升竞争力。在药企不断推动药品制剂生产产业智能化的背景下,国内制药产业的需求还将不断提升。制药设备企业要想满足这些需求,就需要继续通过创新来进一步提升产品智能化水平,从而为药企创造更多价值。

智慧医疗是当前医疗卫生发展的最高目标,它以互联互通、医疗协同、便宜可及、预防为主等特点,推动了医疗模式的改革和发展,使得患者、医务工作者、管理人员、医疗机构、监管机构都可从中获益。随着信息技术的不断发展,人们对智慧医疗认识的不断深入,智慧医疗在医疗卫生领域一定会有更加广阔的发展前景。

四、推动智慧医疗发展的对策

随着人工智能、大数据、5G通信等前沿技术在医疗领域的广泛应用,健康管理装备向着智能化、数字化创新发展。人工智能与医疗健康的融合发展正迈入深层次发展的新阶段,这将更好地利用主动健康的理念来推动医工交叉在各个方面的发展,形成新业态下全链条的主动健康生态群。在不断地创新和探索中,基于对智慧医疗发展历程和态势的分析,推动智慧医疗行业快速发展有以下对策。

1.加强医疗数据的整合和安全共享使用

智慧医疗最终要以医疗数据为基础,通过5G等技术互联互通,实现随时随地的智能诊疗服务。各级医院应与智慧医疗解决方案提供商深入合作,梳理、总结现有创新成果,形成持续、长期的数据积累和知识管理。基于完整、全面的电子病历和数字健康档案,智慧医疗系统根据数据的类型,可自动将不同生命周期阶段的数据存放在最合适的存储设备上;同时,要按照集中、整合的方式统一构建医院信息系统需要的存储资源,保证患者数据在多个站点间的可访问性、可靠性和安全性。同时,医院利用物联网技术能够实现对人的智能化医疗和对物的智能化管理工作,支持医院内部医疗信息、药品信息、人员信息的数字化采集、存储、传输、共享等;实现物资管理可视化、医疗信息数字化、医疗流程科学化等,满足医疗健康信息、医疗设备与用品、公共卫生安全的智能化管理与监控等方面的需求。

2.加快智能医疗技术研发和智能医疗网络建设

高新技术深刻改变了医疗模式,极大提升了医疗服务质量。在进一步加快人工智能、大数据赋能医疗健康管理的基础上,加快研发5G远程超声、中医智屏、手术机器人等智能医疗技术,有关产业主管部门应支持创新技术研发。与此同时,需要构建包括智能分诊、手机挂号、门诊叫号查询、手机阅取报告单、化验单解读、在线医生咨询、医院医生查询、院内科室导航、疾病查询、药物使用、急救流程指导、健康资讯播报等一体化的、全国联网的智能医疗网络。

3.加强医疗卫生管理体制变革

构建富有效率的医疗卫生体制是一个世界性的难题。纵观各国医疗卫生体制改革之路,尽管改革思路和方法有所不同,但在通过信息化手段全面构建并应用数字卫生系统的需求方面,都能够促进医疗卫生体制改革,从而更好地解决医疗卫生服务需求与服务供给不足的矛盾。

本章小结

本章主要介绍了智慧医疗的概念和组成,智慧医疗的特点和应用,以及智能医学推动着智慧医疗的发展。通过学习本章,学生能够理解智慧医疗的内涵,掌握智慧医疗的概念和组成,以及智慧医疗的应用。

练一练

1.简述智慧医疗的概念及其优势有哪些。
2.简述智慧医疗的组成有哪些。
3.简述智慧医疗为管理部门提供哪些信息化服务。

第三章 智能医学应用概述

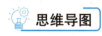

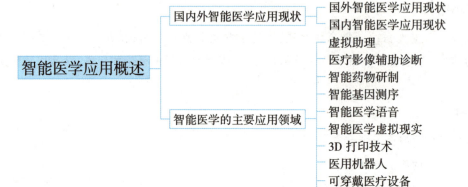

学思小课堂

党的二十大报告指出,"推进健康中国建设""深入开展健康中国行动和爱国卫生运动,倡导文明健康生活方式"。医学的发展始终建立在科技不断发展的基础之上,现代医学已进入崭新的智能医学时代,将人工智能、物联网、大数据等新一代智能技术应用于医学,将为我国医疗行业的创新发展注入新的活力,以求更好地服务百姓。作为新时代的医学生,不仅要掌握传统的医学知识,还应与时俱进、开拓创新,使传统医学在智能技术的辅助下救助更多的人。

第一节 国内外智能医学应用现状

近年来,随着现代医学科技的发展,智能医学在国内外的发展热度不断提升,各种新技术逐步渗透医疗领域,人工智能可以解决很多医疗上的问题,如快速筛查疾病、辅助医生对患者进行诊断等,从而提高医院和医生的工作效率。

一、国外智能医学应用现状

当前人工智能的发展迎来了"认知智能+健康大数据"阶段,其研发遍布了各大领域。在医疗领域进行人工智能的探索已有较长的历史。

1972 年,由利兹大学研发的 AAPHelp 是医疗领域最早出现的人工智能系统,该系统主要用于腹部剧痛的辅助诊断及手术的相关需求。在随后的发展过程中,匹兹堡大学研发了内科疾病专家系统(INTERNIST-I),主要用于内科复杂疾病的辅助诊断。

1976 年,斯坦福大学研发了 MYCIN 系统。它是一种帮助医生对住院的血液感染患者进行诊断和选用抗生素类药物进行治疗的人工智能系统。

20世纪80年代,市面上出现一些商业化应用系统,如快速医学参考系统(Quick Medical Reference, QMR)。

2006年,IBM公司启动Watson项目,并于2014年投资10亿美元成立Watson事业集团,研发了广为人知的国际商用机器沃森系统(IBM Watson)。2015年,Watson Health成立,其专注于利用认知计算系统为医疗健康行业提供解决方案。Watson通过和一家癌症中心合作,对大量临床知识、基因组数据、病历信息、医学文献进行深度学习,建立了基于证据的临床辅助决策支持系统。该系统能够在几秒之内筛选数十年癌症治疗历史中的150万份患者记录,并为医生提供可选择的循证治疗方案。目前,该系统已应用于肿瘤、心血管疾病、糖尿病等疾病的诊断和治疗,并于2016年进入我国市场,在国内众多医院进行了推广。Watson在医疗行业的成功应用标志着认知型医疗时代的到来。该系统不仅可以提高诊断的准确率,还可以提供个性化的癌症治疗方案。

2016年,谷歌深度思维(Google DeepMind)公司成立深度思维医疗部门(DeepMind Health),与英国国家健康体系(National Health Service, NHS)展开合作,DeepMind Health可以访问NHS的患者数据进行深度学习,训练有关脑部癌症的识别模型,并辅助他们决策,提高效率,缩短时间。

随后,国际人工智能研究机构纷纷涉足医疗人工智能。微软(Microsoft)公司将人工智能技术用于医疗健康计划Hanover,寻找最有效的药物和治疗方案。此外,微软研究院有多个关于医疗健康的研究项目,例如,生物医学自然语言处理(Biomedical Natural Language Processing)利用机器学习从医学文献和电子病历中挖掘有效信息,并结合患者基因信息研发了用于辅助医生进行诊疗的推荐决策系统。

知识拓展

在智能诊疗的应用中,以肿瘤为重心的IBM Watson是目前最成熟的案例。IBM Watson可以在17秒内阅读3469本医学专著、248 000篇论文、69种治疗方案、61 540次试验数据、106 000份临床报告。2012年,Watson通过了美国职业医师资格考试,并部署在美国多家医院提供辅助诊疗的服务。目前,Watson提供诊治服务的病种包括乳腺癌、肺癌、结肠癌、前列腺癌、膀胱癌、卵巢癌、子宫癌等多种癌症。Watson是融合了自然语言处理、认知技术、自动推理、机器学习、信息检索等技术,并给予假设认知和大规模的证据搜集、分析、评价的人工智能系统。在人工智能成为一种新型医疗工具的过程中,逐渐完成了IBM Watson肿瘤解决方案的应用训练。

这里所说的"IBM Watson肿瘤解决方案",其实是由Watson与纪念斯隆-凯特琳癌症中心进行合作的成果,并且建立在众多工作和数据信息基础之上,如图3-1所示。

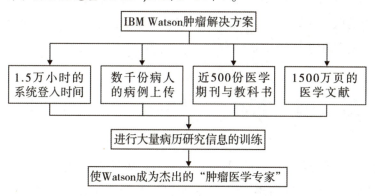

图3-1 IBM Watson肿瘤解决方案训练介绍

在 IBM Watson 肿瘤解决方案训练完成后，这一系统就被部署到许多领先的医疗机构，用于肿瘤的诊断和治疗。在对肿瘤进行诊断和治疗的过程中，IBM Watson 肿瘤解决方案的医疗服务过程包括 3 个步骤，如图 3-2 所示。

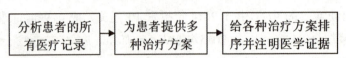

图 3-2　IBM Watson 肿瘤解决方案的医疗服务过程

二、国内智能医学应用现状

国内人工智能在医疗领域的开发研究始于 20 世纪 80 年代初。1978 年，北京中医医院关幼波教授与计算机科学领域的专家合作开发了"关幼波肝病诊疗程序"，这是国内首次将医学专家系统应用到传统中医领域，该项目被评为 1981 年北京市科技成果一等奖。

近几年，受政策鼓励和科技发展的影响，国内科技巨头开始在医疗人工智能领域布局，各家公司均投入大量资金与资源，但各自的发展重点与发展策略并不相同。

2015 年，科大讯飞公司开始着手"人工智能+医疗"的产业布局，其智能语音识别技术已经走在了世界的前列，其主要的研发成果是"三款产品+一个平台"，即智医助理、语音电子病历和影像辅助诊断系统，以及人工智能辅助诊疗平台。

2016 年，百度公司宣布开启智能医疗新时代，推出百度医疗大脑。同年，腾讯公司建立了人工智能实验室（AI lab），专注于人工智能技术的基础研究和应用探索。2017 年 4 月，腾讯投资碳云智能，碳云智能可以对健康风险进行预警、精准诊疗和个性化医疗。在产品研发方面，腾讯在 2017 年 8 月推出了自己首个应用在医学领域的 AI 产品——腾讯觅影。它把图像识别、深度学习等领先的技术与医学跨界融合，可以辅助医生对食管癌进行筛查，有效提高筛查准确度，促进准确治疗。

2017 年 7 月，阿里巴巴公司旗下的阿里健康依托云平台，结合自主机器学习平台 PAI 2.0 构建了坚实而完善的基础技术支撑，发布了医疗"Doctor You"人工智能系统，并于同年 10 月宣布成立承载"NASA 计划"的实体组织——"达摩院"，致力于基础科学的研究和技术创新，首批公布的研究领域主要涵盖人工智能的相关研究，如人机自然交互、自然语言处理、机器学习等。

目前，我国医疗人工智能较多集中在医疗影像，主要原因有：深度学习技术在图像识别领域发展较快；企业的商业定位，医疗影像相对能够较快实现从试验向临床应用，有利于新兴人工智能企业迅速起步；医疗影像数据丰富，90% 以上的医疗数据是影像数据，并以 63% 的年增长率递增，海量的数据资源为模型训练提供了丰富的数据训练集，有利于系统的开发。

第二节　智能医学的主要应用领域

在智能医学中，智能是手段，医学是目的，智能医学是对传统医学的补充和升级。目前，智能医学的主要研究和应用领域主要集中在虚拟助理、医疗影像辅助诊断、智能药物研制、智能基因测序、智能医学语音、智能医学虚拟现实、3D 打印技术、医用机器人、可穿戴医疗设备、远程医疗等领域。

一、虚拟助理

虚拟助理是指利用语音识别、自然语言处理、深度学习等技术,基于给定的标准医学指南,模拟医生诊断思维判断患者病症,为医生提供相关诊断意见和经验,为患者提供导诊及自诊服务。医疗虚拟助理一方面可以帮助医生完成初步问诊、病情记录、辅助诊断等工作;另一方面可以面向患者完成导诊、分诊等工作,不仅受到医生和患者的青睐,还具有广阔的应用前景。科大讯飞开发了人工智能医学机器人——智医助理,如图3-3所示。

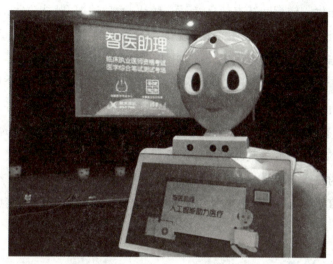

图3-3 科大讯飞的人工智能医学机器人——智医助理

智能问诊在医生端和用户端均发挥了较大的作用。智能问诊可以辅助医生诊断,尤其在全科医生数量不足、质量低下、医疗设备条件欠缺的基层医疗机构。人工智能虚拟助理可以帮助基层医生对一些常见病进行筛查,对重大疾病进行预警与监控,帮助基层医生更好地完成转诊工作。虚拟助理可以24小时为医生提供支持,当医生问诊时虚拟医生助理可以快速搜索数据库找到与病症类似的案例进行文献和案例分析,为医生提供诊断辅助建议。

相较于医生,虚拟助理利用人工智能技术读取病历并对关键信息予以摘录,能提高工作效率,还可以在医生治疗期间采集患者数据。这样一方面达到丰富数据库的目的;另一方面也可监测患者健康数据,并根据数据实时变化不断调整治疗方案,促进医生和机器的共同进步。此外,虚拟助理可以代替人力执行大量烦琐的工作,如电子病历录入可节约医生时间使其有更多精力专注于医学研究和诊断治疗方面。根据资料显示,医生每天花费将近50%的时间用于书写工作,因此,虚拟助理在电子病历录入方面的协助工作能有效降低医生的时间成本,以便使其专注于治疗和沟通。

此外,虚拟助理在中医领域也具有辅助价值。中医服务助理可根据患者症状,应用人工智能技术自动识别并理解中医语言,从大量中医医书指南、文献和老中医治疗经验中提取关键信息,并匹配现代语言,或者识别中医和西医对同一病症相同意思的不同表述,再利用中医辨证论治的思维计算方法,计算并给出相似或已治愈的案例供医生采纳。医生根据患者自身情况,开出合适的处方。

从患者角度来讲,虚拟助理发挥信息库的作用,人工智能虚拟助理能够帮助普通用户完成健康咨询、导诊等服务,为前来就诊的患者指导就诊科室,帮助患者进行前期自诊,从而满足患者的健康咨询需求。另外,在很多情况下,用户身体只是稍感不适,并不需要进入医院就诊。这时,人工智能虚拟助理可以根据用户的描述定位到用户的健康问题,提供轻问诊服务和用药指导。

虚拟助理需要进行不断学习和积累,对技术和信息具有很高的要求。事实上,广义的虚拟助理包含了电子病历录入、临床决策支持、患者咨询等功能。目前虚拟助理的发展还处于初级阶段,有待相关企业推出新产品。

2017年,康夫子、大数医达等公司研发的智能预问诊系统在多家医院落地应用。预问诊系统是基于自然语言理解、医疗知识图谱及自然语言生成等技术实现的问诊系统。患者在就诊前使用预问诊系统填写病情相关信息,由系统生成规范、详细的门诊电子病历发送给医生。预问诊系统采用层次转移的设计架构模拟医生进行问诊,既能像医生一样询问基本信息、疾病、症状、治疗情况、既往史等信息,也能围绕任一症状、病史等进行细节特征的问诊。除问诊外,预问诊系统基于自然语言生成技术能自动生成规范、详细的问诊报告,该报告包含患者基本信息、主诉、现病史、既往史和过敏史等内容。

IBM Watson 利用认知计算能力对医学文献和临床病历分析研究提出针对单个患者的个性化治疗方案,能为医生节约时间,使其有更多精力了解患者、服务患者。

Your.MD 根据患者当下症状,结合患者的过往病史和基本特征,以聊天对话的形式提供早期诊断和治疗,并根据患者所患疾病和当地资源为其就近推荐医疗服务和产品。

Babylon Health 研发的在线问诊 AI 系统,依据患者的既往病史和 AI 系统与患者的聊天对话所描述的症状,再利用语音识别和深度学习技术,对比患者的体征数据库、外部环境数据和疾病数据库,判断患者的疾病类型并提供建议。

二、医疗影像辅助诊断

在医疗领域里,医学影像设备及计算机相关技术的发展使医学影像的数据量呈现逐步激增的态势;同时,医生对图像的调阅、图像质量的控制等有了更大的主动性,影像医生工作的关键模式也发生了改变。

医学影像诊断设备可分为大型影像诊断设备和小型影像诊断设备。其中大型影像诊断设备主要有数字X线成像机、数字减影血管造影机、数字乳腺X线成像系统、数字胃肠机、计算机断层扫描(CT)、磁共振成像(MRI)和核医学类(PET、SPECT、PET/CT、PET/MRI)等;小型影像诊断设备包括超声和内镜。不同影像学诊断方式因其成像原理的差异,在临床运用上各有优势。

医疗影像数据是医疗数据的重要组成部分,绝大多数的医疗数据都是影像数据。据统计,医学影像数据年增长率为63%,但是放射科医生数量的年增长率仅为2%,放射科医生供给缺口很大。人工智能技术与医疗影像的结合有望缓解此类问题。

人工智能在医学影像中的应用主要分为两部分:一是感知数据,即通过图像识别技术对医学影像进行分析,获取有效信息;二是数据学习、训练环节,通过深度学习海量的影像数据和临床诊断数据,不断对模型进行训练,促使其掌握诊断能力。

目前,人工智能技术与医疗影像诊断的结合场景包括肺癌检查、糖网眼底检查、食管癌检查及部分疾病的核医学检查和病理检查等。

Intel 与浙江大学附属第一医院合作,针对甲状腺超声影像数据的特点对算法进行改进和优化,并利用获得的大样本对其进行训练,联合测试结果显示,诊断准确率可达85%,如图3-4所示。

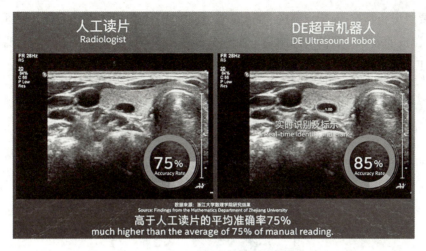

图 3-4 甲状腺智能超声影像

利用人工智能技术进行肺部肿瘤性质的判断步骤主要包括：数据收集、数据预处理、图像分割、肺结节标记、模型训练、分类预测。首先，要获取放射性设备如 CT 扫描的序列影像，并对图像进行预处理以消除原 CT 图像中的边界噪声；其次，利用分割算法生成肺部区域图像，并对肺结节区域进行标记；最后，在获取数据后，对 3D 卷积神经网络的模型进行训练，以实现在肺部影像中寻找结节位置并对结节性质进行分类判断。

阿尔茨海默病俗称老年痴呆症，是一种发病进程缓慢、病情随着时间不断恶化的持续性神经功能障碍。该病在患病早期是可以干预的，但检测却相对困难。雅森科技等企业通过输入核磁、脑电图和量表 3 种不同类型的数据，综合运用机器训练、统计分析和深度学习的方法，找出患者是否患病与输入信息之间的关系。需要注意的是，对于阿尔茨海默病诊断所用到的人工智能，已不只是传统意义上的深度学习对医学影像的识别，还要在此基础上找出多种信息源之间的联系，并基于这 3 种数据训练多模态神经网络训练模型，从而提前两至三年预测老年痴呆发病的可能性及病情发展的阶段。

食管癌是常见恶性肿瘤之一。据统计，我国 2015 年新发食管癌人数为 47.7 万，占全球患此病人数的 50%。针对食管癌的早期治疗是诊疗的关键。患者在食管癌早期 5 年内治疗的生存率超过 90%，而到了进展期或晚期，5 年内的生存率则小于 15%。但是，由于基层医疗机构医生缺乏足够的认知及筛查手段，导致我国对早期食管癌的检出率较低。利用人工智能技术辅助医生对食管癌进行筛查，可以有效提高筛查准确度与检测效率。腾讯公司研发的腾讯觅影针对食管癌的早期筛查准确率可超过 90%，并且一次内镜检查的时间已经可控制在数秒之内。

病理是医学界的金标准，也是许多疾病诊断的最终确定指标。但是，病理医生通常必须花费大量的时间检查病理切片，因为病理医生需要在上亿级像素的病理图片中识别微小的癌细胞。对于同一种疾病的病理诊断，不同的医生往往会得出不同的判断结论，病理诊断也存在误诊的可能。人工智能技术为数字病理诊断带来了技术革新，可帮助病理医生提高效率，避免遗漏。由于病理诊断既要兼顾整体和局部，还要学习细胞的特征和生物行为，因此，相较于 CT、X 光等影像的人工智能辅助诊断，病理人工智能辅助诊断难度更大。目前，我国已有泰立瑞、兰丁高科等众多企业开始研究利用人工智能辅助数字病理诊断，其开发的人工智能辅助诊断系统针对乳腺癌、宫颈癌等疾病的病理检查已实现较高的准确率。

三、智能药物研制

传统药物研制需要投入大量的时间与金钱，制药公司成功研发一款新药需要约 10 亿美元及 10 年的时间。药物研制需要经历药物挖掘、靶点筛选、临床试验、药物优化等阶段。人工智能正在重构新药研发的流程,大幅提升药物制成的效率。目前我国制药企业纷纷布局 AI 领域,主要应用于新药发现和临床试验阶段。图 3-5 是利用人工智能算法预测大环肽化合物分子的形态。

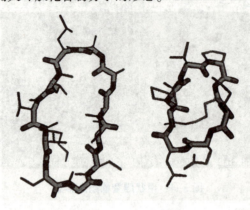

图 3-5　利用人工智能算法预测大环肽化合物分子的形态

1. 药物挖掘

药物挖掘也可以称为先导化合物筛选,是指将制药行业积累的数以百万计的小分子化合物进行组合实验,寻找具有某种特定生物活性和化学结构的化合物,用于进一步的结构改造和修饰。人工智能技术在该过程中的应用有两种方案:一是开发虚拟筛选技术取代高通量筛选,二是利用图像识别技术优化高通量筛选过程。利用图像识别技术,可以评估不同疾病的细胞模型在给药后的特征与效果,预测有效的候选药物。

2. 靶点筛选

靶点是指药物与机体生物大分子的结合部位,通常涉及受体、酶、离子通道、转运体、免疫系统、基因等。现代新药研究与开发的关键首先是寻找、确定和制备药物筛选靶点——分子药靶。传统寻找靶点的方式是将市面上已有的药物与人体身上的一万多个靶点进行交叉匹配,以发现新的有效的结合点;人工智能技术则有望改善这一过程,它可以从海量医学文献、论文、专利、临床试验信息等非结构化数据中寻找可用的信息,并提取生物学知识,进行生物化学预测。据研究显示,该方法有望将药物研制时间缩短 50%,研发成本减少一半。

3. 药物晶型预测

药物晶型对于制药企业十分重要,药物的熔点、溶解度等因素决定了其临床效果,同时具有巨大的专利价值。利用人工智能技术可以高效地动态配置药物晶型,防止漏掉重要晶型,从而缩短晶型开发周期,减少成本。

四、智能基因测序

基因测序是一种新型基因检测技术,该技术能够从血液或唾液中分析测定基因全序列,预测罹患多种疾病的可能性、个体的行为特征及行为合理性。因此,基因测序技术能锁定个人病变基因,提前预防和治疗。

现代遗传学家认为,基因是 DNA(脱氧核糖核酸)分子上具有遗传效应的特定核苷酸序列的总称,是具有遗传效应的 DNA 分子片段。基因位于染色体上,并在染色体上呈线性排列。基因不仅可以通过复制把遗传信息传递给下一代,还可以使遗传信息得到表达。不同人种之间的头发、肤色、眼睛、鼻子等不同,均为基因差异所致,DNA 结构如图 3-6 所示。

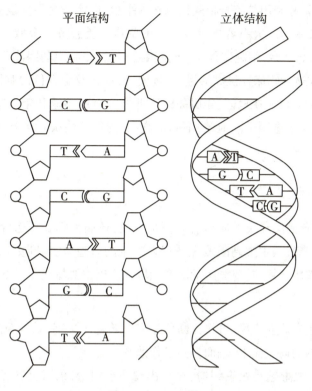

图 3-6 DNA 结构

单个人类基因组拥有 30 亿个碱基对,编码约 23 000 个含有功能性的基因,基因检测就是通过解码从海量数据中挖掘有效信息。目前,由于高通量基因测序技术的运算层面主要为解码和记录,难以实现基因解读,所以从基因序列中挖掘出的有效信息十分有限。人工智能技术的介入可有望突破目前的瓶颈。人工智能通过建立初始数学模型,将健康人的全基因组序列和 RNA 序列导入模型进行训练,让模型学习健康人的 RNA 剪切模式,然后通过其他分子生物学方法对训练后的模型进行修正,最后对照病例数据检验模型的准确性。

目前,IBM Watson、国内的华大基因公司、博奥生物公司、金域检验公司等龙头企业均已开始基因测序相关的人工智能布局,图 3-7 为华大基因的新生儿遗传代谢病基因检测项目。

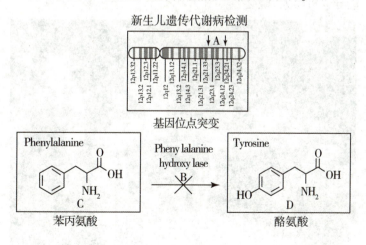

图 3-7 新生儿遗传代谢病基因检测项目

以金域检验为例,金域检验利用其综合检验检测技术平台,以疾病为导向设立检测中心,融合生物技术与人工智能等新一代信息技术为广大患者提供专业化的临床检验服务。金域检验的基因组检测中心拥有荧光原位杂交、传统PCR信息平台、细胞遗传学、全基因组扫描,并利用基因测序领域中最具变革性的新技术——高通量测序技术(HTS)为临床提供高通量、大规模、自动化及全方位的基因检测服务。同时,金域检验依托覆盖全国90%以上的人口所在地区、年服务医疗机构21 000多家和年标本量超4 000万例的海量医疗检测样本数据(该数据覆盖了全国不同地域、不同民族、不同年龄层次),创建了具有广州特色的"精准医疗"检验检测大数据研究院。

五、智能医学语音

对患者而言,高度智能化的医疗条件使得看病更加方便,还能大幅降低医疗成本,减轻负担;对医生而言,人工智能技术可以大幅降低因主观判断或操作误差产生的风险,让诊断更加精准。智能语音技术在医疗领域发挥了非常重要的作用。目前,智能医学语音领域的应用主要体现在以下4个方面。

1. 语音电子病历

医生在临床诊断时使用专业麦克风,可将诊断信息实时转化成文字,录入医院信息系统,从而可将更多的时间和精力用在与患者的沟通交流上,进而提高工作效率。

另外,医疗行业中的一大难题是医患纠纷,一旦出现医患纠纷,语音材料可以为医患纠纷提供材料佐证。目前很多医院及保险公司正在大力推进"双录"机制,即录音、录像,作为解决投诉纠纷的证明材料。语音录入病历不仅能将医生和患者的对话转成文字和结构化的数据进行存储,便于后期查询和智能化分析,还会保留原始的录音文件,作为处理医患纠纷的证明材料。

2. 导诊机器人

导诊机器人的主要目的是解决门诊部门导诊人数较少、重复问答较多的现实情况。在医院业务高峰期,导诊机器人可以及时响应,指导患者就医、引导分诊,同时向患者介绍医院就医环境、门诊就诊流程和医疗保健知识等。导诊机器人作为智能语音技术在医疗领域中的应用,是医院智慧医疗的重要组成部分和体现。导诊机器人具有人脸识别、语音识别等人机交互功能,并通过装载摄像头、触摸屏、身份证阅读器、IC插卡器、热敏打印机等外设实现迎宾取号、咨询接待、业务引导、信息查询、自助缴费等业务功能。图3-8是杭州市第一人民医院的智能导诊机器人"晓曼"。

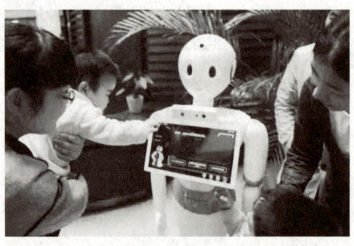

图3-8 智能导诊机器人"晓曼"

3.智能问诊

智能问诊可充当家庭医疗顾问、医生诊疗助手、医学知识库三大医疗角色。其中家庭医疗顾问主要服务于家庭场景，为用户提供智能轻问诊、诊疗服务个性化推荐、个性化体检咨询与智能推荐等服务。医生诊疗助手可以在医生诊疗过程中对医生进行提示，防止医生遗漏诸如罕见病特征等重要信息，也可以帮助医生对患者信息进行高效采集，以及向患者解释诊疗信息。医学知识库为教育和培训场景提供服务，方便医学专业的学生或年轻医生快速获得准确的医学知识。

然而，医生对患者疾病的判断来源于医生对疾病症状的判断映射。为了解决问诊中存在的诊断逻辑复杂、用户表达困难等技术难点，机器需要深入学习更为复杂的系统，以便在多轮询问中将无关的疾病排除，判断相关疾病的可能性。另外，患者对自己病症的表达也是多样的，例如，说食欲不振这个词，患者通常会说"吃不下东西""胃口不好"等，医生将类似表述转化为"食欲不振"，因此，机器需要进一步深度学习才能识别患者不同风格的表达。

4.家庭人工智能医生

对于家庭人工智能医生，可以设想一个未来场景：当身体出现不适时，通过语音呼唤开启"家庭人工智能医生"，在语言交流中就能解决问诊、开药、健康管理计划等一系列问题，从而获得更人性化、有温度的就医体验。

六、智能医学虚拟现实

虚拟现实技术是一门综合了计算机图形技术、仿真技术、传感器技术、人机接口技术和显示技术等跨学科的技术，具有沉浸性、交互性和构想性等特性，因此，其在医疗领域上具有广阔的应用前景。目前，虚拟现实技术主要应用在医学教学、临床诊疗及医学研究等方面。

1.虚拟现实技术应用于医学教学中

医学的学习需要基于大量的实践和经验的积累，需要可靠的组织标本及真实的场景，这意味着医学教育需要耗费大量的时间与金钱。而虚拟现实技术能够建立模拟现实的环境，帮助医学教师在课堂上、临床实习中及实验室里更加真实地完成教学。因此，虚拟现实技术能够有效地弥补医学实践教学中资源缺乏，突破现实教学中时间和空间的限制，改善传统教学模式的抽象化问题。

虚拟实验室是以计算机网络为核心，将虚拟的实验仪器通过互联网连接起来，通过硬件进行信号的输入与输出，以实现实验数据采集、分析和远程操作的计算机系统。它将医学试验的相关设备、教师指导、学生思考、教学内容及实验操作有机地结合为一体，直观地显现相应的实验环境、实验设备、实验对象和实验信息等，为医学生提供虚拟实验的操作和训练机会。在虚拟实验室中，医学生可以自由反复地自主设计实验、重复操作实验及分析信息等，从而充分提高其科学创新和实践操作能力。此外，利用虚拟实验室可以模拟条件恶劣与具有危险性的实验研究。

外科医生在独立主刀手术前，往往需要累积上百次作为手术助手的经验和大量精细的训练，虚拟手术系统能够提供理想的手术教学培训平台。其主要包括建立虚拟手术模型、人体组织器官的应力形变仿真、传感与反馈，以及成像与图像处理等技术。在真实的手术中，外科医生主要依靠视觉和触觉的反馈信息来实施手术操作，因此基于虚拟现实技术的手术操作系统大多是针对视觉与触觉两大方面来进行实时仿真，通过视觉反馈直观地呈现出虚拟手术的场景和对象，利用触觉反馈来感受在虚拟手术中组织受力的情况并对手术步骤做出及时、准确的判断，使学习者感觉就像在实际的手术中进行操作一样。此外，应用虚拟现实技术进行手术训练可以不受时间与地点的限制，并且可以重现高风险的手术，从而能够让学习者反复进行练习并及时给予其有效的反馈,同时也不会对患者造成危害。

2. 虚拟现实技术应用于临床诊疗中

虚拟现实技术在临床诊疗中得到了广泛应用,医生可以更为全面、细致地观察患者的身体状况,根据虚拟三维模型呈现的患者机体数据,对患者的疾病做出准确的诊断,与患者沟通疾病的信息与认知,并且制订精准的治疗方案。目前,在临床上应用虚拟现实技术比较成熟的方面包括辅助临床诊断、手术规划与术中导航、康复训练、精神心理疾病治疗及远程医疗等。

在辅助临床诊断方面,与传统影像学等辅助检查技术相比,利用虚拟现实技术可以对人体各个组织、器官的生理病理状态进行三维重构与展现。在计算机中显现出人体各部位的虚拟模型,这不但可以观摩组织器官整体的解剖结构,而且能显示其轴位、冠状位、矢状位的解剖结构,并可以任意旋转,从而提供组织器官在人体系统中的准确定位、三维数据和立体影像。例如,运用虚拟现实技术辅助颅脑疾病的诊断,可以克服传统影像检查不能显示出颅脑内部复杂的三维空间结构的缺点。

在手术规划与术中导航方面,随着 X 线、CT 和 MRI 等辅助诊断设备的快速发展与广泛应用,虚拟现实技术利用这些图像进行病变部位的 3D 构建,不但可以为外科医生的术前规划、术中导航和定位提供客观、准确、直观的信息,而且还可以使患者更好地了解手术方案和手术风险,增加医患双方的沟通与理解。同时,这也促进了微创外科手术的快速发展。在手术中,计算机呈现的虚拟 3D 模型与实际手术部位进行精确的匹配,使得外科医生看到的信息既有实际的直观图像,又有叠加的虚拟图形。例如,内镜技术就是将实时观测的图像与术前 CT 或 MRI 中重构的虚拟模型进行定位匹配,从而引导外科医生进行手术操作。目前,基于虚拟现实技术的术中导航在骨科实际运用中已经显示出卓越的成效。

虚拟现实技术还能应用于康复训练中。在患病期间或术后康复中,由于肢体运动受限,或者出于安全因素的考虑,患者往往不能在真实的环境中进行康复训练。而虚拟现实技术既能够提供高度相似的虚拟场景,也能使康复训练更加安全。此外,患者借助虚拟现实相关设备进入模拟的现实生活场景,其关注点转移到自身所处环境中发生的事件上,康复治疗时所产生的疼痛感觉也会极大地降低。目前虚拟现实技术在康复训练方面的应用主要集中于脑卒中患者的手指、肢体活动的康复、多发性硬化患者的平衡感与步态的训练,以及运动员受伤后的康复治疗等。

3. 虚拟现实技术应用于医学研究中

由于虚拟现实技术能够使微观的结构、分子通过虚拟元素进行可视化、形象化,并且在信息传递中有着强交互性,因此,在医学研究中,相对于传统的医学实验研究,虚拟现实技术有着其独特的优势。

在人体病理虚拟模型中,应用虚拟现实技术可以对人体进行更加深入的研究,如通过人体病理虚拟的 3D 模型来研究微观上的病理学机制。对人体解剖较为复杂的器官,如心脏、大脑、肝脏等,研究人员利用虚拟现实技术可进入能实现互动体验和可视化效果的器官内部,从而了解器官细胞的功能及其相互间的作用联系。例如,陆军军医大学建立了可视化 3D 虚拟肝脏系统,为研究肝脏疾病提供了形态学上的参考。

在药学的基础研究中,传统的分子结构模型无法展示不同分子的色彩属性,从而限制了药物的分析与研究。虚拟现实技术则容易实现人与微观世界的分子互动,研究人员可以全方位地观察立体的药物分子结构,在虚拟空间中进行药物分子空间结构改变的操作,从而加强科研人员对药物作用机制的了解。在临床用药实验中,医生可以先将药物特征的相关数据输入计算机,再将患者的生理状态数据、疾病症状模型和临床用药方式输入"虚拟病患"之中,计算机可以立即预测出用药后的生理病理反应,从而协助医生对症下药,提高用药的准确性,减少药物引发的过敏反应及其他不良反应,增强药物的治疗效果。

当代社会是数字化、信息化的社会,信息与知识的生产与服务必然要具有数字化特征。医学科技期刊作为传播最新最前沿的临床医学知识和科学研究的载体,如果只有传统的文字描述和图片展示,则已经无法满足临床医生与科研人员的文献信息数字化的需求。因此,传统的医学期刊模式融合虚拟现实技术,不仅能为媒体带来一种全新的叙事与传播方式,还可以通过虚拟平台进行临床科研的培训与研讨,使临床医生和科研人员能身临其境地学习,并在虚拟空间中自由讨论,从而提升临床医生和科研人员的学习效率与兴趣,以及临床科研的创新效果。虚拟现实应用于医学研究如图3-9所示。

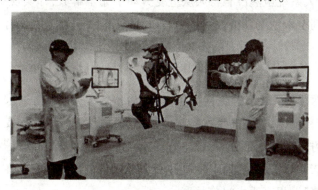

图3-9　虚拟现实应用于医学研究

七、3D打印技术

3D打印技术(Three-Dimensional Printing,3DP)也称为快速增材制造技术(Additive Manufacturing,AM),是一种起源于20世纪80年代的新技术。3D打印以计算机辅助设计(Computer Aided Design,CAD)数字模型文件(CAD/STL等格式)为基础,在计算机的控制下,将塑料、树脂、凝胶、金属、陶瓷等材料逐层堆叠,快速制造具有复杂三维结构的立体实物。3D打印技术是将数据处理转换后建立三维模型,传递到3D打印机,从而快速制造出复杂形状的3D物体。目前3D打印技术在医学领域的研究和应用主要在医学模型、个体化植入物、手术导板等方面,涉及整形外科、颌面外科、神经外科和心血管外科等多个学科。医学模型的打印可以用于医学教学、医学诊断、术前模拟等方面。

近年来,随着3D打印技术的发展,其个性化、精准化医疗需求也在进一步增长,3D打印技术在医疗行业的应用得到了显著发展。从最初的医疗模型快速制造,逐渐发展到3D打印直接制造助听器外壳、植入物、复杂手术器械和3D打印药品。此外,3D打印也由没有生命的医疗器械向打印具有生物活性的器官、人工组织的方向发展。该技术可以根据需求,定制个性化设计的病变模型、手术导板、内植入器械等。

3D打印技术在个体化植入物方面的应用主要集中在人体组织如骨骼、气管等结构的修复重建上,包括3D打印的金属假体和生物材料植入物。通过3D打印出的个体化骨骼与患者自身的骨折形态吻合更加一致,匹配性更好。通过3D打印技术,还可设计控制假体内部孔隙结构,为种子细胞生长提供有利的空间,有助于实现假体与自身骨组织的融合。

目前,3D打印技术已经应用于实际中,例如,比利时BIOMED研究所根据下颌骨缺损患者术前的缺损尺寸和形状,使用3D打印技术打印了一个与缺损形状完全一致的下颌骨并植入,成功恢复了下颌的正常功能;西京医院利用3D打印技术设计出个体化的骨盆、肩胛骨、跟骨、锁骨、肱骨等多种骨骼金属假体,用于肿瘤切除或创伤导致的大段骨缺损的重建修复,在实现假体牢固的同时又可保证金属体置入的准确度,提高了手术疗效。

随着3D打印技术的不断发展和推广,其应用领域逐渐扩大,目前在肝脏、肾脏等重要器官的生物3D打印方面也取得重要进展。虽然3D打印技术尚有一些问题限制了其临床应用,如打印材料性能受限、打印精度不足、打印价格昂贵等,但其医学的研究和应用前景仍十分光明,在未来也将推动医学的革新和进步。

八、医用机器人

医用机器人是指应用在诊断、治疗、康复、护理和功能辅助等诸多医学领域的机器人,是多学科研究和发展的成果。

在外科手术领域,机器人系统虽然没有将人从重复劳动中完全解放,却实现了减小手术创伤、过滤人手震颤、增加手术灵活度、提高手术精度、进行远程手术等目的。医用机器人在医疗领域的应用主要有手术机器人、康复机器人等。

1.手术机器人

手术机器人系统源于医生对"最小医源性损伤、最大治疗效果"的不懈追求。手术机器人作为一种工具,主要目的是扩展人的多种能力,如提高手术操作的精度、灵活性、稳定性、耐疲劳性、抗辐射能力等。

手术机器人按照控制方式的不同可分为三类:监督控制机器人、远程控制机器人和共享控制机器人。

监督控制机器人是在影像学等信息基础上,通过计算机进行事先规划,并在术中根据计划逐步实施的自动化系统,这种机器人能显著提高手术操作精度。

远程控制机器人是通过网络通信,从端真实且实时展示主端操作的自动化系统。这种机器人起源于美国国家航空航天局对于太空、战场远程手术的需求,实际应用于针对手术资源分布不均的区域。手术机器人的操作主端常常放置在发达地区,而手术机器人从端放置于欠发达或手术资源匮乏地区。只要解决关键的信息时延问题,大部分的手术机器人都可完成远程操作。

共享控制机器人的控制端在获取医生操作信号的同时,还能对其操作产生反馈信号,这两种信号共同控制机器人系统的末端效应器的运动。这种机器人可以显著提高手术操作的稳定性和灵活性,同时还能消除人手的颤动或某些失误操作,如达·芬奇手术机器人等。

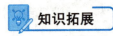

达·芬奇手术机器人系统

2000年,通过食品药品监督管理局(FDA)认证后,Intuitive Surgical 公司推出了达·芬奇手术机器人系统,如图3-10所示。

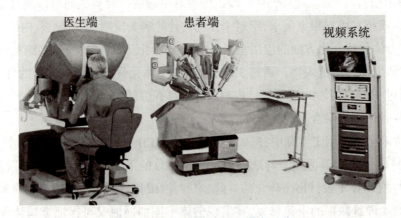

图3-10 达·芬奇手术机器人系统

该系统是一个多机械臂交互的主从式机器人系统,主要由主端(医生端)、从端(患者端)、视频显示系统等组成。医生端主要包括人体工程学的手术操作系统和3D显示的视觉系统。医生端的控制系统能解决内镜技术的手眼协调问题;对于医生指尖的控制信息,它可以将大型运动处理成微动,进而补偿手部抖动;同时,这也使得手术器械的精细和精确运动成为可能。视觉系统由处理器、视频监视器、照明和相关的内镜摄像设备组成。其中,摄像机由机械臂把持,可以为医生提供稳定的手术视野。在患者端的机械臂系统中,除把持摄像机的机械臂之外,还有2到3个机械臂系统。这些机械臂可以把持超过50种具有腕关节的器械,从而完成十分复杂的手术操作。在FDA批准的手术范围中,最常见的达·芬奇辅助手术是子宫切除术和前列腺切除术。

2.康复机器人

康复机器人是一种用于功能治疗或生活辅助的智能机器装置,是机器人技术与医工技术相互结合的产物。康复机器人作为医疗机器人的一个重要分支,它的研究涉及了康复医学、生物力学、机械力学、电子学、材料学、计算机科学及机器人学等诸多领域。目前,康复机器人已经广泛应用到康复护理和康复治疗方面,这不仅促进了康复医学的发展,也带动了相关领域新技术的产生和原有理论的革新。同时,康复机器人作为新兴产业,被多个国家列为重要战略新兴产业,已经成为国际机器人领域的一个研究热点,具有巨大的潜在市场。

相关临床研究表明,除了传统的手术治疗和药物治疗,科学的康复治疗还对脑卒中偏瘫和骨科术后患者的肢体肌力、关节活动度、运动控制等功能的恢复起着重要的作用。科学的康复训练可以恢复患者部分或全部的运动控制功能,也是减轻残疾程度的重要途径。但是,康复治疗过程是一项艰苦的工作。

传统的康复治疗需要康复治疗师通过徒手方式或利用辅助器具来"一对一"地引导患者,连续完成被动或半主动的康复锻炼。康复治疗师的主观意识、体力及情绪等不稳定因素在该训练过程中起到了主导作用;同时患者的主观能动性、自身运动意图和病发后引起的语言及认知功能的损伤,削弱了医患之间针对康复治疗过程的交流和反馈。康复机器人的目标是替代或辅助康复治疗师,简化传统康复治疗"一对一"模式下的繁重治疗过程,不再被当作单纯辅助患者的工具,而是把机器人和计算机当作提高临床康复效率的新型治疗工具。运用康复机器人进行康复训练可以加速治疗和康复过程,降低患者的残疾程度,促进正确运动模式的输入,减少不正常的功能代偿模式等。康复机器人对患者的患肢进行准确、重复性的康复训练,从而促进患者运动功能的康复。

目前康复机器人主要有功能治疗类与生活辅助类。功能治疗类康复机器人作为医疗康复机器人的主要类型,可以帮助功能障碍患者通过主动或被动的康复训练模式完成各种运动功能的恢复训练。生活辅助类康复机器人主要为行动不便的老年人或残疾人提供各种生活辅助,补偿其弱化的机体功能,如智能假肢、智能轮椅、智能辅助机械臂等。一些生活辅助类康复机器人还具有生理信息检测及反馈功能,为使用者提供全面的生活保障。

九、可穿戴医疗设备

可穿戴医疗设备是指可以直接穿戴在身上的便携式医疗或健康电子设备,在软件支持下可感知、记录、分析、调控、干预、维护健康状态甚至治疗疾病。可穿戴医疗设备将机械功能与微电子学、计算机学在某种程度上智能集成在一起,可很好地为患者进行即时检测、运动辅助、给药提醒等,是实施监测患者健康状况的一项重要措施。其主要特点有:可移动性、无线化、穿戴性、可植入化、持续性、耐用化、单操作性、小型化、交互性、智能化。

可穿戴医疗设备目前在医疗领域发展迅速,与之相关的核心技术有传感器技术、医疗芯片技术、通信技术、电源管理技术、显示技术等。

可穿戴医疗设备可以直接穿戴在人体上,方便携带,通过软件和移动网络支持,可以测量、记录和分析,甚至干预人体的生理状态和疾病进程。目前,可穿戴医疗设备根据其实现的功能不同可以分为健康监护、安全监测、康复辅助、疗效评测和疾病监测等。

健康监护领域的应用主要是通过可穿戴设备实现对人体日常活动,如心率、活动量等,甚至对心电图、血氧饱和度等更加复杂生理信号进行监测,并评估其健康状态。安全监测方面的应用是通过可穿戴设备及时发现异常情况,传递求救信息发送至家人或急救中心。有报道称使用紫蜂(ZigBee)通信技术,可以及时发现在室内不慎摔倒的老人,同时进行定位,迅速通知医疗人员实施救援。在康复辅助方面,可穿戴设备可对患者的康复训练起到督促提醒的作用,并对康复训练活动的全过程进行分析和矫正。在疗效评测上,可穿戴设备能够对参加临床随机对照试验的患者进行监督,以获得更加准确、客观的数据,达到更加有效评测新药疗效的目的。在疾病监测上,通过佩戴可穿戴设备,可实现对患者的疾病进程和发展进行有效的监测,获得相关数据,从而实现对疾病的防控,避免疾病的恶化。

然而,目前可穿戴设备在医学的应用仍受到多种相关技术水平的限制,例如,电池续航技术、信号传输技术、材料技术、传感器技术等。只有各个领域整体技术水平得到提高,才能使得可穿戴设备在医学领域的应用更加广泛。

十、远程医疗

远程医疗(Telemedicine)是一种利用信息与通信技术的新型医疗服务模式。它是以计算机技术、卫星通信技术、遥感和遥控技术、全息摄影技术、电子技术等高新技术为依托,充分发挥大医院或专科医疗中心的医疗技术和设备优势,对医疗条件较差的边远地区、海岛或舰船上的伤病员进行远距离诊断、治疗或提供医疗咨询的新型医疗服务模式。

目前,远程医疗的研究和应用主要包括远程医疗会诊、远程医疗教育咨询、远程医疗监护等。

1.远程医疗系统的构成

远程医疗技术主要由远程医疗服务、业务监管和运维服务构成,其架构图如图 3-11 所示。通过公网将国家会诊工作站、专家会诊公网及专家会诊工作站的所有信息、图像等内容进行收集,利用移动医疗云、远程医疗系统数据中心、视频会议管理/交换系统,将区域内的家庭、社区、基层医院乃至各综合医院构建成一个数据服务平台,形成资源整合,使全省乃至全国获得优质的医疗服务。

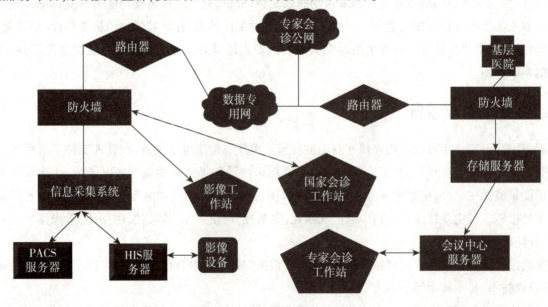

图 3-11 远程医疗系统信息构架图

PACS——影像存储与传输系统;HIS——医院信息系统

远程平台建设由平台软件、系统硬件、系统软件和通信网络组成。远程医疗通信网络架构图如图3-12所示。

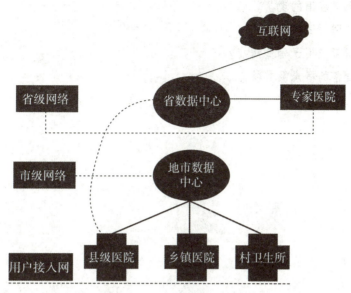

图3-12　远程医疗通信网络架构图

远程医疗服务还需要有提供者和需求方。提供者是指由谁来提供医疗服务。一般情况下，由位于大城市的三级甲等医院或专科医疗机构提供远程医疗服务，这些医疗机构相对需求方而言，具有丰富的医学资源和诊疗经验，诊疗水平较高。需求方是指寻求医疗服务的对象，可以是个人或是当地医疗水平较低、条件较差的医疗机构。医疗服务的需求方和提供者之间的联系由通信网络和医疗装置提供。其中通信网络包括普通电话网、无线通信网及通信卫星网等，医疗装置包括计算机软硬件、诊疗仪器等。

2.远程医疗系统的应用

国内外对远程医疗的研究投入都很大，出现了多种远程医疗的技术方案和项目应用。我国首次远程医疗的活动是在1988年由中国人民解放军总医院通过卫星通信与德国的一家医院进行了一例神经外科的远程病例讨论。1994年，国家卫生部主导并实施了"金卫工程"2号工程，该工程的主要目的是建设国内远程医疗会诊系统。1997年，中国金卫医疗网络即卫生部卫生卫星专网正式开通，我国远程医疗进入实际应用阶段。

目前，实现远程医疗的技术手段较为完善，远程医疗系统主要应用于远程医疗监护、远程查房、远程会诊、远程教育与咨询等方面。但由于受到专家资源、医疗体制等因素的影响，有些相对落后地区仍缺乏建设远程医疗系统的能力和机会。因此，应在相对落后地区更多地投入人力和物力，加大远程医疗的推广应用，真正起到缓解优质医疗资源分配不均、提升落后地区医疗水平的效果。

本章小结

本章主要讲解了智能医学在国内外的应用现状及智能医学的主要应用领域，讲述了虚拟助理、医疗影像辅助诊断、智能药物研制、智能基因测序、智能医学语音、3D打印技术、可穿戴医疗设备和远程医疗等方面的内容。随着智能医学技术的快速发展，在未来的医疗领域里，大量的基础性服务将会由人工智能提供，医生也能有更多的时间与精力为患者服务，有更多的时间从事创造性的医疗工作。

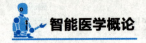

练一练

1. 简述国内外智能医学应用的现状。
2. 智能医学的主要应用领域有哪些?
3. 医学影像辅助诊断可应用于哪些病症?
4. 归纳可穿戴医疗设备的概念及其特点。

人工智能技术篇

本模块为人工智能技术篇,主要讲解智能医学影像、医疗语音、健康管理和医药研制的相关知识及其应用,包括以下四章内容。

第四章　智能医学影像
第五章　智能医疗语音
第六章　智能健康管理
第七章　智能医药研制

通过本模块的学习,学生应了解智能医学影像的识别技术与方法,熟知医学影像辅助决策系统和深度学习在医学影像中的应用;了解智能语音识别技术、合成技术及自然语言处理技术,了解智能导诊、智能语音电子病历、智能问诊等在医疗领域的应用;了解智能健康管理的概念,智能健康管理所包含的内容;了解医学人工智能在药物研制中的应用及智能药物的研制流程。

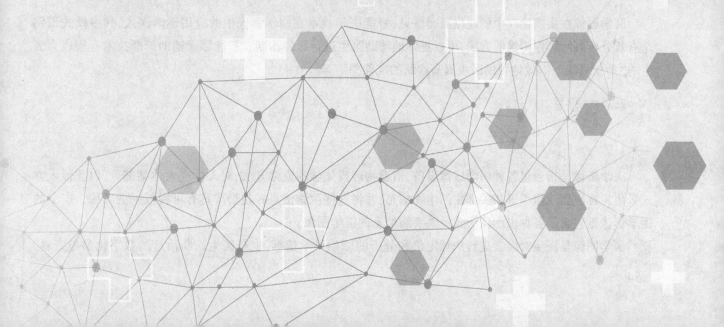

第四章　智能医学影像

思维导图

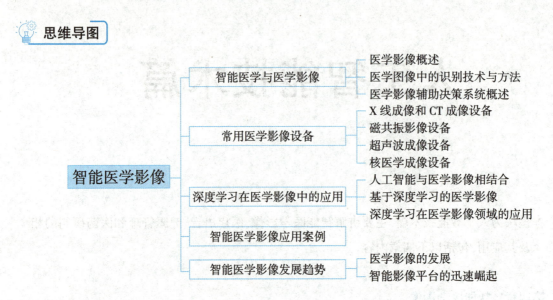

学思小课堂

党的二十大报告指出,"实施科教兴国战略,强化现代化建设人才支撑"。AI 医学影像作为人工智能在医疗领域应用最为广泛的场景,其主要围绕图像识别和深度学习技术。通过讲述国内先进病灶识别与标注、靶区自动勾画与自适应放疗、影像三维重建及"人工智能+医学影像"的应用典型案例,突出知识与技能的有机融合。学生在学习过程中要充分认识到我国发展独立性、自主性、安全性的重要性,努力成为现代化科技人才。

第一节　智能医学与医学影像

医学影像在疾病诊疗中的地位显而易见,智能医学技术在医学影像中的应用逐渐深入,其中模式识别是有效分析判断影像图像的方法,可以更好地辅助医生进行影像诊断。智能影像辅助诊断技术有望成为医生的"第三只眼",有效地帮助医生提高诊断的准确率。

一、医学影像概述

1.医学影像的定义

医学影像是指通过各种医学成像设备,借助物理或化学的成像方法,对人体或人体某部分,以非侵入方式采集目标脏器或组织等相关部位的生物信息,并将这些生物信息转化形成具有可视效果的图像。广义的医学影像则包含了各种以图像形式反映疾病信息的医学图像。

医学图像是医生对患者进行病灶定位和分析的原始科学依据,也是医生诊断治疗的数字化参考资料,其覆盖了放射影像、超声、核医学、放疗、病理、内镜等医学领域及各个不同的临床科室。由于应用的技术壁垒性,放射影像和病理标注数据相对容易获得,因此人工智能技术在放射和病理图像的应用更为广泛。

患者诊疗不同时间段的影像结果存在差异,医学影像贯穿诊前、诊中、诊后不同的就医过程,使用频次较高。多个器官和部位的检查均会涉及医学影像的检查,如对动脉、静脉、心脏的心血管造影和各种脏器的成像检查等。

医学影像汇集了不同技术的应用,如基于 X 射线的 X 线成像、X 线计算机断层扫描(CT),基于 γ 射线的正电子发射断层扫描(PET)、单光子发射计算机断层扫描(SPECT),利用电磁波效应的磁共振成像(MRI)和运用超声波的医学超声成像等技术,皆可用以检查人体的器官和病灶。

人工智能在医学影像中的应用,其作用可分为两个层面:一是检查技术方面改善成像效果,包括摄影和图像处理,提供更加快捷、更加丰富及更加精准的医学影像;二是影像诊断方面提升诊断效能,利用人工智能技术对影像进行筛查、分析和信息提示,从而辅助医生做出正确的诊断结论。

2.医学影像的分类

按照医学影像应用的技术,医学影像可以分为以下 5 类。

(1) X 线成像。

(2) CT。

(3) MRI。

(4) SPECT、PET。

(5) 超声成像。

医学影像中的影像灰度分布是由人体组织不同的特性参数决定的。通常,这种差异(对比度)很小,导致影像上相邻灰度差别也很小。而人眼对灰度的分辨率很低,只能清楚分辨从全黑到全白的 16 个灰阶,因此传统的模拟影像对发现病变有一定限度。但经过计算机数字化处理的数字图像可显著提升图像的对比度和分辨率。

医学技术和互联网技术的发展推动了医学影像更加精确化,成像结果也逐渐从二维向三维图像发展;另外,在提升图像分辨率和图像反映内容方面也在不断改进。从数据方面来讲,医学影像设备和医院的影像存储和传输系统均基于医学数字成像和通信(Digital Imaging and Communications in Medicine,DICOM)标准,这样既确保了检验结果和设备的一致性,又为不同医院之间实现有效传输和连接提供了基础。

3.医学影像的研究方向

医学影像包含两个相对独立的研究方向:医学成像系统和医学图像处理。医学成像系统是指图像形成的过程,包括对成像机理、成像设备、成像系统分析等问题的研究;医学图像处理是指对已经获得的图像做进一步的处理,其目的是将原来不够清晰的图像复原,或者突出图像中的某些特征信息,抑或对图像做模式识别等。

二、医学图像中的识别技术与方法

随着可视化技术的不断发展,现代医学已越来越离不开医学图像的信息。医学图像诊断在现代医疗中占有极为重要的地位,而医学图像在临床诊断,教学科研等方面有着极其重要的作用。模式识别技术能对医学图像做出有效的分析判断,图像识别技术也是基于模式识别技术的应用而发展的。

1.模式识别

模式识别是指对表征事物或现象的各种形式信息进行处理和分析,以对事物或现象进行描述、辨认、分

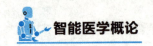

类和解释的过程,是信息科学和人工智能的重要组成部分。模式识别也常称为模式分类。

模式识别还可分为抽象和具体两种形式。抽象模式识别属于概念识别研究的范畴,如意识、思想、议论等,是人工智能的另一研究分支。通常所讲的模式识别是指具体模式,主要是对语音波形、脑电图、心电图、文字、图片、照片、生物的传感器等对象进行分类和辨识。

随着计算机技术与人工智能技术的迅速发展,模式识别技术逐渐发展成为一门独立学科,其作用和目的是将某一个具体事物正确地分类到某一个具体类别中。目前,模式识别正逐步应用到各个领域中,尤其在图像识别中的应用更加凸显,模式识别已经深入人们的日常生活中。例如,根据心电图等一些检查判断患者是否患心脏病;根据CT等医学影像资料判断患者是否有肿瘤;计算机帮助警察根据指纹验证身份;根据用户虹膜进行身份核实;判断车辆的颜色、车型、车牌号码等均属于模式识别。还有当前流行的"刷脸支付"应用了面部识别技术;智能手机的指纹解锁技术应用了指纹识别技术;手机中各种电子词典及文字识别软件应用了文字识别技术。

从处理问题的性质与解决方法的角度看,模式识别方法主要分为有监督的识别和无监督的识别。

(1)有监督的识别方法。

该方法是利用带标记的样本来训练分类器,使分类器的参数适应这些样本。例如,人脸识别系统要先录入标准人脸图像,计算机根据标准人脸图像调整分类器;当有人脸图像需要识别时,就可以与系统录入的图像进行比对,从而得到分类结果。

(2)无监督的识别方法。

该方法本身没有带标记的样本,主要通过样本的间距来判定模式类。由于在实际问题中,提供大量已知类别的样本有一定困难,所以研究无监督分类就显得非常必要;可以直接对输入样本进行建模,从而发现结构性知识。聚类是最典型的无监督模式识别方法,主要用于图像分割和图像压缩。

2.图像识别

模式识别在图像的分析和识别中所起的作用越来越受到人们的重视。图像识别也可以说是模式识别的重要分支,尤其在脑电波分析、心电图分析、医学影像中病灶识别、医疗图像分析等方面的应用越来越广泛。

图像识别是指利用计算机对图像进行处理、分析和理解,以识别各种不同图像的技术。例如,通过图形刺激作用于人的感觉器官,人们辨认出某图是记忆中曾经见过此图形的过程,又称图像再认。在图像识别中,既要有当时进入感官的信息,也要有记忆中存储的信息。只有将存储的信息与当前的信息进行比较,才能实现对图像的再认。

图像识别技术主要包含以下6个方面。

(1)图像增强和图像复原的目的是提高图像质量,如去除噪声、提高图像的清晰度等。图像增强是突出图像中所感兴趣的部分。图像复原是恢复或重建原来的图像。

(2)图像分割是将图像中有意义的特征部分提取出来,这是进一步进行图像识别、分析和理解的基础。目前已研究出不少边缘提取、区域分割的方法,但还没有一种普遍适用于各种图像的有效方法。

(3)图像变换是由于图像阵列很大,涉及计算量大,往往采用各种图像变换的方法将空间域的处理转换为变换域的处理。小波变换在时域和频域中都具有良好的局部化特性,它在图像处理中有着广泛而有效的应用。

(4)图像编码压缩技术可减少描述图像的数据量,以节省图像传输和处理时间,减少所占用的存储器容量。压缩可以在不失真的前提下获得,也可以在允许失真条件下进行。编码是压缩技术中最重要的方法,它在图像处理技术中是发展最早且比较成熟的技术。

(5)图像描述是图像识别和理解的必要前提,简单的二值图像可采用其几何特性描述物体的特性,一般图像的描述方法采用二维形状描述,它有边界描述和区域描述两类方法;对于特殊的纹理图像可采用二维纹理特征描述。

(6)图像识别属于模式识别的范畴,主要内容是图像经过某些预处理后,进行图像分割和特征提取,从而进行分类,常采用经典的模式识别方法。近年来,新发展起来的模糊模式识别和人工神经网络模式识别在图像识别中越来越受到重视。

3.医学图像识别方法

医学影像数据越来越多,影像内容也极具考验智能设备与医生的学识。常用的图像识别方法有神经网络模式识别、支持向量机模式识别、统计模式识别、模糊模式识别、粗糙集模式识别及深度学习模式识别。

(1)神经网络模式识别。

神经网络模式识别是较早兴起的一个智能识别技术,它试图通过模仿人脑推理能力建立计算机的分类系统。神经网络由若干个基本神经单元构成,每个单元的机构及功能都比较简单,但由它们相互连接形成的动态系统却功能十分强大。通过训练每个神经元的权重和阈值等,实现从输入空间到输出空间的映射。

(2)支持向量机模式识别。

支持向量机模式识别的理论基础是统计数学,其基本原理是:在样本空间或特征空间构造出最优划分超平面,使超平面与不同类别的样本之间的距离最大,进而达到最好的泛化能力。在线性不可分的情况下,支持向量机可利用核函数实现非线性变换,将数据从低维空间映射到高维空间,并在高维变换空间求得最佳分类超平面,在没有增加计算量的同时提高分类精度。

(3)统计模式识别。

统计模式识别方法是利用给定的样本集,通过对样本训练来完成对分类边界的划分;并采用一定的学习算法保证样本得到最优划分,同时决策函数能把输入的测试对象划分到相应的类别中。这是通过在特征空间中定义了距离函数,两点之间距离越小,其对应的模式就越相似。根据训练样本提供的分类经验,把特征空间划分为不同区域,分别与各个类别对应。统计模式识别只需根据规定距离判别待识别的样本归属哪个区域,从而确定它所属的类别。

(4)模糊模式识别。

模糊模式识别根据人类辨别事物的思维,吸取人脑的特点,把计算机中常用的二值逻辑转变成连续逻辑。模糊识别的结果是用隶属度来表示的。隶属度是指被识别的对象隶属于某一类别的程度,一个对象可以在一定程度上属于某一类,在另一种程度隶属于另一类。根据隶属度来确定聚类关系,将样本集分成多个类,使得不同类样本之间的差距尽量大,而同种类别样本间差距尽量小。

(5)粗糙集模式识别。

粗糙集模式识别是一种处理不准确、不确定信息的新型数学工具,它能有效地对数据进行挖掘及分析,从中发现数据的潜在知识和规律。它把分类解释为在特定空间上的等价关系,而这些等价关系就形成了对该特征空间的划分。它的主要原理就是利用已知的知识库来刻画(近似)不完整和不确定的知识。

(6)深度学习模式识别。

深度学习模式识别是学习样本数据的内在规律和表示层次,在学习过程中获得的信息对诸如文字、图像和声音等数据的解释有很大的帮助。深度学习通过组合底层特征,形成更加抽象的高层表示属性类别或特征,以发现数据的分布式特征表示。深度学习的目的是建立模拟人脑进行分析学习的神经网络,通过模仿人脑的机制来解释数据。其最终目标是让机器能够像人一样具有分析学习能力,能够识别文字、图像和声音等数据。

三、医学影像辅助决策系统概述

计算机辅助诊断(Computer Aided Diagnosis,CAD)技术主要是指基于医学影像学的计算机辅助技术,又称医生的"第三只眼",有助于提高医生诊断的准确率。

1.医学影像辅助决策系统的定义

医学影像辅助决策系统是指通过影像学、医学图像处理技术及其他可能的生理、生化手段,结合计算机的分析计算,辅助发现病灶,提高诊断的准确率。

在传统诊断方法中,医学影像科医生的诊断完全是主观判断,难免会受到诊断医生经验及知识水平的限制和影响。诊断时,医生易于遗漏某些细微改变,不同医生对同一影像阅片时也有差异。医学影像辅助决策系统可以辅助医生阅片、勾画病灶及识别病变区域,并就病灶是良性还是恶性进行医学影像辅助智能诊断。经过智能医学影像的辅助,不仅能让优秀的三甲医院医生提高工作效率,也能让基层医院医生获得专家诊断系统医生的指导意见,从而提高诊疗水平。

2.医学影像辅助决策系统的组成及工作流程

医学影像辅助决策系统主要研究用机器辅助人类,自动地处理大量的图像信息,从而节省人的部分脑力劳动。系统实现把图像去噪、增强、分割等预处理,再进行图像特征提取及变换、分类器设计及分类决策,最终达到自动分类图像的目的。

一般医学影像辅助决策系统包括图像获取、图像预处理、图像特征提取、分类器设计和分类决策5个模块,如图4-1所示。

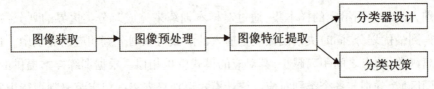

图4-1 医学影像辅助决策系统的模块

(1)图像获取是通过图像采集器、摄像头及数据转换卡等将光信号、模拟信号等物理信息转化成数字图像。

(2)图像预处理过程主要包括图像去噪、增强、分割、重建等,具体的算法和技术包括灰度化、中值滤波、直方图均衡化、形态学处理、各向异性扩散、小波分析等。这些技术和算法对图像的处理效果不尽相同,但要达到识别复杂图像中特定目标的目的,就要根据特征向量提取及分类的特殊要求采用合适的处理方法。

(3)图像特征提取是决定识别结果的关键因素,包括形状、颜色及纹理等特征。针对不同的图像识别系统,有的特征分类效果好,有的特征分类效果则较差。好的特征提取方法能提取出对图像分类最有利的特征。纹理特征中的纹理是目标图像的重要特征,可以认为是灰度或颜色在空间分布的规律所形成的图案。

(4)分类器设计是根据一定的规则,通过对训练样本进行合理的分析和学习,来建立对未知样本进行测试和分类模型的过程。常用的分类方法包括统计分类、模糊分类、神经网络分类等。

(5)分类决策就是在特征空间利用设计好的分类器对待测样本进行判别和分类的过程。疾病的诊断取决于医学图像的获取和医学图像的分析解释,以及最后的分类决策。

第二节 常用医学影像设备

常用的医学影像设备有 X 线成像、CT 成像、磁共振成像（MRI）、超声波与核医学成像（PET、SPECT、PET/CT、PET/MRI）等设备。

一、X 线成像设备和 CT 成像设备

X 线成像应用于医学诊断，主要依据 X 射线的穿透作用、差别吸收、感光作用和荧光作用。由于 X 射线穿过人体时，受到不同程度的吸收，通过人体后的 X 射线量就不一样（如骨骼吸收的 X 射线量比肌肉吸收的量要多），这样便携带了人体各部密度分布的信息，在荧光屏上或摄影胶片上引起的荧光作用或感光作用的强弱就有较大差别，因此在荧光屏上或摄影胶片上将显示出不同密度的阴影（影像）。再根据影像灰阶的对比，结合临床表现、化验结果和病理诊断，即可判断人体某一部分是否正常。

CT 是运用电子计算机技术，测定 X 射线在人体内的衰减系数，并采用数学方法计算，经计算机处理，求解出衰减系数值在人体某断面上的二维分布矩阵，转变为该断面不同灰度分布的图像，从而实现重新建立断面图像的现代医学成像技术。X 线成像和 CT 成像设备如图 4-2 所示。

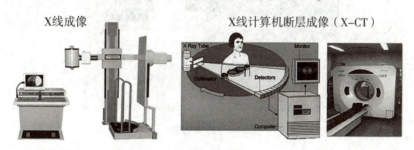

图 4-2 X 线成像和 CT 成像设备

二、磁共振成像设备

磁共振成像（MRI）是利用人体组织细胞中的氢质子在强磁场内发生共振产生的信号，经图像重建的一种成像技术，是一种核物理现象。其具体是利用射频脉冲对置于磁场中含有自旋不为零的原子核进行激励，射频脉冲停止后，原子核进行弛豫，在其弛豫过程中用感应线圈采集信号，按一定的数学方法重建形成数学图像。磁共振设备如图 4-3 所示。

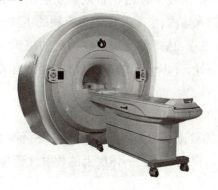

图 4-3 磁共振设备

磁共振成像技术提供的信息量远远大于医学影像中的其他成像技术,因此,对疾病的诊断具有明显的优越性。可以直接做出横断面、矢状面、冠状面和各种斜面的体层图像,不会产生CT检测中的硬化伪影;无电离辐射,且对机体没有电离辐射。

目前,磁共振成像设备的发展趋势,一是向0.5 T的低场机型发展以适应中小医院的需求;二是向3.0 T以上的高场机型发展,以满足大型综合型医院医疗、科研和教学的需求。随着智能影像设备软硬件的发展,成像速度有了极大提高,成像方式也有了进一步的改进和扩展。成像速度从之前的每层以分钟级计算到目前的每层以秒级或亚秒级计算,从而可以实现实时层面影像。

三、超声波成像设备

超声波成像设备主要以超声诊断仪为主,如图4-4所示。超声诊断是利用超声波向人体内传播时所产生的反射,通过接收人体声波反射信息,对人体内部进行形态观察的一种手段。

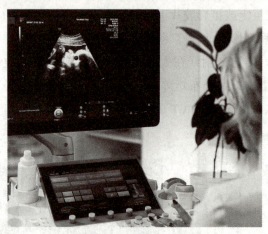

图4-4 超声诊断仪

超声影像检查在我国应用广泛,尤其是基层医院。融合人工智能技术可以实现对超声影像上乳腺病灶和甲状腺结节良恶性的辅助诊断。同时,超声设备进入云计算后能够实现技术处理资源的无限拓展,提高了系统处理速度并优化系统资源配置,从而实现各种终端的互联互通。目前,基层医院医生的平均诊断准确率为60%~70%;而在人工智能辅助诊断系统帮助下,其诊断准确率高达85%。

四、核医学成像设备

核医学成像是利用放射性核素示踪剂在人体内正常或病变组织内血流、功能、代谢等方面的差异而进行体外观察的过程。将放射性药物引入体内,由于其标记化合物的生物学特性与天然化合物的生理活性相同,能够参与体内正常或异常的代谢过程,选择性地聚集在特定的组织、脏器内部,在体外通过探测装置探测所观察脏器或组织放射性浓度的差异,并以一定的方式成像,获得有关脏器或病变组织的大小、形态、位置、功能代谢情况。

核医学成像设备常用的有SPECT和PET。

SPECT是利用γ照相机围绕着需要诊断的人体区域,采集各种不同角度上放射出的γ光子并计数,然后利用CT中所使用的图像重建方法,得到人体某一体层上的放射性药物浓度的灰度分布,从而得到多层面的各方位的体层图像或三维立体像。

PET是利用发射正电子的放射性核数(如^{11}C、^{13}N、^{15}O等人体组织的基本元素),进行标记各种生命必需的化合物及其代谢产物,不改变它们的生物活性,且可参与人体的生理、生化代谢过程。这些核素的半衰期都比较短,检查时可给予合适的剂量,以提高图像的对比度和空间分辨力。因此,它所获得的图像是反映人体生理、生化或病理及功能的图像。由于采用的是发射正电子的放射性核素,电子在物质中射程短并只能瞬间存在,不足以穿透较厚的脏器或组织,因此测定正电子的基本方法是测量湮没辐射产生的 γ 光子。

PET 探测是核医学成像的一种方式,现多用于肺癌、乳腺癌、结肠癌、淋巴瘤、黑色素瘤等病症的检查,其诊断准确率在 90% 以上。这种检查对于了解恶性肿瘤是否发生了转移、转移的部位是否清晰显现、是否需要手术,以及手术切除的范围起到重要的指导作用。

对于心血管疾病患者来说,运用 SPECT 或 PET 影像设备能检查出冠心病心肌缺血的部位、范围,并对心肌活性准确评价,确定是否需要溶栓治疗、安放冠脉支架或冠脉搭桥手术;能通过对心肌血流量的分析,结合药物负荷,测定冠状动脉储备能力,评价冠心病的治疗效果,如图 4-5 所示。

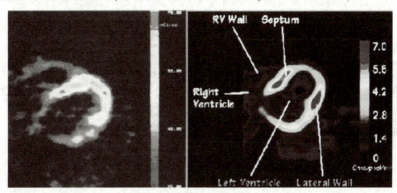

图 4-5　心肌缺血部位

第三节　深度学习在医学影像中的应用

人工智能通过模拟人类大脑结构,构建出与人类相似的神经网络,从而逐渐形成人工智能系统。随着人工智能技术的迅速发展,特别是深度学习的应用,人们正将其应用于医学影像分析,以实现智能诊断,从而提高诊断速度和诊断准确性。这不仅能使患者迅速获得正确的治疗,还能弥补医生技术上的某些不足。

一、人工智能与医学影像相结合

当前研究最多的影像诊断是基于卷积神经网络(CNN)研究的。CNN 用于医学影像诊断的过程类似于一般的图像识别过程,如图 4-6 所示。

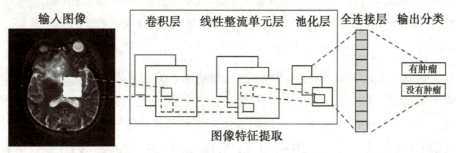

图 4-6　基于 CNN 的医学影像诊断

其基本原理是:CNN 获取原始像素的输入图像,并通过卷积层、线性整流单元层和池化层对其进行变换,完成特征提取,然后输入全连接层中进行分类,并计算各分类概率,概率最高者即为最后的分类结果。

二、基于深度学习的医学影像

面对临床诊疗需求的复杂多样,医学图像信息复杂,不同成像原理的医学图像分析和计算机视觉领域中的自然图像分析存在较大的差异,不同医学图像的自动化分析极具挑战性。深度学习的出现为这一领域注入了新的活力。

深度学习的目的是使计算机从大量的图像训练样本中获取多层次的图像特征。它将多个卷积层、激活层和池化层堆叠起来,在空间维度进行压缩,并根据学习到的特征映射数量进行扩展,再将所有特征映射到全连接层上,由最后一个全连接层的激活函数给出分类概率,最后输出分类结果,如图 4-7 所示。

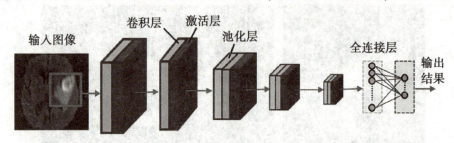

图 4-7 基于深度学习的医学图像分析

目前深度学习模型主要包括栈式自编码器、深度玻尔兹曼机、卷积神经网络和循环神经网络等。CNN 在计算机视觉图像识别领域的高精确度和成功应用,启发了研究人员应用其从医学图像中学习隐藏的疾病特征。大多数研究都以 CNN 为研究模型,并在图像分析领域取得了突破性进展。

三、深度学习在医学影像领域的应用

在大数据与智能医学迅速发展的背景下,基于神经网络的深度学习算法日渐成熟,特别是卷积神经网络,已经迅速成为分析医学图像的重要方法,为医学影像的自动分析、智能化处理提供了实现的可能性。

目前,应用深度学习算法进行辅助诊断已经涉及多个解剖部位的疾病诊断,如脑、肺、心脏、乳腺、腹部等部位。

1.脑

脑部的解剖图像主要来源于 CT、MRI 及 PET,很多生物医学工程的科学家利用这些成像工具并结合深度学习模型从图像中提取特征。目前,大量的研究涉及阿尔茨海默病的分类、脑组织和解剖结构的分类,以及其他重要病变的识别和分割,如神经胶质瘤、白质病变、脑梗死及脑出血等。

2.肺

肺癌是目前发病率和死亡率最高的恶性肿瘤之一,肺癌筛查方法是依靠传统的 X 线胸片、CT、痰脱落细胞及纤维支气管镜等,而胸部 X 线及 CT 是最常见的放射学检查,一些研究使用大量的 X 线胸片、CT 和文本报告来训练系统,这些系统结合了卷积神经网络的图像分析和循环神经网络的文本分析。在最近的一项针对肺结节 CT 检测的挑战中,基于 CNN 架构的 LUNA16(Lung Nodule Analysis 16)模型被所有的顶级深度学习系统所使用。

3.心脏

深度学习已经应用到心脏图像分析的许多方面,MRI 是最常见的研究形式,左心室分割是最常见的任务,还包括冠状动脉中心线跟踪、图像质量评估及自动钙化积分等。大多数论文涉及的都是简单的 2D CNN,Poudel 等人将 CNN 和 RNN 结合,在 U-Net 模型中引入了一种重复的连接,通过切片来分割左心室,并不断学习用于下次分割。这一领域最大的挑战是 2015 年的 Kaggle 数据科学竞赛,目标是在心脏 MRI 中自动测量收缩压和舒张压。192 个参赛队参加了竞赛,排名靠前的参赛队伍都使用了深度学习,特别是 CNN 或 U-Net。

4.乳腺

由于大多数乳腺成像技术都是二维的,所以在自然图像分割和识别中成功的方法很容易被应用到乳腺图像上。当前在乳腺图像方面面临以下问题。

(1)对类肿瘤病变的检测和分类。

(2)检测和分类乳腺内的微钙化。

(3)乳腺癌风险评分。

目前,国内外都有针对乳腺癌的筛查措施,有大量的数据可供使用。但是公共医学影像数据并不可用,因此,监督式的深度学习模型很难快速发展,许多研究使用的是小数据集,导致了学习效率不高。还有一些项目通过探索半监督学习、弱监督学习及转移学习,来改善模型性能。随着大数据集的广泛使用,乳腺癌的筛查逐渐获得了较好的效果。

5.腹部

腹部的深度学习应用大部分都是对肝脏、肾脏、胰腺、膀胱和前列腺等脏器部位进行定位和分割,成像形式仍然是以 CT 和 MRI 为主,尤其是肝脏 CT 肿瘤的分割及前列腺 MRI 的分析涉及的影像最多。在 SLIVER07 的肝脏分割和 PROMISE12 的前列腺分割挑战赛上,绝大部分应用仍然使用半自动或交互的方式进行分割,直到 2016 年卷积神经网络才开始占据排行榜的榜首。

第四节 智能医学影像应用案例

智能医学影像的应用主要分为放射类、病理类、手术类及放疗类。医生可以借助智能医学影像辅助决策系统进行阅片、分析,可以参考该系统给出的诊断结果得出结论,并在该系统的辅助下制订治疗方案。

应用智能医学影像能够进行肺部筛查、病理切片分析、靶区勾画、脏器三维成像等。以下案例分析可以帮助我们了解智能医学影像的重要作用。

1.肺部筛查

根据 CT 图像所显示的人体内部结构和病变表现,对该影像进行智能识别和处理,并标注病灶的位置。

人工智能进行肺部筛查的步骤为:使用图像分割算法对肺部扫描序列进行处理,生成肺部区域图,然后根据肺部区域图生成肺部图像。利用肺部分割生成的肺部区域图像,加上结节标注信息生成结节区域图像,训练基于卷积神经网络的肺结节分割器,然后对图像做肺结节分割,得到疑似肺结节区域。找到疑似肺结节后,使用 3D 卷积神经网络对肺结节进行分类,得到真正肺结节的位置和置信度。肺部扫描图像如图 4-8 所示,图像的分析与处理(输入图像、肺部提取、肺结节分割和肺结节分类)如图 4-9 所示。

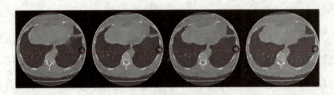

图 4-8 肺部扫描图像

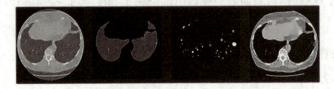

图 4-9 图像的分析与处理

2.病理切片分析

使用智能医学影像进行切片分析,可以发现人的眼睛不易察觉的细节,通过学习病理切片细胞层面的特征,可不断完善病理医生和数字病理诊断的知识体系。还可以整合免疫组织化学、分子检测数据和临床信息,得出整合相关信息的最后病理诊断报告,为患者提供预后信息和精准的药物治疗指导。Google 公司和百度公司都有智能辅助病理切片分析的平台。根据 2018 年 *Nature* 子刊的报道,开发基于病理切片的人工智能系统,肺癌分型准确率达 97%。病理切片分析如图 4-10 所示。

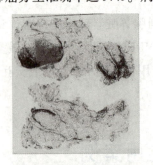

(a)原始病理切片

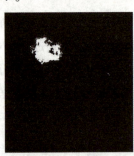

(b)病理医生标注,其中白色部分为肿瘤区域

(c)以前算法预测的肿瘤区域

(d)人工智能"神经条件随机场"算法预测的肿瘤区域

图 4-10 病理切片分析

即便是经过严格训练的病理医生,他们对同一个患者的诊断也存在差异性,如医生对某些类型的乳腺癌和前列腺癌的诊断一致性低至 48%。医生诊断缺乏一致性并不奇怪,因为通常情况下,病理医生要负责审查病理切片上可见的所有生物组织,加之每个患者又有很多病理切片,还要浏览 1000 多张百万像素的图片,这需要阅读大量的数据。医生的时间往往是不够的,而人工智能可以缩短病理诊断的时间、提升诊断效

率。最主要的是,它还能提供更加准确的诊断结果。人工智能的参与给数字病理研究带来了革命性的变化。Google 公布了利用深度学习算法辅助病理医生工作,确定病理图像是扩散到淋巴结的乳腺癌还是扩展到临近乳房的乳腺癌的情况,如图 4-11 所示。

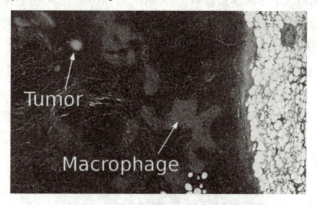

图 4-11　Google 人工智能确定乳腺癌的病理图像

3.靶区勾画

在世界卫生组织公布的数据中,大约 70% 的肿瘤患者治疗过程中需要放疗,且接受放疗的患者中有 40% 可以得到临床治愈。而我国只有 20% 的肿瘤患者采用放疗,这与国内放疗渗透率低,放疗服务能力不足,放疗靶区的勾画准确性不够等问题有直接关系。在制订放疗方案之前,医生需要通过成像设备对靶区进行定位,从而形成影像。由于放疗能够杀死细胞,所以病变区域勾画得越准确越好。

肿瘤治疗中有两项工作占用了医生大量的时间和精力,分别是靶区勾画与治疗方案设计。放疗是肿瘤治疗方式中最为主流的方式,患者的 CT 图像在 200 张左右,医生在勾画的时候,需要给每个图片上的器官、肿瘤位置进行标注。这个过程按照传统的方法要耗费医生 3~5 个小时,找到肿瘤位置之后,医生还需要根据肿瘤的大小、形状等设计放射线的具体照射方案或手术方案,这里面也包含了不同位置不同的放射剂量。如果顺利,患者便按照医生最初的设计方案治疗、好转,最后康复。但是若由于靶区勾画得不准确或肿瘤的变化,导致治疗无效,则需要更改治疗方案,医生重新为患者做靶区勾画,设计方案。

智能医学影像在自动肿瘤识别、自动危及器官勾画、自动分割、自动计划设计和自动质量控制等多方面都有很好的表现和临床应用。再结合医生的经验与医术,制订出合理的治疗方案,极大地提高了治疗效果,也为肿瘤医生节省了大量的时间。靶区勾画如图 4-12 所示。

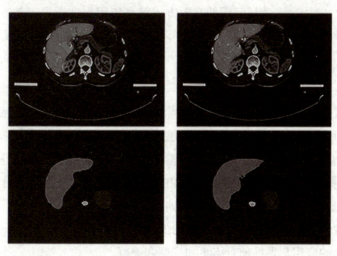

图 4-12　靶区勾画

4.脏器三维成像

对 CT 等影像通过 3D 可视化技术进行三维重建,能帮助医生进行手术前规划,确保手术的精确性。脏器三维成像是人工智能以 MRI、CT 等医学影像数据为基础,对目标脏器定位分割,在计算机中显示患者的内部情况。医生手中的探针指向哪里,系统会实时更新显示对应位置的情况,让医生对患者的解剖位置一目了然,从而使外科手术更快速、更精确、更安全。

自动重构器官真实的 3D 模型,医生可通过专用设施,在增强现实的虚拟空间里全方位直接观看到患者真实人体结构的解剖细节,并可通过手势和语音操作,实时进行器官和病变的立体几何分析,精确测量目标结构的区位、体积、径线、距离等参数;同时,还可进行虚拟解剖作业、模拟手术切除、手术方案设计和手术风险评估等,如图 4-13 所示。

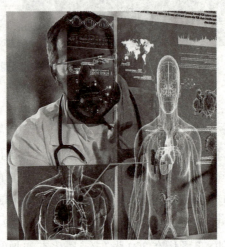

图 4-13　戴上 AR 眼镜观看人体结构与数据

第五节　智能医学影像发展趋势

我国人口数量众多,这使得医院拥有海量的医学图像数据,怎样才能快速准确地从医学图像挖掘出疾病的关键信息是临床医生关注的重点。近年来,各地陆续开展有关精准医学的研究项目,致力于临床大数据挖掘和实验成果的转化,解决这一领域问题的有效方式就是应用深度学习。随着模型构建的优化调整和相关算法的改进,以及硬件资源的进一步发展,深度学习能力将会显著提升,应用领域也将更加广泛。

一、医学影像的发展

随着医学理论和技术的不断发展,放射性示踪技术与其他先进的技术不断地结合与创新,影像核医学得到迅猛地发展,实现了其他影像学技术不能完成的脏器功能、代谢、分子显像。随着新的放射性药物的问世,逐步完成了核素肿瘤显像,并朝核素受体显像、核素基因显像方面发展。核医学显像仪器也从单光子 γ 相机发展到单探头、多探头 SPECT,并进一步发展到 PET。目前 PET-CT 已经应用于临床,解决了功能显像与解剖定位的真正融合,是今后影像核医学的发展方向。

MRI 技术是医学影像学领域发展最快和最有潜力的现代高科技成像设备之一,许多新的功能正在进一步研究和开发之中。MRI 的应用与发展前景将更加广阔和美好。

人工智能专家和影像专家对人工智能的感受和判断并不一致,尽管有人工智能行业专家认为影像医生将有可能被替代,但是目前主流的观点认为医学影像工作的复杂性决定了影像医生并不可能被人工智能替代。但影像医生应主动积极地接纳人工智能,并利用它来提升现有的服务质量。

目前,我国医学影像数据的年增长率约为30%,而放射科医生数量的年增长率为4.1%,放射科医生的数量增长远不及影像数据的增长。以病理科为例,据国家卫生健康委员会统计,中国约有1万名注册病理医生。按照每100张病床1~2名病理学家的标准,我国病理科医生的缺口可能在3万~4万人。此外,我国近40%的手术没有进行病理切片分析,因此通过人工智能辅助影像医生诊断将满足市场的刚性需求。

二、智能影像平台的迅速崛起

智能影像诊断行业发展初期市场相对分散,未来有望逐步走向集中。在产品化的过程中,如果仅使用几个机型的数据,或者下载公开数据集的数据来训练模型,即使实验室准确率很高,也很难在实际应用中取得很好的效果。医疗人工智能公司研发的产品是否适应市场上90%的影像设备,是该产品能否进行市场推广的前提。随着行业数据整合与共享机制的建立、模型训练的成熟、商业模式的确立,以及部分企业CFDA认证的率先通过,先发企业将逐步建立技术壁垒和商业壁垒,推动市场走向集中。

目前,国内智能影像平台的发展势头迅速,其中作为国内首家线上智能影像平台的汇医慧影,正在利用其技术优势深度开发医学影像智能诊断相关技术。汇医慧影利用分布式云存储技术实现了海量影像数据的实时在线、高并发访问。同时,还利用云计算引擎进行深度学习、自动分割配准、蒙特卡罗模拟等高性能图像处理运算,为商业化影像智能诊断奠定了技术基础。万里云也逐步依靠图像深度学习的核心技术,基于云计算、大数据、人工智能技术,建立人工智能辅助诊断平台,让医学影像数字化、移动化、智能化,完成从筛查、诊断、治疗等方面的决策支持。

本章小结

本章主要介绍了智能医学影像的相关知识,包括模式识别和图像识别的技术与方法、智能医学影像辅助决策系统、智能医学影像应用案例、深度学习在医学影像中的应用及智能医学影像发展趋势。通过本章的学习,学生可以了解智能影像诊疗的相关技术与方法,掌握智能影像诊疗的相关知识,能够应用智能医学影像辅助决策系统,从而为智能影像诊疗的分析应用奠定基础。

练一练

1.在计算机中下载思维导图软件,如XMind,或者在手机端下载思维导图相关App,以图4-14为样例,制作一个医学影像发展历史脉络或重要事件的思维导图。

19世纪	20世纪10-40年代	20世纪50年代	20世纪60年代
• 发现X线(1895) • 发现轴的放射性(1896) • X线球管(1896)	• 发射超声成功(1917) • X线机(1910–1920) • 旋转阳极X线管(1986) • A超(1942) • 发现磁共振现象(1946)	• 闪烁扫描(1951) • 荧光增强器(1954) • B超(1954) • Γ相机(1957) • 纤维胃镜(1958)	• X线TV(1960) • 六脉冲高压发生器(1963) • 热成像设备(1963) • 介入放射学系统(1964)

21世纪	20世纪90年代	20世纪80年代	20世纪70年代
• PET-CT成像套件生产(2000) • 64排CT(2004) • PET-MRI(2008) • 128排CT(2015年后),最先进到320排	• CT向多层、组合式CT和CT内镜发展 • 微型计算机开始广泛使用,带来数字成像,如旋转DSA、DDR • MRI向开放型MR、FMR发展 • 核医学领域,微型摄像机和全数字闪烁相机出现	• DF/DSA(1980)、CR(1982) • 多普勒图像(1982) • PACS(1982) • 螺旋扫描CT、UFCT(1983) • 电子内镜、超声内镜(80年代初) • 超导MEI(1985)	• X线CT(1972)、超声CT(1974) • 电子扫描(1975) • 小型回旋加速器(1978) • SPECT、PET(1979) • DR(70年代初) • MRI(1979)

图4-14 制作思维导图的样例图

2. 简述医学影像的概念及分类。
3. 简述医学影像辅助决策系统工作流程。
4. 结合某个案例说明智能医学影像的应用。

第五章　智能医疗语音

思维导图

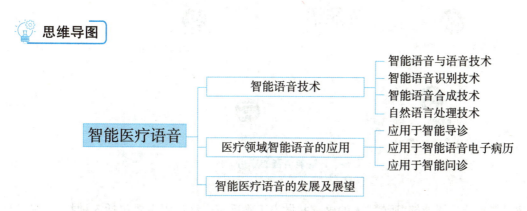

学思小课堂

党的二十大报告指出,"我们所处的是一个充满挑战的时代,也是一个充满希望的时代"。智能医疗语音技术在临床上的使用,提高了医生的工作效率,降低了医生的工作强度。随着信息技术和医疗技术的不断进步,信息传播给人类带来便利的同时也存在一定的困难。作为新时代的青年,面对海量文本数据,我们应保证智能医疗语音的安全性、准确性及与医疗领域的融合性,研发出应用范围更广的语音信息系统,促进医院的数字化发展。

第一节　智能语音技术

随着信息技术与智能医疗的发展,智能语音技术开始在医疗领域广泛应用并日益成熟,智能语音已经成为人们沟通和获取信息最便捷、最有效的手段。智能语音技术一方面应用于帮助患者解决听力、语言等方面的问题,另一方面应用于医疗系统或诊断过程中语音识别。例如,基于语音的门诊病历采集系统,通过语音输入方式可以提高医生的工作效率,还能进行紧急语音求助、医患对话存档、呼叫中心的对话听写等。

一、智能语音与语音技术

1.智能语音的概念

智能语音即智能的语音交互,是基于语音输入的新一代交互模式,通过对话就可以得到反馈结果。智能语音技术是让计算机、智能仪表、智能手机和智能家电等电子设备对语音进行分析和理解,让电子设备具有像人一样"能听会说、自然交互、有问必答"能力的综合技术。它涉及自然语言处理、语义分析和理解、知识构建和自学习能力、大数据处理和挖掘等前沿技术领域。

近几年,智能语音交互应用得到飞速发展,其应用也越来越广泛,与我们的生活非常密切,如图5-1所示。智能语音相应的软件也很多,如科大讯飞的讯飞语点语音识别率高达95%,精确度排于世界前列。

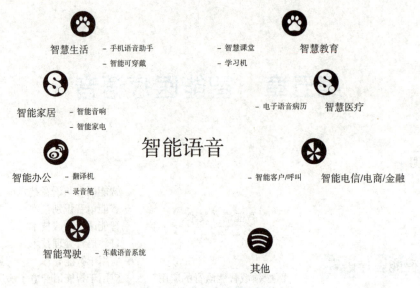

图 5-1 智能语音的应用

智能语音技术能够让机器能够"听懂"人的语言并做出正确反应。该过程主要包括 3 种技术:一是自动语音识别(Auto Speech Recognition,ASR),通过机器将语音转换成文字;二是自然语言处理(NLP),让机器能够领会人的意愿;三是语音合成(Text to Speech,TTS),让机器能够说话。

2.智能语音的发展

智能语音技术是从研究语音识别技术为开端并不断发展的。语音识别技术最早可追溯到 1877 年爱迪生发明的留声机,它是一个用于记录语音以供回放的录音设备。

我们通常所说的语音识别技术,普遍认为是从 20 世纪 50 年代开始发展的,语音识别技术发展可以分为以下 5 个时期。

(1)20 世纪 50 年代。

1952 年,AT&T 贝尔实验室的 Davis 等人研制了第一个应用于计算机的语音识别系统——Audry 系统。

1956 年,美国普林斯顿大学 RCA 实验室研制出能识别 10 个单音节词的系统,该系统采用带通滤波器组获得的频谱参数作为特征来进行语音识别。

1959 年,英格兰的 Fry 和 Denes 等人尝试构建音素器来模拟 4 个元音和 9 个辅音,并采用频谱分析和模式匹配进行决策。这大大提高了语音识别的效率和准确度。

在此之后,计算机语音识别受到了各国科研人员的重视,并逐渐进入语音识别的研究。

(2)20 世纪 60 年代至 70 年代。

在这个时期,计算机技术的发展为语音识别的实现提供了硬件和软件的可能。该时期语音识别主要基于模板匹配原理,研究的领域局限在特定人小词汇表的孤立词识别。其主要成就是提出了语音信号线性预测编码(Linear Predictive Coding,LPC)技术和动态时间规整(Dynamic Time Warping,DTW)技术,同时提出了矢量量化(Vector Quantization,VQ)和隐马尔可夫模型(Hidden Markov Model,HMM)理论。

(3)20 世纪 80 年代。

20 世纪 80 年代,语音识别研究取得了重大进展,一些小词汇量识别系统具有了较高的识别率,大词汇量、连续语音等方面的研究也有了新的突破。如卡耐基梅隆大学的 Sphinx 系统,就是一个高性能的非特定人、大词汇量连续语音识别系统。

这一时期,显著的语音识别研究成果是隐马尔可夫模型(HMM)和人工神经元网络(ANN)在语音识别中的成功应用。HMM 模型的广泛应用应归功于 AT&T 贝尔实验室一些科学家的努力。在声学模型方面,以马尔可夫链为基础的语音序列建模方法,能有效地解决语音信号短时稳定、长时时变的特性,应用基本建模单元进行构造连续语音的句子模型,达到了较高的建模精准性和灵活性。另外,人工神经网络方法、基于文本规则的语言处理机制也在语音识别中得到了应用。

(4)20 世纪 90 年代。

在此时期,语音识别研究迎来了新一轮的浪潮,一些大公司如 IBM、苹果、AT&T 和 NTT 都对语音识别系统的实用化进行了大量的研究。语音识别的准确率在此时期的研究中得到显著提高。例如,IBM 公司的 ViaVoice、Dragon 公司的 Naturally Speaking、Nuance 公司的 Nuance Voice Platform、Microsoft 的 Whisper 等都是这一时期的代表产品。

(5)进入 21 世纪以来。

语音技术核心算法和计算机芯片技术是智能语音技术发展的推动力。语音合成技术在 2000 年已达到用户可接受的准实用水平,从 2005 年开始获得了较为广泛的应用。2011 年 10 月,苹果公司发布的 iPhone 4S 手机中应用了"Siri"语音助手功能,推动了智能语音技术的热潮。此后,智能语音已成为智能手机的标配,各大手机厂商、操作系统厂商、互联网公司纷纷在语音门户产品上加大投资,推出新产品。

语音识别技术发展到今天,特别是中小词汇量、非特定人语音识别系统的识别精度已经高于 98%,对特定人语音识别系统的识别精度则更高。这些技术已经能够满足通常应用的要求。

大量的语音识别产品已经进入市场和服务领域。一些用户交换机、电话机、智能手机已经包含了语音识别拨号功能、语音记事本等产品,同时也包括语音识别与语音合成功能。

3.语音技术的应用

人工智能时代的到来,为了能让智能设备更生动地展现出与人类沟通交流的一面,大多数产品都应用了智能语音系统,如科大讯飞系列产品、百度语音助手等均属于人工智能之列。

目前,语音交互技术在智能医疗领域有着广泛的应用,主要用于病历转录、导诊机器人、智能问诊等场景中。但是在实际应用中,语音识别的准确率仍受很多因素(如环境噪声、口音等)的严重影响。例如,多人同时说话场景下的"鸡尾酒会效应"问题仍未得到很好的解决,只能寄望于麦克风阵列技术、定位降噪算法和说话人声纹识别技术的进一步提高。受后续自然语言理解算法的能力限制,人际交谈和人机指令的模式切换往往也只能依靠唤醒词激活等方式实现,便利程度还有待提高。因此,选择在适当的场景下使用语音识别系统,才能真正起到提升工作效率,为医疗业务提供帮助的目的。

智能语音技术已成为人工智能产业链上的关键一环。从这个方面来讲,可以分为基础设施层、技术研究及服务层、行业应用层等。

基础设施层包括操作系统、芯片、传感器,以及数据服务平台、云计算服务和网络运营商等方面。技术研究及服务层主要是一些基础技术研究和服务提供商,包括计算机视觉、语音技术/自然语言处理、深度学习/机器学习及人机交互等领域。这一层次需要有海量的数据、强大的算法,以及高性能运算平台支撑。代表性企业主要有 BAT(百度、阿里巴巴、腾讯)、科大讯飞、微软、亚马逊公司、苹果公司、Meta(原名 Facebook)公司等互联网巨头及具有较强科技实力的公司。行业应用层大致分为 2B 和 2C 两个方向。2B 的代表领域包括医疗、金融、安防、教育、呼叫中心等。2C 的代表领域包括智能家居、可穿戴设备、无人驾驶、虚拟助理、家庭机器人等。具有代表性的企业既包括互联网科技巨头,也包括一些初创厂商。

知识拓展

度秘(Duer)是百度公司推出的对话式人工智能秘书。它是基于DuerOS对话式人工智能系统,通过语音识别、自然语言处理和机器学习,用户可以使用语音、文字或图像,以一对一的形式与度秘进行沟通。

依托于百度强大的搜索及智能交互技术,度秘可以在对话中清晰地理解用户的多种需求,进而在广泛索引真实世界的服务和信息的基础上,为用户提供各种优质服务。

二、智能语音识别技术

1.语音识别的基本原理

语音识别技术能让计算机接受、识别和理解人类发出的语音信号,并将语音信息"翻译"成机器内部可判断识别的文本信息或命令的技术,实现人机交互的输入。

语音识别技术应用的一个方向是大词汇量连续语音识别系统,主要应用于计算机的听写机,以及与电话网或互联网相结合的语音信息查询服务系统,这些系统都是在计算机平台上实现的;另外一个方向是小型化、便携式语音产品的应用,如智能手机上的拨号、汽车设备的语音控制、智能玩具、家电遥控等方面的应用,这些大都使用专门的硬件系统实现。

根据使用要求和识别对象的不同,语音识别系统的设计方案也有所区别,但其基本实现原理是一致的。语音识别系统的基本原理如图5-2所示。

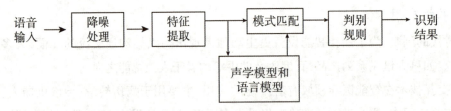

图5-2 语音识别系统的基本原理

(1)对输入的语音信号进行预处理。

语音信号的预处理是语音识别的前提与基础。声音的本质是振动,可以由波形表示,如图5-3所示。对声音的识别则需要对波进行分帧,也就是把声音切开成一小段一小段,每小段称为一帧。在分帧的过程还需要包含语音信号采样、反混叠带通滤波、去除个体发音差异、去除设备和环境引起的噪声影响等。

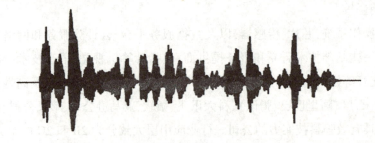

图5-3 声音的波形

(2)对预处理后的信号进行特征提取。

原始语音信号包含大量的冗余信息,不宜直接对其进行识别,通过特征参数提取、抓取能准确表征语音本质信息的特征参数,实现降维、去除冗余语音的目的。

完成语音信号的预处理之后,随后进行的就是整个过程中极为关键的特征提取的操作,即把每一帧波形变成一个多维向量,可以简单地理解为这个向量包含了这帧语音的内容信息。从语音波形中提取出随时间变化的语音特征序列。由于这一过程可获得影响识别准确性的信号特征参数,所以特征参数提取是语音识别中的一项关键技术。

目前主流研究机构最常用到的特征参数有线性预测倒谱系数(Linear Prediction Cepstrum Coefficient, LPCC)和梅尔频率倒谱系数(Mel Frequency Cepstrum Coefficient, MFCC)。这两种特征参数在倒谱域上对语音信号进行操作,前者以发声模型作为出发点,利用 LPC 技术求倒谱系数;后者则模拟听觉模型,把语音经过滤波器组模型的输出作为声学特征,再利用离散傅里叶变换(DFT)进行变换。

(3)建立语音数据库的声学模型与语言模型。

进行语音识别的基础性工作就是建立一套语音模型数据库,有了模型,才能在识别阶段用于对比分析。语音数据库分为两种:一是与提取的信息进行匹配的声学模型数据库,二是与提取的信息匹配的文本语言数据库。

声学模型是语音识别系统中最为关键的一部分,其目的是提供一种有效的方法,计算语音特征矢量序列和发音模板之间的距离。声学模型的优良与否直接决定了识别成功率的高低,声学模型通常是通过训练优化后产生的,训练的实质是对初始模型进行参数优化,让其具备更优良性能特征。因此,模型训练越充分、训练样本和次数越多,识别系统的准确率就越高。

语言模型包括由辨识语音命令构成的语法网络或由统计方法构成的语言模型,语言处理可以进行语法、语义分析。当分类发生错误时,可根据语言学模型进行判断纠正,特别是一些同音字,必须通过上下文才能确定其意义。

(4)依据判别规则与语音模型库进行匹配。

通过一定的判别规则将经语音信号通过提取特征生成测试模板,在辨识时将语音特征与声学模型和语言模型进行匹配,得到与输入语音信号匹配度较高的模板,最终得到最佳的识别结果。

通常,麦克风接收到的声波信号会被转换为电流波形信号,通过时间点采样和数值量化处理转换为一维时序数字信号。人的语音是由发声器官以不同频率震动形成的复音,再通过多个腔室共振调制形成。因此,实践中通常会将音频波形信号转换到频率域,提取不同的频域特征进行识别,如图 5-4 所示。

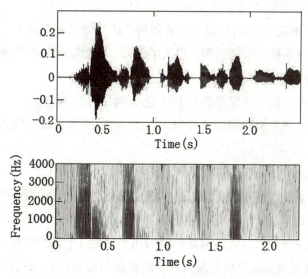

图 5-4　音频波形信号和语谱图

2.语音识别方法

目前具有代表性的语音识别方法主要有隐马尔可夫模型(HMM)、矢量量化(VQ)、动态时间规整(DTW)算法、人工神经网络(ANN)等方法。

(1)隐马尔可夫模型(HMM)。

HMM是语音信号处理中的一种统计模型,是由马尔可夫链演变来的,因此它是基于参数模型的统计识别方法。由于其模式库是通过反复训练形成的,与训练输出信号吻合概率最大的最佳模型参数不是预先储存好的模式样本,且识别输出运用的待识别语音序列是与HMM参数之间的似然概率达到最大值时所对应的最佳状态序列,因此是较理想的语音识别模型。

(2)矢量量化(VQ)。

VQ是一种重要的信号压缩方法。与HMM相比,矢量量化主要适用于小词汇量、孤立词的语音识别中。其过程是将若干个语音信号波形或特征参数的标量数据组成一个矢量,在多维空间进行整体量化。把矢量空间分成若干个小区域,在每个小区域寻找一个代表矢量,量化时落入小区域的矢量就由这个代表矢量代替。

(3)动态时间规整(DTW)算法。

在非特定人语音识别中,DTW是一种简单有效的方法,该算法基于动态规划的思想,解决了发音长短不一的模板匹配问题,是语音识别技术中出现较早、较常用的一种算法。在应用DTW算法进行语音识别时,就是将已经预处理和分帧过的语音测试信号和参考语音模板进行比较以获取它们之间的相似度,按照某种距离测度得出两模板间的相似程度并选择最佳路径。

(4)人工神经网络(ANN)。

人工神经网络是一种模拟人类大脑神经系统功能的方法,它运用大量的简单处理单元(神经元),经分布式并行互连构成人工网络,其方法是模拟人脑思维机制的工程模型,其分类决策能力和对不确定信息的描述能力得到举世公认。由于其分类器只能解决静态模式分类问题,并不涉及时间序列的处理,因此它对动态时间信号的描述能力尚不尽如人意。由于人工神经网络不能很好地描述语音信号的时间动态特性,因此,通常将人工神经网络和HMM结合起来,并利用它们的优点进行语音识别,以克服HMM和ANN的缺点。

3.语音识别系统的分类

语音识别系统依据输入语音的不同可以分为不同的类型。

从说话者与识别系统的相关性考虑,可以将语音识别系统分为以下3类。

(1)多人的识别系统。该系统通常能识别一组人的语音,或者成为特定组语音识别系统,该系统仅要求对要识别的那组人的语音进行训练。

(2)特定人语音识别系统。该系统仅考虑对于特定人的话音进行识别。

(3)非特定人语音系统。该系统识别的语音与人无关,通常要用大量不同人的语音数据库对识别系统进行学习。

从识别系统的词汇量大小考虑,可以将语音识别系统分为以下3类。

(1)小词汇量语音识别系统。该系统通常是指包括几十个词的语音识别系统。

(2)中等词汇量语音识别系统。该系统通常是指包括几百到上千个词的语音识别系统。

(3)大词汇量语音识别系统。该系统通常是指包括几千到几万个词的语音识别系统。

随着计算机与数字信号处理器运算能力及识别系统精度的提高,语音识别系统根据词汇量大小进行分类也在不断变化。目前是中等词汇量的识别系统,将来可能就是小词汇量的语音识别系统。这些不同的限制也确定了语音识别系统的困难度。

从说话的方式考虑,可以将语音识别系统分为以下3类。

(1)孤立词语音识别系统。该系统要求每个词输入后要停顿。

(2)连接词语音识别系统。该系统要求每个词都清楚发音,一些连音现象会出现。

(3)连续语音识别系统。该系统是自然流利的连续语音输入,大量连音和变音会出现。

三、智能语音合成技术

语音合成(TTS)是将文字转化为语音的一种技术,是让计算机像人一样能够说话,将文本信息自动转换成语言信息,通过不同的音色说出想表达的内容,从而实现人机交互输出的一种技术。语音合成与传统的声音回放设备有着本质的区别。传统的声音回放设备,如磁带录音机,是通过预先录制声音,然后回放来实现"让机器说话"的。使用语音合成技术能将任意文字信息实时转化为标准流畅的语音朗读出来,相当于让机器像人一样开口说话。

1.语音合成的原理

语音合成技术的实质是将文本内容转变为声音内容,是给机器装上"嘴巴",模拟人的声音,让其开口说话,从而自动将任意文本实时转换为自然语言。语音合成的原理如图5-5所示。

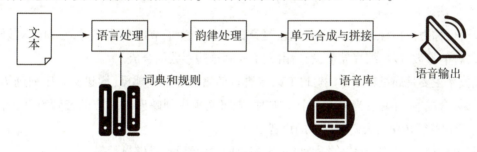

图5-5 语音合成的原理

首先,文本经过词典和规则的处理,得到格式规范、携带语法层次的信息,传送到后端。后端经过韵律方面的分析处理,得到语音的时长、音高等韵律信息,再根据这些信息在语音库中挑选最合适的语音单元,语音单元再经过调整和拼接,就能得到最终的语音数据。

在语音合成系统中,主要分为语言分析部分(前端部分)和声学系统部分(后端部分),在完成文本到语音数据的转化过程中可以简单分解为两个步骤的处理。

(1)语言分析部分的处理。

当需要合成的文本输入后,首先要判断是什么语种,如中文、英文等;其次根据设置好的规则,使合成文本标准化;最后把文本转化成音素序列,并标出每个音素的起止时间、频率变化等信息。作为一个预处理步骤,它涉及很多值得研究的问题,例如,拼写相同但读音不同的词的区分、缩写的处理、停顿位置的确定等。

(2)声学系统部分的处理(语音合成拼接)。

这一步专指根据音素序列及标注好的起止时间、频率变化等信息生成语音,主要有3种技术实现方法:拼接法、参数法、声道模拟法。

语音合成在整个转化处理的过程中牵涉大量的中英文语法和韵律知识的运用,以及最佳路径搜索、语法和语义分析算法、语音数据编码等方面的知识应用。语音合成技术涵盖了语音文字的社会科学、数字信号处理的自然科学等,是跨学科的高新技术。

目前,我国语音合成技术已经在中英文取得国际领先水平,多语种合成正在逐步实现世界语言全覆盖。在语音合成技术基础上,结合音乐信号处理技术,推出了全新歌唱合成系统;基于发音模拟技术,可以实现虚拟主持人和针对任意用户的个性化合成服务。

2.语音合成的方法

语音合成技术经历了从参数合成到拼接合成,再到两者的逐步结合的发展过程。常用的语音合成技术有波形合成法、参数合成法和端到端语音合成法。它们各有优缺点,人们在应用过程中往往将多种技术有机地结合在一起,或者将一种技术的优点运用到另一种技术上,以克服另一种技术的不足。

(1)波形合成法。

波形合成法一般有两种形式,一种是波形编码合成,它类似于语音编码中的波形编解码方法,该方法直接把要合成的语音发音波形进行存储,或者进行波形编码压缩后存储,合成重放时再解码组合输出。另一种是波形编辑合成,它把波形编辑技术用于语音合成,通过选取语音库中采取自然语言合成单元的波形,再对这些波形进行编辑拼接后输出。

其优点是:音质好,情感真实。

其缺点是:需要的录音量大,覆盖要求高,字间的协同过渡有些生硬,不平滑,不够自然。

(2)参数合成法。

参数合成法也称为分析合成法,是一种比较复杂的方法。为了节约存储容量,必须先对语音信号进行分析,提取出语音的参数,以压缩存储量,然后由人工控制这些参数的合成。

参数合成技术主要是通过数学方法对已有录音进行频谱特性参数建模,构建文本序列到语音特征的映射关系,生成参数合成器。因此,当输入一个文本时,先将文本序列映射出对应的音频特征,再通过声学模型(声码器)将音频特征转化为人们听得懂的声音。

其优点是:录音量小,可多个音色共同训练,字间协同过渡平滑,足够自然等。

其缺点是:音质没有波形合成的好,机械感强,有杂音等。

(3)端到端语音合成法。

端到端语音合成法是目前应用比较多的技术,通过神经网络学习的方法,实现直接输入文本或注音字符,中间为黑盒部分,然后输出合成音频,对复杂的语言分析部分得到了极大的简化,如图5-6所示。端到端的语音合成技术大大降低了对语言学知识的要求,且可以实现多种语言的语音合成,不再受语言学知识的限制。通过端到端合成的音频,效果得到进一步的优化,声音更加贴近真人。

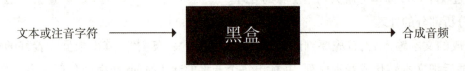

图5-6 端到端语音合成过程

其优点是:合成的音频拟人化程度更高,效果好,录音量小。

其缺点是:性能大大降低,合成的音频不能人为调优。

四、自然语言处理技术

自然语言处理(NLP)是将人类交流沟通所用的语言经过处理转化为机器所能理解的机器语言,是一种研究语言能力的模型和算法框架,是语言学和计算机科学的交叉学科,是人工智能、计算机科学和语言学所共同关注的重要方向。简而言之,NLP 就是用计算机来处理人类的语言,实现人机间的信息交流。由于语言是人类区别于动物的根本标志,如果没有语言,人类的思维也就无从谈起,所以自然语言处理体现在人工智能方面显得尤为重要。

比尔·盖茨曾说过,"语言理解是人工智能皇冠上的明珠"。自然语言理解处于认知智能最核心的地位,它的进步会引导知识图谱的进步,会引导用户增强理解能力,也会进一步推动整个推理能力的发展。自然语言处理技术会推动人工智能整体的进展,从而使得人工智能技术可以落地实用化。

1.自然语言处理过程

认知智能包括语言理解、知识和推理。其中,语言理解包括词汇、句法、语义层面的理解,也包括篇章级别和上下文的理解;知识是人们对客观事物认识的体现及运用知识解决问题的能力;推理则是运用语言理解和知识,在已知的条件下根据一定规则或规律推演出某种可能结果的思维过程。创造智能体现了对未见过、未发生的事物,运用经验,通过想象力设计、实验、验证并予以实现的智力过程。

自然语言处理通过对词、句子、篇章等基础知识进行分析,对内容里面的人物、时间、地点等进行理解,并在此基础上支持一系列核心技术(如跨语言的翻译、问答系统、阅读理解、知识图谱等)。基于这些技术,又可以把它应用到其他领域,如搜索引擎、金融、新闻等领域。

总之,自然语言处理就是通过对语言的理解实现人跟计算机的直接交流,从而实现人跟人更加有效的交流。自然语言技术是结合人工智能、云计算、大数据、机器学习、知识图谱等技术之间相互作用的领域。自然语言处理框架图如图 5-7 所示。

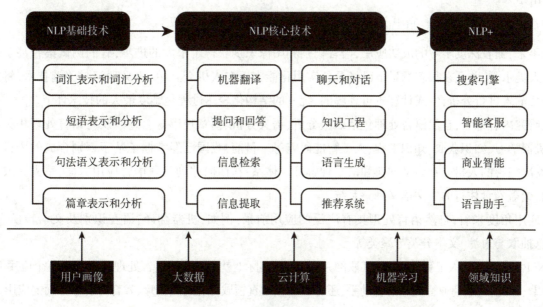

图 5-7 自然语言处理框架图

近年来,深度学习开始在语音和图像研究方向发挥威力,NLP 研究者开始把目光转向深度学习。例如,搜索引擎加入了深度学习的检索词和文档的相似度计算,以提升搜索的相关度。目前已在机器翻译、阅读理解等领域取得了进展,出现了深度学习的热潮。

深度学习技术改变了自然语言处理技术,使之进入崭新的发展阶段,主要体现在以下 6 个方面。

(1)神经网络的端对端训练使自然语言处理技术不需要人工进行特征抽取,而只需准备好足够的标注数据(如机器翻译的双语对照语料),再利用神经网络就可以得到一个现阶段最好的模型。

（2）词嵌入思想使得词汇、短语、句子乃至篇章的表达可以在大规模语料上进行训练，得到一个在多维语义空间上的表达，使得词汇之间、短语之间、句子之间乃至篇章之间的语义距离可以计算。

（3）基于神经网络训练的语言模型可以更加精准地预测下一个词或一个句子的出现概率。

（4）循环神经网络可对一个不定长的句子进行编码，描述句子的信息。

（5）编码-解码技术可以实现一个句子到另外一个句子的变换是神经机器翻译、对话生成、问答、转述的核心技术。

（6）强化学习技术使得自然语言系统可以通过用户或环境的反馈调整神经网络各级的参数，从而改进系统性能。

2. 自然语言处理与智能语音的关系

语音和自然语言处理都是人工智能的研究领域，语音处理是自然语言处理众多应用中的一个方向，语音只负责声音与文字之间的相互转化，真正的语义理解和处理由自然语言处理技术实现。

语音让机器模拟的是人的耳神经接收说话者的声音并由脑神经将声音转化为内容，而自然语言处理让机器模拟的是人的大脑对内容的语义理解及反应。语音识别解决的是计算机"听得见"的问题，而自然语言理解实际上是解决计算机"听得懂"的问题。

当听到一个声音信号时，如何识别理解成一句话，需要分为两个模型来计算，一个是语音模型，另一个是语言模型。语音模型计算的是这个信号对应一个单词序列的概率，语言模型计算的是这个单词序列是一句有意义的话的概率。两者相结合就是一个声音信号对应某一句话的概率，然后取概率最高者作为语音识别的输出结果。

3. 自然语言处理的应用与研究

近年来，随着深度学习的成功应用，语音识别和图像识别获得了很大的进步，有的测试集合甚至达到或超过了人类水平，并且在很多场景下已经具备实用化能力。在人机交互中，语义理解是关键技术，将人类的自然语言输入进行分析，生成计算机可理解的、统一的结构化表达过程是难度最大的技术环节。

从研究内容来看，自然语言处理包括语法分析、语义分析、篇章理解等。它涉及与语言处理相关的数据挖掘、机器学习、知识获取、知识工程、人工智能研究等。目前，我国已经掌握了基于识别合成的语言处理算法，研发出完善的人机交互语义词典和语义理解算法体系；在面向移动互联语音应用方面，率先完成首个达到实用、覆盖衣食住行的中文语义理解系统。

从应用角度来看，自然语言处理具有广泛的应用前景，例如，机器翻译、语音识别及文语转换、信息检索、信息抽取与过滤、文本分类与聚类等。

"NLP+"是仿照"人工智能+"或"互联网+"的概念，实际上就是把自然语言处理技术深入各个应用系统，如搜索引擎、智能客服、商业智能和语音助手，还有更多在垂直领域，如法律、医疗、教育等各个方面的应用。

未来，NLP会进入爆发式的发展阶段，从NLP基础技术到核心技术，再到"NLP+"的应用都会取得巨大进步。口语翻译会完全普及，自然语言会话（包括聊天、问答、对话）在典型的场景下完全达到实用；自动写诗、写新闻、写小说及写流行歌曲开始流行。自然语言尤其会话的发展会大大推动语音助手、物联网、智能硬件和智能家居的实用化，这些基本能力的提升也会带动各行各业如教育、医疗、法律等垂直领域的生产流程。

随着自然语言处理的技术不断精进，人工智能技术驱动消费服务领域不断发展，包括汽车信息通信娱乐系统、人工智能机器人及支持人工智能的智能手机等。

在自然语言处理领域，深度学习主要应用于机器翻译和语义挖掘等方面。国内的阿里巴巴、科大讯飞、百度、中科院自动化研究所等公司或研究单位和国外的 IBM、Google 等公司都在进行将深度学习应用于语音识别的研究。

第二节　医疗领域智能语音的应用

目前,我国的智能语音技术已应用于金融、电信、教育、企业和医疗等领域。信息化和人工智能不断发展,医院的诊疗服务水平也随之提高,对智能化的需求也日益凸显,智能语音在医疗领域的应用也越来越广泛。

高度智能化的医疗条件不仅可以使患者看病更加方便,大幅降低医疗成本,减轻负担,还能降低医生因主观判断导致误诊的概率,从而让诊断更加精准。智能语音技术在医疗领域发挥了非常重要的作用已应用于智能导诊、智能语音电子病历、智能问诊等。

一、应用于智能导诊

随着生活水平的提高,环境好、硬件好、医生技术高超及医护人员服务态度良好的医院更加受到患者的青睐。智能导诊机器人在交互过程中的准确率能达到90%,可显著提升就医体验和满意度。

1.导诊机器人的应用背景与优势

我国现有医疗体制存在优质医疗资源有限且分配不均的弊端,过去传统的分诊、导诊模式工作效率低,大多数患者缺乏对自身疾病和就诊医院的了解,就诊时存在等待时间过长、主观感受差等问题。而智能导诊机器人掌握常见病和常见症状体征、相对应的科室地点及医生信息,能够快速且准确地指导患者就诊,提高挂号准确率及专科医生接诊效率,并提高整体的时间利用率。

患者可与智能导诊机器人进行对话,提前了解相关疾病,自行预先鉴别诊断,提高就诊效率。智能导诊设备的出现,既节省了医疗资源,又可推荐合适的科室与医生,方便患者提前预约挂号。

智能导诊可以向患者提供院内地点分布及相应功能的导航、院内各部门及科室工作时间的询问,并根据患者的临床症状对患者进行科室挂号指导、根据患者的病情提供定制化的护理康复计划等服务,同时能缓解患者在候诊时因环境陌生、程序复杂、病痛折磨等产生的一系列不良情绪。在医护人员处置完毕后,智能导诊系统还能解决患者仍继续停留在医护人员身边反复询问而影响医护人员与其他患者及家属交流的困扰。

智能导诊可通过对医院门诊、住院、影像检查、实验室检查、护理等数据进行分析,建立知识库,其中包含地点位置信息、功能科室及其对应的位置信息、常见疾病和症状的分诊流程。智能导诊通过原始问答、自我学习及更新知识库,能够提供知识点维护与管理。同时,后台可以对智能导诊机器人进行状态监控,掌握机器人服务动态。由于智能导诊机器人系统是通过统一授权、终端接入、操控应用接入、用户操作等权限进行统一维护和管理的,因此方便对医院的行政管理、医疗服务和后勤保障等流程进行优化和再造。

智能导诊机器人作为智能语音技术在医疗领域中的应用,是医院智慧医疗的重要组成部分和体现。导诊机器人具有人脸识别、语音识别等人机交互功能,具有自主避障、自主导航等功能,还能并通过装载摄像头、触摸屏、身份证阅读器等外设实现迎宾取号、咨询接待、信息查询、自助缴费等业务功能。

2.智能导诊的应用实例

(1)科大讯飞智能导诊机器人。

科大讯飞的智能导诊机器人总能吸引人的目光,患者一声问好,就能够唤醒机器人服务,帮助他们精准地找到医生。

上海瑞金医院是全国的"门诊高地",日均门诊量已超过 1.2 万人次。为改善患者门诊就医体验,2017 年 4 月,瑞金医院与科大讯飞协作率先引进上海首台智能导诊机器人,如图 5-8 所示。

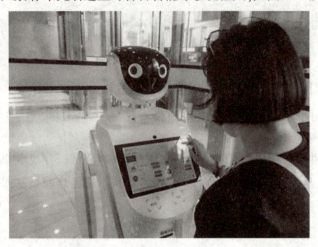

图 5-8　科大讯飞智能导诊机器人

智能导诊机器人学习了医院科室分布、医生专项特长和号源情况,完成问询、分诊、科室推荐及专家门诊挂号的闭环流程。

科大讯飞的智能导诊机器人可实现语音交互功能,能够听懂患者的语音并分析内容,帮患者轻松挂对科室、找对医生。其导诊信息推荐准确度达到 98%。

(2)云知声智能导诊机器人。

云知声是国内一家人工智能独角兽企业。以人工智能语音技术为核心,通过全栈式 AI 技术链条,为企业和用户提供智能语音技术和综合解决方案。

云知声智能导诊机器人为就诊患者提供医院科室信息查询、位置导航、症状分诊、医学知识问答、基础业务办理咨询等服务,支持触控、语音、人脸识别等多种交互方式,如图 5-9 所示。

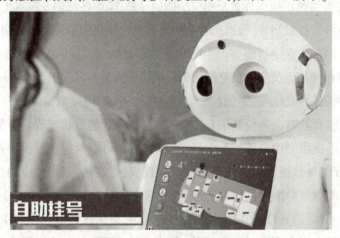

图 5-9　云知声智能导诊机器人

在门诊大厅,患者可以直接向导诊机器人询问院内科室位置、获取导航指引。例如,患者对着导诊机器人问"消化内科在哪儿",导诊机器人会语音回复"消化内科诊室位于门诊楼 4 楼东侧",并在胸前屏幕上显示已标记"消化内科"的院内地图;或者患者问导诊机器人"胸闷、胸痛挂什么科",导诊机器人会回复对应症状并引导患者进一步选择;若患者选择"咳嗽、咳痰",导诊机器人会告诉患者前往"呼吸科"。

云知声智能导诊机器人支持医院信息系统对接和个性化定制,让患者方便获取更加深入、精准和实时的就医信息,提高患者的就诊满意度;同时降低导医人员的工作强度,提高医院服务质量和效率。

云知声智能导诊机器人的优点包括支持语音识别、人脸识别、语音合成、触控操作、机器人肢体动作等;一次唤醒后多次对话,持续对话中免唤醒,交互更自然,体验更友好;能从语用角度理解说话人的意图,结合更丰富的语义,更好地理解语音输入的真正含义;用医学知识图谱优化人机对话,包括聊天、问答等都由知识图谱来支撑,让导诊机器人更加智能。

二、应用于智能语音电子病历

智能语音电子病历具有及时、高效、便捷记录和管理等优点,能极大提升医生的工作效率和医院的诊疗质量,在各医院的应用更为广泛。

1.电子病历

电子病历(Electronic Medical Record,EMR)也称基于计算机的患者记录。它是用电子设备保存、管理、传输和重现的数字化的医疗记录,用以取代手写纸张病历,其内容包括纸张病历的所有信息。如图5-10所示,医护人员正在使用云知声智能语音电子病历系统。

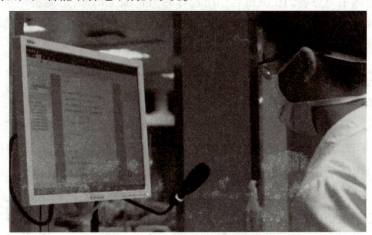

图5-10 云知声智能语音电子病历

相比纸张病历,应用电子病历的意义有以下5个方面。
(1)为医护人员提供完整的、随时随地的患者信息访问,有助于提高医疗质量。
(2)通过电子化的信息传输和共享,优化医院内部的工作流程,提高工作效率。
(3)为医疗管理、科研、教学、公共卫生提供数据源。
(4)结合医疗知识库的应用,通过校验、告警、提示等手段,可以有效降低医疗差错。
(5)通过医疗信息共享,支持患者在医疗机构之间的连续医疗。

2.智能语音电子病历的实现过程及意义

深度学习算法应用于语音识别技术中,极大地提高了对普通话的识别准确率,即便在某些带方言的普通识别中,也具有很好的效果。尤其是数据规模越大,语音识别模型的适应性越强。用于电子病历语音转录模型训练的数据主要有两大来源:一是医生在真实工作场景中产生的数据,二是来自互联网的大量医学专业知识和文献资料。

医生在诊疗过程中,一般情况下使用的都是专业规范的语言组织和表达。由于医生面对的是来自全国各地的患者,所以他们工作中基本使用的是普通话或带方言的普通话,识别起来相对容易。利用互联网上的数据初步训练出模型之后,就可以投入医院试用,在实际应用场景中进一步学习和优化。

智能语音电子病历既需要语音识别技术,还需要结合具体的业务场景。医生门诊或查房时环境往往比较嘈杂,必须佩戴麦克风;使用麦克风阵列技术,只记录特定方向传来的语音信息,能从源头上消除噪声。医生门诊时只需要在桌上放置一个类似鼠标的设备,通过声源定向、语音增强、降噪及远场识别等一系列核心技术,即可实现较好的语音转录效果。

基于云技术和大数据技术的智能语音电子病历将语音信号转化为文字信息,在电子病历系统当中具有极大的优势。在传统的电子病历当中,医生往往需要采用单一的操作通过不断的复制和粘贴来进行病例的制作。这就导致病历的制作耗时较多,人为录入也会出现偏差。

针对现阶段电子病历当中存在的问题,智能语音电子病历的应用具有积极的现实意义。首先,在智能语音电子病历可以提高信息采集和收集的效率,为医护人员节省了时间,从而进一步提高电子病历系统的质量。其次,智能语音电子病历可以进一步发挥信息技术的价值,从而使语音技术更好地为医疗信息化服务。最后,智能语音电子病历的应用为促进医学现代化拓展了一种新的方式,在实现个性化录入的基础上提高了书写病例的效率。

智能语音识别能将医生与患者的交流过程中所包含的信息加工出来,也能进一步提升医疗技术水平及信息在医疗领域当中的应用。其应用场景有门诊科语音录入、超声科语音录入、影像科语音录入、病理科语音录入等。

3.智能语音电子病历实例

(1)科大讯飞语音电子病历系统。

科大讯飞与北京大学口腔医院口腔数字化医疗技术和材料国家工程实验室共建的"基于语音的门诊病历采集系统"已经展开了试点,在全国率先将智能语音与自然语言理解技术应用于医疗领域。

科大讯飞智能语音电子病历系统致力于提高医生的诊疗效率。该系统通过引入科大讯飞的智能语音和自然语言理解技术,在医生与患者沟通、检查、处置过程中,使用专门定制的医学麦克风设备全程录音,医生只要以口述的方式记录病历内容,经过后台语音识别和自然语言理解处理,就可在医生工作站实时展现医患交流内容、自动生成结构化的电子病历。医生可以对电子病历内容进行简单修改确认,即可打印提供给患者,并完成电子文档保存。这样能做到更快、更准确、更方便地记录患者的信息,高效完成门诊电子病历的制作。

口腔科门诊医生在使用语音电子病历之前,需要针对每个患者记录病史、主诉、检查、诊断等内容。然而在诊疗过程中,医生在牙椅旁戴着手套的双手经常被占用,不便对病历信息进行记录。诊疗结束后,绝大多数医生通过手写完成病历,容易导致记录不全。此外,手写病历还存在字迹潦草的情况,因无法获知准确的病历而导致后续诊疗错误的风险一直存在。

北京大学口腔医院专业医生认为,智能语音电子病历系统将极大改善传统门诊病历的诸多难题。对医院而言,可以科学管理诊疗过程和诊疗信息,同时进行医学大数据积累与利用;对医生来说,在诊疗过程中可以实时完成病历的编写,识别准确率超过95%,实用性强,信息处理及时、高效、准确,可以大大提高医生的工作效率;而对患者来讲,能够及时拿到通过语音电子病历系统打印的病历,可以拥有完整诊疗过程和清晰易懂的病历。

(2)云知声智能语音电子病历系统。

云知声智能语音电子病历系统是基于人工智能和大数据技术,结合大量原始医疗数据、医学知识和病历数据进行构建完善临床知识图谱,利用机器学习、深度学习技术进行大规模的挖掘和训练,形成医疗语音识别和语义理解模型,并进行产品化封装,形成语音录入电子病历整体解决方案,从而大幅提高医疗语音识别准确率和响应速度,为医疗文书的电子化录入减负、增效。

云知声自研发智能语音电子病历系统成功以来,其语音病历录入识别准确率超过98%,可通过非接触性口语录入的方式,在门诊病历书写、住院病历书写、医技科室检查检验报告书写等多场景为医务人员实时录入医疗文书;同时,医护人员不用接触办公用的计算机,而可以通过云知声提供的医疗专用麦克风录入信息,这种麦克风抑菌抗感染,大大降低了医护人员被感染的风险。

云知声智能语音电子病历系统将医生的单日病历录入工作时间节省了近2小时,录入效率提升了60%,已应用于北京、上海等地超过100家知名医院。

智能语音电子病历能取代键盘、鼠标的输入,医生通过口述的方式,与PC(个人计算机)、Pad(平板电脑)等设备轻松地进行会话。口述内容会被转录成文字并输入HIS、PACS、LIS等系统的指定位置,也支持将口述操作转化为系统命令执行常规鼠标点击操作,更为方便快捷。

三、应用于智能问诊

智能问诊可充当医生诊疗助手、医学知识库、家庭医疗顾问等医疗角色。医生诊疗助手可以在医生诊疗过程中对医生进行提示,防止医生遗漏诸如罕见病特征等重要信息,也可以帮助医生对患者的信息进行高效采集,以及向患者解释诊疗信息。医学知识库则为医学生或年轻医生快速地获得准确的医学知识提供了便利。家庭医疗顾问主要服务于家庭场景,为用户提供智能轻问诊、诊疗服务个性化推荐、个性化体检咨询与智能推荐等服务。

智能问诊的作用在于采集个性化信息。当前,患者只需要一台计算机或一部智能手机,就可以通过智能医疗互动平台解决基本的问诊需求,缓解现存的就医难题。智能问诊需要进行搭建一个智能医疗互动平台,有以下3个关键问题需要解决。

(1)建立平台数据库、知识库。

一方面,智能问诊平台要建立一个数据库,用于记录患者的基本资料,包括年龄、ID、血型、体质量、变应原、既往病史(包括输血史、手术史等)、服用的药物等信息。另一方面,需要构建与各种疾病相关的知识库,如病例库、疾病库、症状库、体征库、指南库、文献库、影像检查库、检验库、药物库、手术库等,最终形成智能问诊的整体知识库。

知识库中不同的知识单元之间存在一定的关联,各种治疗手段之间也存在联系。检验检查报告、病理报告等数据与疾病的诊断、治疗方案存在关联,是知识库的核心。疾病库中的体征与症状库建立相互关联,通过链接疾病库的检验检查报告指南即可得到检验指标知识库。通过与检验指标的比对,知识库会推荐相对应的疾病,再从疾病知识库中获取检验检查指标知识库,彼此验证结果。

(2)绘制医疗知识图谱。

知识图谱的概念是由Google提出的,其目的是实现更智能、更高效的知识搜索。知识图谱本质上是一种叫作语义网络的知识库,知识图谱的绘制是当前各研究领域的一大热点,构建基于知识图谱的医疗知识图谱系统对于智慧医疗的发展具有重要的意义。

大量的医学文献、书籍和电子病历中的医疗信息都是非结构化的数据,将这些数据进行结构化处理。信息覆盖性别、年龄、体征、疾病、症状、发作时长、发作部位、发作频率、伴随症状、疾病诱因、病史、用药、检查和科室等多种类别,然后将得到的结构化数据用于搭建知识图谱。

(3) 自然语言完成交互。

对于患者来讲，医学术语的技术门槛极高，医生在接诊过程中不会直接使用医学术语与患者交流。智能问诊系统可以利用自然语言的理解和生成与患者进行交互，通过学习并积累现有医患对话来获取自然语言理解模型，达到将患者语言与医学术语转换的目的，从而生成规范的病历报告。

智能问诊平台搭建完成之后，智能问诊互动平台将一些典型临床表现录入数据库中，患者只需选择自身症状，如头痛、胸闷、咳嗽、腹泻、呕吐等，然后由数据库进行抓取，和典型症状进行对比后，给出初步需要进行检验的项目。随后患者在平台上就近预约有该项检测设备的医院，在线付款，前去检查则不需要排队等待。检验后的数据结果会直接上传到平台，通过智能医疗平台进一步比对，判断疾病种类。

我国目前智能问诊的产品很多，典型的应用如百度医疗大脑。依托开放云平台，百度医疗大脑将云计算、大数据和人工智能与传统医疗行业相结合，通过海量医疗数据、专业文献的采集与分析进行人工智能化的产品设计，模拟医生问诊流程，并通过多轮交互最终给出参考意见，从而辅助基层医生完成问诊。

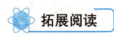

智能盲人眼镜

盲人出行的问题是一个不可忽视的社会问题，现代盲人出行往往依靠盲人手杖、导盲犬、盲道等。这些方式虽然能够为盲人出行带来些许便利，但仍然有很多弊端。盲人出行不便，交通事故频发，安全难以保障等问题成为社会关注的重点问题。可穿戴智能盲人眼镜的发明为盲人带来了福音，如图5-11所示。

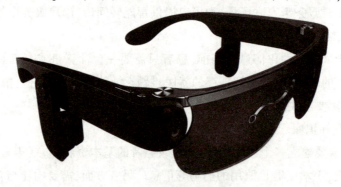

图5-11 可穿戴智能盲人眼镜

智能盲人眼镜利用人工智能技术，语音实时解读针孔摄像头识别到的场景信息，帮助视觉障碍者进行有效决策，做他们的另一双眼睛。

智能盲人眼镜涵盖人机交互和人人交互两大功能。人机交互，即人与机器的互动。盲人的语音转化为电信号后，通过语音识别技术进行识别，然后计算机对识别结果进行理解，并从数据库中调取资料，找出最优质的回答，合成语音进行交互。盲人输入的语音转变成电信号在识别系统的输入端进行语音识别，智能盲人眼镜再对所识别的语音中的关键词进行提取，找出关于人人交互的指令，然后通过蓝牙连接手机来完成指令，从而实现与家人、朋友的通信，即人人交互。

第三节　智能医疗语音的发展及展望

目前，我国智能语音技术的研究水平已经与国外基本同步，尤其在汉语语音识别技术上还具有一些特点和优势，并达到了国际先进水平。在语音识别方面，面向中文的非特定人、大词汇量、连续语音识别技术等方面，我国处于领先水平。清华大学利用基于 HMM 的语音识别技术，可快速识别 900 句英文句子和 2000 首英文歌曲中的英文句子。

智能语音的一项核心技术就是自然语音理解技术。由于中文的特殊性，我国凭借本土优势，在中文自然语音理解技术方面处于国际前列。其中，北京大学计算语言学研究所建立的综合型语言知识库在中文自然语言理解技术发展中发挥了重要作用，同时中文自动切分与词性标注、中文自动注音、汉英机器翻译、古诗词计算机辅助研究和中文信息提取等方面取得了一定的科研成果。

国内从事智能语音的企业主要有科大讯飞、云知声、中科信利等语音技术提供商，以及腾讯、百度等互联网信息服务提供商。科大讯飞的声纹识别产品在不限定使用者和语言文本的情况下，已实现了同信道条件下 20 秒语音注册、8 秒语音确认，且正确率高于 95%，并已在金融系统中开始应用，当前主要是用于手机银行和电话银行，通过用户的声音进行身份认证。

2022 年 4 月，上海联通携手科大讯飞上线的"智能语音机器人"已经在上海智慧抗疫中起到了重要作用，为抗疫人员提供了极大的帮助，也给市民带来了方便。"智能语音机器人"应用领先的人工智能技术，通过智能外呼系统实现自动语音应答、人机交互、智能交互等功能，进一步加快疫情信息的收集与传达，更加高效、安全地服务医疗机构、基层社区的疫情防控工作，为抗击疫情做出了贡献。

随着人工智能技术与医疗行业的深入结合，智能语音医疗行业向产业化加速，必将推动智能语音医疗方面的创新应用。我国智能语音企业纷纷推出各自的医疗智能语音产品，涉及智能语音电子病历，智能问诊、分诊与导诊机器人，陪护机器人等多类应用产品，让人工智能真正实现服务医疗、造福百姓的愿景。

本章小结

智能语音技术是人工智能的一个应用领域，涉及计算机科学、声学、语言学、数字信号处理等学科。从智能语音技术的发展历程来看，其应用的一个主要动力是计算机芯片技术的不断进步，另一个主要动力是语音技术核心算法的不断进步。

本章主要介绍了智能语音识别技术、语音合成技术、自然语言处理等相关技术知识，以及智能语音在医疗领域的应用。其中在介绍智能语音技术在医疗领域的诸多应用中，重点介绍了智能导诊、智能语音电子病历、智能问诊等应用。

练一练

1.下载相关导航 App，手动录入个人语音导航包。打开 App，进入语音包录制界面，按提示进行操作，如图 5-12 所示。

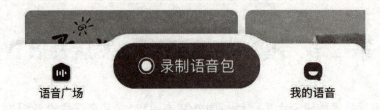

图 5-12 某导航 App 语音包录制界面

2.从互联网查找并下载语音检测识别相关软件进行测试,两人一组进行就医模拟,录入与所学专业相关的医学术语,检测语音识别结果是否符合医学术语标准。

3.简述语音识别技术的基本原理和语音识别的方法。

4.简述语音合成技术的基本原理和语音合成的方法。

5.医疗领域智能语音的应用有哪些方面?

第六章　智能健康管理

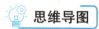

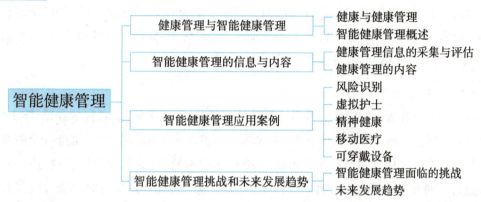

📋 **学思小课堂**

党的二十大报告指出,"人民健康是民族昌盛和国家强盛的重要标志。把保障人民健康放在优先发展的战略位置,完善人民健康促进政策"。智能健康管理是以预防和控制疾病的发生与发展、降低医疗费用、提高生命质量为目的,针对个体及群体进行健康教育,提高其自我管理意识和水平,并对其生活方式相关的健康危险因素,通过健康信息采集、健康检测、健康评估、个性化健康管理、健康干预等手段持续加以改善。随着生活水平的提高,人民对自身的健康越来越关注。国家提出了"要想全民小康,必先全民健康"的思想,把全民存在健康问题的人群调理到健康状态,这是一个庞大的工程,需要大批的专业的健康管理人员。作为新时代青年,应在党的二十大报告精神的指引下不断提升自我,不忘初心,砥砺前行,学好真本领,为中国的现代化建设贡献自己的力量。

第一节　健康管理与智能健康管理

一、健康与健康管理

1.健康的概念

《辞海》对健康的解释是:"人体各器官系统发育良好、功能正常、体质健壮、精力充沛并具有良好劳动效能的状态。通常用人体测量、体格检查和各种生理指标来衡量。"这种关于健康的提法,要比"机体处于正常运作状态,没有疾病"和"无病即健康"的健康概念要完善一些,但仍然是把人作为生物有机体来对待的。

世界卫生组织在宪章中对健康这样定义:"Health is a state of complete physical, mental and social well-being and not merely the absence of disease or infirmity(健康乃是一种在身体上,心理上和社会生活的完好状

态,而不仅仅是没有疾病和虚弱的状态)。"这里的健康是指身心健康,即一个人在躯体(生理)健康、心理健康、社会适应良好和道德健康四方面都健全,才是完全健康的人。

生理健康具有较明确的标准,心理健康由于社会、文化背景等因素的影响,标准比较模糊,人的精神、心理状态和行为对自己和他人,甚至对社会都有影响。道德健康的内容是指不能通过损坏他人的利益来满足自己的需要,能按照社会认可的行为道德来约束自己,并支配自己的思维和行动,应具有辨别真伪、善恶、荣辱、是非的观念和能力。

心理健康是身体健康的精神支柱,身体健康又是心理健康的物质基础。良好的情绪状态可以使生理功能处于最佳状态,反之则会减弱或破坏某种功能而引起疾病。身体状况的改变可能带来相应的心理问题,生理上的缺陷、疾病,特别是痼疾,往往会使人产生烦恼、焦躁、忧虑、抑郁等不良情绪,从而导致各种不正常的心理状态。作为身心统一体的人,身体和心理是紧密依存的两个方面。

2.健康管理的概念

目前,健康管理尚未有统一的定义。韩启德教授(中国病理生理学家、北京大学教授、博士研究生导师)在2004年全国卫生年会上将健康管理定义为"对个人及人群的各种健康危险因素进行全面监测、分析、评估、预测及进行预防的全过程";陈君石和黄始建在2005年主编的《健康管理师培训教材》中将健康管理定义为"对个体或群体的健康进行全面监测、分析、评估、提供健康咨询和指导及对健康危险因素进行干预的全过程"。

健康管理的宗旨就是调动个体和群体乃至整个社会的积极性,有效利用有限的资源来达到最大的健康效果。健康管理的具体做法就是为个体和群体(包括政府)提供有针对性的科学健康信息,并创造条件采取行动来改善健康。

国外的健康管理是由一系列经组织按制定的策略实施而提供的相关服务活动组成的。这些活动的宗旨就是改变组织行为,提高人群健康。美国对健康管理的定义是:健康管理可以让任何单位和个人获益,其中包括直接医疗费用的降低、健康相关问题的其他获益、卫生资源达到高效合理的配置等。

二、智能健康管理概述

1.智能健康管理的概念

智能健康管理是指在新一代信息技术和知识经济加速发展的背景下,以为医疗和保健提供更便捷、更高效、更经济、更智能的发展模式为愿景,以系统化的智能应用、体系化的融合和信息资源深度挖掘在医疗卫生领域广泛应用为主要内容,构建覆盖城乡居民和各级医疗卫生机构的信息化保障系统。智能健康以人为本,发展智能健康离不开居民和群体健康数据采集、整合和分析。

医疗大数据的积累和数据库的发展,使得人工智能在医疗领域得以迅速应用和发展。这些数据不仅来源于医学影像的获得和医院诊断的信息录入,还来源于人们日常生活中随时随地产生的数据。因此,未来的医疗大数据实际上是在人们对自身进行日常健康管理的过程中产生和积累起来的。在此基础上,通过人工智能的算法,人们不仅可以对个人的健康状况进行精准化的把握,还可以通过大数据把握传染性和季节性疾病的发展态势,从而做出相应的应对措施。

智能健康管理整合了医疗与信息技术相关部门、企事业单位的资源,进行全面合作,通过信息化技术,研究健康管理信息的获取、传输、处理和反馈等,实现区域一体化协同医疗健康服务,建立高品质与高效率的健康监测和疾病防治服务体系、健康生活方式与健康风险评价体系,进行健康评价、制订健康计划、实施健康干预等过程,达到改善健康状况、防治常见和慢性疾病的发生和发展、提高生命质量、降低医疗费用的目的,最终实现全人全程全方位的健康管理。

2. 智能健康管理的必要性

智能健康管理是合理配置医疗卫生资源,提高医疗健康服务的必然选择。移动数字医疗和智能健康管理坚持预防为主、促进健康和防治疾病相结合,推进信息科技和医疗技术相结合,开发提供用于个人和社区居民的微型、智能、数字化人体穿戴式多参量医学传感终端等医疗与健康管理设备。以移动医疗数字信息化技术管理为手段,为居民提供实时的健康管理服务,为医护人员提供在线的医疗服务平台,为卫生管理者提供健康档案实时的动态数据,形成自我健康管理及健康监测、健康风险评估和远程医疗协助有机结合的循环系统。实现对个体健康的全程监控,显著提高重大疾病诊断和防治能力,提高医疗服务效率和质量,降低医疗成本与风险,为全民健康水平的提高提供强有力的科技支撑。

3. 人工智能在健康领域的发展

从目前的整体发展来看,依托大数据和算法技术,人工智能在健康管理领域的发展主要集中在以下5个方面。

(1)大数据与流感预测。

早在2008年,美国Google公司就已经推出了流感预测服务,它通过检测用户在Google搜索引擎上的搜索内容就可以有效地追踪到流感爆发的迹象。Google还通过分析用户的电子邮件,并将用户的搜索情况与之关联,从而更加精确地研判出这类疫情的发生。

此外,Google基线研究项目希望建立一个庞大的人类健康数据库,找出完全健康的人类基因模型。根据这个数据库,只要发现用户的健康数据与模型有出入,Google就会提醒用户可能出现的健康问题,促使其进行预防。Google Fit开发了一系列可穿戴设备产品,这些产品都在不断收集海量的生物统计数据,并且与Google基线的研究结合起来,提供更加强大的应用。

结合大数据和互联网技术,我们可以对某些传染性疾病进行较为及时、准确的监测和预防,并且在建立一些数据库、智能分析模型后,使得这些活动更为便捷和迅速。

(2)数据库技术与健康要素监测。

德国的Nuritas生物科技公司是一家在影像学中应用人工智能的初创公司。该公司通过将人工智能与基因学相结合,以发现有利于健康的自然生物有机因子。我国的人工智能生物科技初创公司碳云智能也在从事相关的研发,并试图建立一个健康大数据平台,利用自身与合作者的力量收集人们各种各样的生物数据,再利用人工智能技术处理这些数据,帮助人们进行健康管理。

由此看出,无论数据库还是健康大数据平台,其目的都是通过大数据与人工智能技术来对人体的健康要素进行监测、记录,并通过分析这些记录和数据制订出更加准确和有效的健康管理计划。

(3)机器学习与血糖管理。

2015年11月,《细胞》(Cell)杂志发表的一篇文章,阐释了机器学习应用于营养学的积极意义。该团队通过对800名志愿者进行标准化饮食试验,采集了多项数据,并收集他们饮食、锻炼及睡眠的数据。试验结果表明,不同人即便食用同样的食物,反应差异依然很大。因此,以往通过直观经验而得出的一般性的饮食摄入建议,往往都是极不准确的。此后,研究团队进一步验证了机器学习能否进行健康饮食指导。通过细致地比较,他们发现机器学习算法给出了更精准的营养学建议,能够更好地控制餐后血糖水平。不难看出,机器学习的作用在这一研究中得到了充分的体现,在精准营养学上,人工智能可以帮助用户进行精确的辅助分析,从而使用户做出更为合适的膳食选择。

(4) 人脸识别与情绪分析。

初创企业Emotient公司致力于通过分析面部表情来判定人的情绪,其目的是打造一套"无所不在"的人类情感分析系统。Emotient利用摄像头来获取、记录面部肌肉运动,并根据人工智能计算模型来分析面部表情,可在数秒内解读出面部表情所代表的意义。这种技术的应用领域其实很广泛,例如,在医疗领域,用来判断患者的感受以获得更为客观的治疗效果的评估。

目前,Emotient公司已经能够辨别出类似于喜悦、悲伤、愤怒、惊讶等简单表情,还能分析出一些更细微和复杂的表情。2016年1月,苹果公司宣布收购了这家人工智能技术公司,这在某种程度上也说明了这项技术的发展潜力。

(5) 健康管理与生活品质提升。

随着人们生活水平的不断提升,对于自身健康的严格管理将成为很多人的日常诉求。如果能够收集每个人各方面的健康数据,那么再以这些数据为基础,通过人工智能算法找出对个人最适合的健康管理计划,最终可以轻松实现对健康的日常管理。

近年来发展快速的Welltok公司主要关注的就是个人健康管理和生活品质的提升。该公司的核心产品——CafeWell健康管理优化平台,正是基于"医疗健康服务并不是只有患者才需要,普通人也需要时刻关注和维护自身的健康"的理念。这种趋势源自人们对自身健康的更高追求,在很大程度上也显示出社会大众对于健康方案的迫切需求。

第二节　智能健康管理的信息与内容

智能健康管理运用了信息和医疗技术,在健康保健、医疗的科学基础上,建立的一套完善、周密和个性化的服务程序,其目的在于通过维护健康、促进健康等方式帮助健康人群及亚健康人群建立有序健康的生活方式,降低风险状态,远离疾病;而一旦出现临床症状,则通过就医服务的安排,尽快地恢复健康。

健康信息管理是应用于健康和保健的信息管理。这是获取、分析和保护数字与传统医学信息的实践,对于提供优质的患者护理至关重要。随着健康记录的广泛计算机化、传统(基于纸张的)记录已被电子健康记录取代。健康信息学和健康信息技术的工具正在不断改进,以提高医疗保健部门的信息管理效率。医院信息系统和健康信息系统人力资源是健康信息管理中常见的应用。

一、健康管理信息的采集与评估

健康信息是指与健康或疾病相关的信息总和,包括健康相关信息(生理、心理、社会适应性、营养与环境、运动与生活方式等)、疾病相关信息、健康素质能力、健康寿命等信息。

健康管理的相关信息主要来源于各类卫生服务记录,常见的有3个方面:一是卫生服务过程中的各种服务记录,二是定期或不定期的健康体检记录,三是专题健康或疾病调查记录。

1.健康管理信息的采集

健康管理一般采集的信息有临床诊断、既往病史、现患疾病、家族病史、生活方式、个人感受等,如图6-1所示。

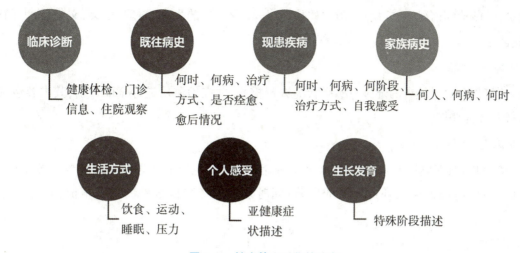

图 6-1 健康管理采集的信息

健康管理信息的采集要依据一定的原则,即计划性、系统性、针对性、及时性、完整性和真实性。

(1)计划性。根据需求,有针对性、分步骤地收集信息。要做到有计划地收集信息,首先必须明确目的,其次必须考虑保证重点、全面兼顾,最后要根据需求修订计划。

(2)系统性。根据单位性质、专业特点、学科任务等不间断地连续采集信息。

(3)针对性。根据实际需要,有目的、有重点、分专业、分学科、按计划、按步骤地收集,以最大限度满足用户信息的需求。

(4)及时性。按照用户的信息需求,敏捷迅速地采集反映事物最新动态、最新水平、新发展趋势的信息。

(5)完整性。根据用户现在与潜在的信息需求,全面、系统地收集信息。

(6)真实性。根据用户需求,采集真实、可靠的信息。

健康管理信息采集一般的方法有访谈法、实地观察法和问卷法。访谈法是以谈话为主要方式了解某人、某事、某种行为或态度的一种调查方法。实地观察法是由调查员到现场对观察对象进行直接观察、检查、测量或计数而取得资料的一种调查方法。问卷法是调查者运用事先设计好的问卷向被调查者了解情况或征询意见的一种书面调查方法。

2.健康管理信息的评估

采集完成后要对健康管理信息进行评估。健康评估是指对所收集到的个体、群体健康或疾病相关信息进行系统、综合、连续的科学分析与评价过程,其目的是为诊治疾病,维护、促进和改善健康,以及管理和控制健康风险提供科学依据。健康评估范围包括身体状况评估、生理社会状态评估、检查结果数据评估、营养运动状况评估、健康素质能力评估、健康走向与疾病风险评估等。

健康干预是经过健康信息采集后,通过智能系统评估对健康数据信息进行评估,再根据评估信息以多种形式来帮助个人采取行动、纠正不良的生活方式和习惯,控制健康危险因素,实现健康管理计划的目标。

二、健康管理的内容

随着智能健康管理的应用,健康管理师职业也越来越重要,但是当前的健康管理师还比较稀缺。当前的健康管理信息主要是通过健康管理系统进行管理的,一般包括以下 8 个方面的内容。

1.健康档案管理

健康档案是用来记录用户生命体征及自身所从事过的与健康相关的行为和事件。它主要包括健康现状、既往病史、诊断治疗情况、家族病史、历次体检结果，以及个体的生理、心理、社会、文化、压力调适、生活行为等信息。

2.健康体检管理

健康体检管理是对受检者的健康与疾病状况进行检测，并在检测后进行全面评估，其内容包括体检设计、体检服务和体检评估。

3.健康风险分析与评估管理

健康风险分析与评估管理也称健康危险度评估管理，是将生活方式等因素转化为可测量的指标，预测个体在未来一定时间发生疾病或死亡的危险；同时预估个体降低危险的潜在可能，并将信息反馈给个体。

4.疾病管理

疾病管理是有组织地、主动地通过多种途径和方法为患者提供卫生保健服务，为患者协调医疗资源，对疾病控制诊疗过程采取综合干预措施，使疾病得到全面连续的医治。

5.生活方式管理

生活方式管理是在科学方法的指导下培养健康生活方式和习惯，改掉不健康的坏习惯，从而减少健康危险因素。生活方式管理的内容如下。

（1）对个人生活方式与行为等进行分析，一旦发现不利于健康的危险因素，便进行提示和预警，从而使客户改善和调整其生活方式。

（2）检测身体状况有无变化，用户可随时掌握自身的变化，使机体处于稳定的健康状态。

（3）指导用户学习健康知识、健康方法，掌握一套自我保健和防病抗衰老的有效方法。

6.亚临床管理

亚临床状态是最近医学模式从医病向医人转变而提出的。其具体含义是经过各种检查，显示一切正常，但劳累、紧张等因素使患者整体功能下降，处于健康和疾病之间，需要休息、心理治疗等。任何一种疾病都有病因。病因有时是明显的，有时是隐匿的。亚临床管理是对亚临床状态的个体和群体进行的综合调理。它可以将疾病消灭在萌芽状态，使患者恢复到健康状态。

7.健康需求管理

健康需求管理是以满足个体化或群体中的健康需求为主导的服务，以促进和维护人类健康。其主要内容是针对社会健康需求，建立具有生活、环境、工作、家庭等卫生保健服务和医疗需求服务的管理服务，以减少个体或群体因不良的饮食、行为、睡眠、压力、运动等造成对机体伤害的担心和不必要的费用支出。

8.动态跟踪管理

动态跟踪管理是对个体或群体在实施健康管理服务过程中的机体健康变化予以及时关注和观察，以便随时掌握其健康状况的变化，为有效地实施健康管理服务提供健康数据和指标，并依据其变化调整健康干预方案，达到良好的健康干预效果。

健康管理涉及预防医学、营养学、心理学、运动学、环境学和中医养生学等多学科领域，因此，健康管理师不是全科医生，而是一位复合型人才。健康管理师能够根据服务对象的要求，制订出个性化的健康管理服务方案。

第三节　智能健康管理应用案例

互联网、物联网、大数据、人工智能、机器人等新技术在健康管理中发挥着重要作用。人工智能在健康管理领域得以迅速应用和发展，一些医学专家提出了基于群体的宏观健康管理和基于个体的微观健康管理的概念。智能健康管理已经应用在医疗相关的领域中。

一、风险识别

1.风险识别的概念

风险识别是指利用人工智能技术，充分分析个人的健康状况，来识别疾病发生的风险，通过采取合理的措施来降低风险。风险识别主要是针对人群中各个疾病的风险因素，尤其是对发病率高、危害性大且医疗费用较高的一些慢性非传染性疾病进行风险评估及干预，以降低这些疾病的发病率、进展率及并发症的发生率，合理控制人群的医疗费用，将其维持在适度范围内。

中国疾病预防控制中心发布的《中国慢性病报告》显示，癌症、心血管疾病等慢性病已经成为我国居民的主要死因，比例高达80.9%。既往的疾病风险管理偏向于疾病发生后的管理，更关注的是疾病本身，如冠心病、慢性阻塞性肺疾病、肾衰竭、高血压、心力衰竭、糖尿病、癌症、关节炎等常见疾病，并减少相关并发症。在近年来的发展中，此管理模式的不足逐渐凸显，一方面该模式忽视了对疾病的预防；另一方面该模式常着眼于某一类疾病，而忽视了与其他疾病的关系，因此需要从综合的角度看待健康的管理。

对于疾病风险的识别管理逐渐转变为以预测医学为手段，利用科学评估，指导个人与群体改进不良的生活方式，增强生理功能与心理素质，促进生存环境的优化，合理利用医疗资源，使人群的健康状况得到整体的提高。由于疾病风险管理是一个数据密集、知识密集、脑力劳动密集的工作，通过对获取的人群健康信息的智能分析，医学人工智能可以通过风险识别进行预测疾病发生风险，并提供降低风险的措施。

2.风险识别的应用案例——预测癌症

最理想的癌症预测是在癌症发生前预测癌症的发生，医生即可以对癌症进行早期的干预，甚至阻止其发生，但目前该项技术尚不成熟。迄今为止，较为可靠的癌症预测包括以下3个方向。

（1）预测导致癌症发生的基因突变。

既往检测癌症的基因突变均需要从患者体内取到癌组织或从血液中找到相应的分子进行检测，耗时较长。近期，纽约大学医学院的一项研究发表在 *Nature Medicine* 上，该研究显示人工智能可以对非小细胞肺癌患者的肿瘤图像进行分析，进而对癌症类型进行分类，甚至可在无须分子检测的情况下预测导致癌症发生的基因突变，其鉴别肺鳞癌和肺腺癌的准确率达97%。

同时，该程序还能帮助预测与肺癌相关的6种基因突变，包括EGFR、KRAS、TP53、STK11、FAT和SETBPI，其准确率为73%～86%。该技术可以快速进行癌症的分型并预测基因突变，从而使医生能够较快地制订治疗方案，患者可能更快地接受准确的靶向治疗。人工智能模型从癌变组织图像中识别两种肺癌类型的示意图如图6-2所示。

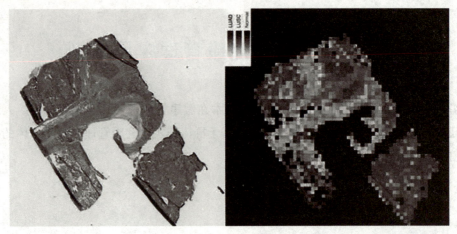

(a) 原始图像　　　　　　　　(b) 人工智能输出的肺癌类型图谱

图 6-2　人工智能模型从癌变组织图像中识别两种肺癌类型的示意图

(2) 预测癌症的发展方向。

癌症的特点为不断的自我复制、扩散并对治疗措施逐渐耐受,这也是其致命的原因。如果能预测癌症的发展方向,就有可能提前采取治疗措施并阻止其发展。英国癌症研究所研制的 Revolver 人工智能系统通过同时分析 178 名患者的 768 个肿瘤样本,包括 4 种类型的癌症(肠癌、肺癌、乳腺癌和肾癌),建立一个基因的"谱系图",帮助其团队揭秘癌症的关键演化步骤,并识别最常引发癌症的突变。

同时,该系统打破了此前创建癌症"谱系图"依赖单个患者的样本,从而避免重要的变异被无害的背景变异所掩盖而被研究人员漏掉。该项人工智能的发展为医生提供了癌症的发展方向,可以提前进行干预。

(3) 预测癌症治疗措施的效果。

癌症对各种治疗措施可能敏感,也可能存在抵抗。既往的癌症治疗在很大程度上依靠经验性治疗,如肿瘤对某种药物不敏感,则更换药物,这样可能导致癌症在治疗过程中继续进展。如能提前预测癌症对治疗措施的敏感性,则可大幅提高患者的生存率。

来自法国的一项新研究显示,人工智能可对患者使用免疫疗法效果预测评分,从而预测免疫疗法的治疗效果,并且提高治疗的成功率。这项研究发表在 *The Lancet Oncology* 上,这也是人工智能首次可以通过处理医学图像来提取生物和临床信息,从而辅助免疫治疗。免疫疗法是利用人体自身免疫系统对抗癌症的疗法,是癌症治疗领域的一项重大突破。

由于目前并没有任何标志物能够准确识别那些对抗 PD-1/PD-L1 免疫疗法产生反应的患者,因此,研究人员试图利用成像技术来识别位于身体任何部位的肿瘤存在的生物现象,而无须进行活检。研究人员使用了参与 MOSCATO 研究的 500 名实体肿瘤患者的 CT 图像,以及相关的肿瘤基因组数据作为这项研究的数据集。

同时,研究人员利用机器学习技术,训练算法使用这些 CT 图像数据,来预测基因组揭示了哪些肿瘤免疫浸润的情况,尤其是关于肿瘤中是否存在细胞毒性 T 细胞(CD8),并在这些结果的基础上在图像中建立了放射标记。

然后,为了测试这些放射标记在真实情况下的适用性,将其与免疫疗法的疗效相关联,研究人员将开发出的人工智能算法在参与 5 个抗 PD-1/PD-L1 免疫疗法 1 期临床试验的患者中进行验证,在治疗开始前进行的 CT 图像对算法进行评估。结果发现,在免疫疗法分别于 3 个月和 6 个月内起效的患者中,机器学习算法给出的放射学评分较高,同时这些患者的总生存率也较好。研究人员表示,这项研究下一步将使用更多的患者数据,并根据癌症类型进行数据分层,从而完善标记。同时,研究人员将会对成像、分子生物学及组织分析的相关数据进行整合,并采用更复杂的人工智能算法,以确定最有可能对免疫疗法产生反应的患者。

二、虚拟护士

虚拟护士是指把电子病历、智能手机和可穿戴的设备等多种数据进行整合,使用人工智能的技术来进行数据分析病情、评估患者的状态,然后给患者制订个性化的健康管理方案,从而帮助患者进行日常规划,监控患者的睡眠。

虚拟护士可以在医生诊疗之外提供辅助性的就诊咨询、健康护理和病例跟踪等服务,能够对医院的患者分流起到重要作用,而患者也不必非要到医院才能就诊。虚拟护士也是虚拟医疗助手。

在虚拟护士应用方面,目前市面上有以下 4 种具有代表性的产品。

(1) Alme Health Coach。该产品能够自动帮助慢性病患者规划日常健康安排、监控睡眠、提供药物和测试提醒,甚至可以反向推导出一些患者不依据提醒按时服药的原因。

(2)电子医疗助手。通过电子医疗助手的应用,医生可以快速追踪每个患者的医疗数据,从而迅速了解患者的病史,并借助相应的数据分析来制订最佳的治疗方案。

(3) AiCure 治疗监测技术。可以利用面部识别技术来判断患者是否按时服药,再通过获取的患者数据,用自动算法来识别药物和药物摄取。AiCure 可以监测不同药物的多种给药途径,如口服、舌下含服、吸入器和注射笔等,并支持多种语言模式。同时,它具有机器学习的能力,随着数据的积累,可以不断优化监测与治疗方案。当监测到有异常的用药行为时,系统还能发送警报。

(4) Ask The Doctor。该平台的目标是让患者迅速获得全世界医疗专家的建议。

早在 2014 年,一家初创公司 Sense.ly 就推出了一个虚拟护士平台。该平台集成了医疗传感、远程医疗、语音识别和 AR 等多项技术,从而为患者提供更好的医疗服务。同时,Sense.ly 还在平台上推出了一位名为 Molly 的虚拟护士,如图 6-3 所示。像苹果的 Siri 一样,Molly 将充当医疗服务提供商与患者的接触点,通过与患者对话采集信息和指令,将这些信息传达给后台 IBM 的超级计算机 Watson 进行处理。

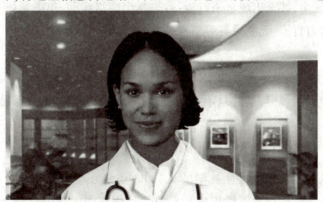

图 6-3　虚拟护士 Molly

据悉,患者可通过智能手机、平板和 PC 等多种客户端与 Molly 进行交流。当 Watson 认为患者提供的信息不足以进行诊断时,平台就会主动安排医生与患者开启远程视频。此外,Sense.ly 还能通过使用传感器连接患者四肢,来获取患者更详细的生命体征及数据。

三、精神健康

未来,人工智能可实现针对人们的所说所写生成精神健康和身体健康状况的可测指标。语言和文字形成的规律会被认知系统进行分析,这种分析得出的数据能够帮助医生和患者更有效地预测并追踪早期的发展障碍、精神疾病和退化性神经疾病等。

1.精神疾病的概念

精神疾病又称精神障碍,是指在各种生物学、心理学及社会环境因素影响下,大脑功能失调,导致认知、情感、意志和行为等精神活动出现不同程度的障碍。它是临床表现的疾病,包括传统概念中的精神病、神经症、人格障碍与精神发育迟滞。

严格来说,精神疾病是由大脑功能失常引起的疾病。引起大脑功能失常的原因有很多,如基因突变、缺失或重叠,大脑外伤等,都可引起多方面的大脑功能紊乱,导致患者在思维、感知、情感和行为等方面出现异常,产生多种精神疾病,如情感性精神障碍、抑郁症、精神分裂症等。

2.精神疾病的早期症状

精神疾病是一种很常见的疾病,很多人因为不了解精神疾病的症状从而错失了最佳治疗时期。常见的精神疾病会出现失眠、注意力不集中、头疼、情绪不稳定及工作学习能力下降等症状,总结起来有以下方面。

(1)行为改变。

精神疾病常见的症状表现为行为上的一些的改变,会有一些怪异的不正常行为。行为改变在一些患者的身上表现出奇怪的动作和行为——动作增多、呆板重复和无目的性。例如,有的患者收集一些无意义的物品,甚至随身携带一些果皮、废纸等不必要的东西;有的患者举止迟缓,生活懒散,不能工作和料理家务;有的患者反复洗涤或表现刻板仪式动作等。

(2)情感改变。

精神疾病常见的症状表现会有一些情感改变,这些患者在早期的情绪变化常表现为情绪高涨、洋洋自得、趾高气扬、管闲事、说大话、夸夸其谈、做事有始无终、发脾气;或表现为情绪低落、郁郁寡欢、愁眉不展、唉声叹气、自责自罪、悲观厌世,甚至出现自杀行为;或表露出情绪波动、焦虑紧张、缺乏适应的情感交流等;抑或出现对镜自我欣赏、自言自语、无故哭笑等精神失常的症状。

(3)性格改变。

性情大变往往容易让一个人发生很大的变化,本来非常合群热情的一个人,突然间变得为人冷漠、疏远甚至出现寡言少语、喜欢独处的习惯,这都是不正常的反应。长此以往,非常容易导致精神分裂症,这是明显的精神疾病的症状。

3.精神疾病的病因

当前,新的医学模式认为人类不仅是生物学的人,同时还是心理的人和社会的人。生物—心理—社会医学模式的兴起,使人们认识到包括功能性疾病和器质性疾病在内的任何疾病的发生都可能是生物、心理和社会环境中某一因素为主的多因素综合影响的结果。

(1)生物因素。

影响精神疾病的生物因素有遗传因素、理化生物性因素和素质因素等。

①遗传因素。

一般认为,功能性疾病患者遗传的是亲代的易感素质,不仅包括同种疾病的易患趋向,也包括病理心理和生理素质。

②理化生物性因素。

全身性的特别是影响中枢神经的感染、中毒、癌瘤、外伤、缺氧、代谢障碍与内分泌疾病、血管与变性疾病等,以及高温中暑、放射线损伤均可直接或间接损害人脑的正常结构与功能,引起精神障碍。例如,梅毒螺旋体如进入脑内可致神经梅毒,导致神经系统退行性变,如痴呆、精神病性症状及麻痹。人类免疫缺陷病毒(HIV)进入脑内将产生进行性的认知行为损害。

③素质因素。

素质因素属于生物因素的一种,也能成为精神疾病的诱因,其中包括心理素质和生理素质。

心理素质是气质和在其背景上形成的性格,其本身不是致病因素,但不良或易感的心理素质在有害的外界致病因素冲击下,易于出现精神障碍。例如,表演型性格的人容易罹患癔症,具有强迫性格的人容易罹患强迫症,分裂样人格障碍者易患精神分裂症。

生理素质是机体的功能状态,本身不是发病原因,但不良的功能状态可能诱使疾病发生。儿童神经症、经前期紧张与月经周期性精神障碍、产褥期精神障碍、更年期神经症与精神障碍、老年期精神障碍等病症的发生,与不同性别、不同年龄的特殊功能状态密切相关。

(2)心理因素和社会因素。

心理因素和社会因素很容易成为精神疾病的病因。心理因素是指个性、认知与价值系统、情感态度、行为方式及社会支持等在疾病过程中的作用。社会因素是指政治与社会制度、经济状况、社会生活条件、医疗水平等在疾病过程中的作用。常见的与健康有关的心理因素和社会因素是由于外在的生活事件和内在的需求相冲突而受到挫折。

4.精神健康案例

IBM的计算精神病学和神经成像研究小组一直在致力于研究如何利用机器学习预测人类罹患精神疾病的风险。他们公布的最新研究成果表明,人工智能对于精神疾病的评估具有重大价值。

IBM团队用人工智能算法分别对59名受试者的语言模式进行了追踪和分析。受试者参加了一项访谈测试,访谈的记录依据词性不同被逐个拆解,然后对句子的连贯性进行评分。机器算法则根据他们的语言模式判断哪些人有罹患精神疾病的风险。受试者中有19人在两年内患上了精神疾病,其余40人则一切正常,算法预测的准确率高达83%。这套算法还能够区分近期罹患精神疾病的人群与正常人群的语言模式,并且准确率达到了72%。研究人员发现,那些有患病风险的人说话时较少使用物主代词,说出的句子也不那么连贯。

虽然这项研究目前还在进行,但它表明人工智能在预测精神疾病方面是一种非常有效的工具,尤其在专业精神卫生人员比较短缺的情况下,发挥着非常重要的作用。

这项研究的作者Guillermo Cecchi表示,提前预测到患者未来几年的精神风险,有助于医护人员更好地分配资源,提供更好的精神护理。

四、移动医疗

移动医疗是指通过移动设备和卫星通信提供医疗或健康信息和服务。移动设备包括移动电话、平板电脑、智能手环、无线植入式器械、检测器及可穿戴医疗设备等。

移动医疗改变了人们只能前往医院"看病"的传统生活方式。无论在家里还是在路上,人们都能够随时听取医生的建议,或者是获得各种与健康相关的资讯。医疗服务因为移动通信技术的加入,不但将节省大量用于挂号、排队等候乃至搭乘交通工具前往的时间和成本,而且会更高效地引导人们养成良好的生活习惯,变治病为防病。

1.移动医疗中的用户关系

移动医疗在整个生态中的用户关系是患者、医院、医生之间的关系,如图6-4所示。

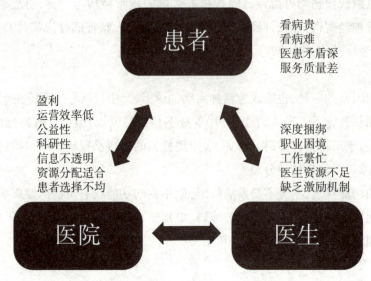

图6-4 移动医疗中的用户关系

患者的主要需求为看病贵、看病难及医患矛盾,其中看病贵、看病难为主要刚需。市场上80%以上的移动医疗App也是为了解决这两个问题,即降低医疗服务的成本,提高医疗服务的效率。

医生的主要需求为自我提升学习、工作缺乏激励机制、工作量繁重等,目前市场上针对医生的App主要用于医生的自我学习、自我提升,如丁香园、用药助手等;另外一部分则用于医生的移动办公,主要是为了让医疗的整个服务流程形成闭环,如春雨医生、杏仁医生等。

医院目前主要考虑的需求是如何盈利、如何让资源均衡、如何让患者数量均衡等。国家卫生健康委员会统计显示,数量少但集中了优质医疗资源的三级医院集中了36%的患者。近几年来,患者还有从基层卫生医疗机构向三级医院分流的趋势。市场上针对医院机构的App也是少之又少,需要政府、政策等多方面的共同努力。

2.移动医疗类型

随着移动互联网技术高速发展,移动医疗也在不断发展,有基于移动终端App类型和在线问诊等。在线问诊可应用于健康管理、线下医疗、医药电商、家庭医生等方面。这里以在线问诊为例来分析移动医疗。

目前健康管理和家庭医生是在线问诊的一个主要集中区域。在线问诊是移动医疗行业中发展最为快速,也是起步最早的一个垂直细分行业,已形成了春雨医生、平安好医生、好大夫等移动医疗行业的巨头。

(1)健康管理。健康管理是一个综合式的长期的模式,以体检为核心展开,包括检前评估、体检预约、检后干预、体检报告的解读、健康档案的建立等。健康管理行业是一个慢工出细活的行业,必须做好打持久战的准备。

(2)线下医疗。线下医疗主要是类似O2O的医疗形式,如春雨医生和平安好医生分别建立了属于自己的医院,线上咨询、服务、预约,再结合自己线下的资源进行闭环,可以增加用户的黏性,把控服务的质量。

(3)医药电商。医药电商属于医疗和电商相结合衍生出的一个细分领域,主要以销售药品、疫苗、保健品为主。但是现在医药电商的牌照已停止发放,这为该细分领域筑起了很高的门槛。

(4)家庭医生。家庭医生是一种以包月或包年直接购买医生在线问诊及线下服务的业务形态,目前春雨医生、健康160等产品均有这种服务。

五、可穿戴设备

可穿戴设备能够将便携式医疗或健康电子设备直接穿戴在身上,通过传感器对人的健康状态进行监测。它具有可移动性、耐用性、可穿戴、可植入化、小型化、交互性、智能化等特点。

1.在健康监测方面的应用

(1)常见的可穿戴设备。

比较常见的可穿戴设备主要有智能眼镜、手表、手环、鞋子、腰带、衣服等,能够监测人体健康,查看脉搏、心率、计时、计算热量等,有的甚至能够监测血糖、血脂、血压等。

Apple Watch 智能手表如图 6-5 所示,是经过 FDA 批准并得到美国心脏协会认证的用于收集穿戴者心电信息的设备。穿戴者可以通过专门的应用程序(App),只需 30 秒,就可以通过手表腹侧传感器收集的心电信息分析患者是否存在心律失常。此外,第 4 代智能手表还可以通过 App 中的"血糖监测仪"功能测量穿戴者的糖化血红蛋白。

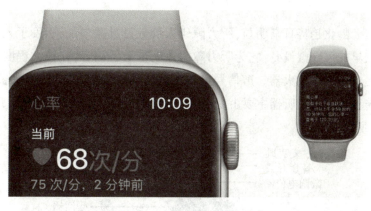

图 6-5　Apple Watch 智能手表

健康管理是将被动的疾病治疗变为主动的健康监控,通过物联网和人工智能技术广泛融合并应用于生活中,实现贯穿患者全生命周期的数据采集、监测,并对各项数据指标进行动态、智能、综合分析,服务于患者的健康管理,从而提高健康干预与管理能力。

(2)对慢性病的管理。

人工智能与医疗健康可穿戴设备的结合可以支撑慢性病与健康管理,实现疾病的风险预测和实际干预。可穿戴设备在慢性病管理方面的应用可作为医患沟通的桥梁,在减轻医生工作的同时保证患者病情在已知、可控的前提下进行病情判断和处理。

通过收集和分析数据,医生可以更好地判断患者病情,可实现计算机远程监护,对慢性病进行管理。通过对远程健康系统产生的数据分析,可以帮助患者寻找病因,发现潜在风险,实现疾病预防和早期治疗。通过分析语义、理解指令,为患者记录当日监测的指标、饮食摄入情况等。当患者的数据发生变化时,人工智能可以及时发现问题,并通知医生或药师人工介入。

欧姆龙在 CES 2018 上展示了一款 Heart Guide 智能手表,该智能手表配备了一根额外的硬表带,能够像常规血压仪套袖一样通过充气来读取血压数据,并通过 WiFi、蓝牙等技术自动传输血压数据到互联网云端,反馈给医生和患者本人,进行数据分析和数据储存。此外,Heart Guide 还能实时读取心率,并在夜间患者熟睡时实时监控血压心率,以便在患者出现高血压或卒中风险前及时提醒患者。智能血压计改变了传统的测量模式,以更加便捷、持续的测量帮助用户建立血压轨迹,熟悉自己的血压变化情况,并为用户在易发生高血压的时段和场景下进行血压管理,提供了更好的基础。

2016年9月,美国Medtronic公司研发的混合型闭环自动胰岛素输送系统MiniMed 670G通过美国FDA认证,适用人群为14岁及以上的1型糖尿病患者;于2018年获得FDA批准,将使用范围扩大至8~13岁的1型糖尿病患者。当设备自动调节胰岛素水平时,用户需要手动输入碳水化合物摄入量,系统应用一种新型算法,为患者提供相应剂量的胰岛素,把基础胰岛素剂量分散在数小时内连续不断地输入,使24小时内血液中的胰岛素保持在平稳水平。该系统理想地模拟人体内胰岛B细胞的工作程序,迅速控制高血糖,稳定性较好,血糖波动较小。此外,Medtronic与IBM的沃森医疗合作创建了一款认知应用程序,利用Medtronic的胰岛素泵和大数据来预测患者的血糖趋势,可在低血糖发作的3小时前向患者发出预警,更有效地减少血糖波动及低血糖事件发生。

2.在疾病治疗方面的应用

可穿戴设备轻巧便于携带,在健康监护、疾病发现等领域有着重要作用。一般情况下可穿戴设备的应用大多数倾向于健康监护、安全监测、家庭康复及康复智能化。当然,可穿戴设备也应用在疾病治疗方面。

(1)智能助听器。

当前全球社会人口老龄化趋势日渐明显,听力障碍人群数量日益增加,引发了人们的广泛关注。助听器是医疗领域中发展较早的可穿戴设备,它为听力障碍人士带来了福音,在极大程度上提高了他们的生活质量。助听器实质上是一个电声放大器。声信号经麦克风转换为电信号,通过放大器放大后,由受话器将电信号还原为声信号传至人耳。助听器主要由麦克风、音量开关、耳钩、微调电位器、开关、受话器、放大器、电池等组成,如图6-6所示。

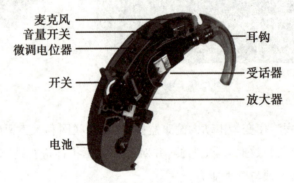

图6-6 助听器的组成

智能化技术的出现推动了助听器行业发展到一个新的高度,让助听器用户在复杂多变的环境中也能自主选择最想听的清晰声音,摆脱听力障碍疾病的烦恼。其主要技术包括宽频技术、防水技术、定位技术、微型化技术、环境参数配置技术、触控技术等。

(2)智能假肢。

由于疾病、工伤、交通事故及自然灾害等因素,使得一部分人的肢体被截除。尤其是近些年随着工业飞速发展,自然灾害频发,私家车数量增多引发的交通事故等,导致肢体残疾患者人数逐年增加。

对于肢体残缺的患者来说,假肢不仅能填补外形上的空缺,还能在一定程度上恢复一些活动。传统假肢吃力费劲,可穿戴智能假肢的发明为肢体残疾患者带来福音。随着机器人技术的发展,融入机器人技术的外骨骼机器人、可穿戴系统和智能假肢是近年来国内外的研究热点。

(3)应用于老年疾病治疗。

患有帕金森、癫痫、脑卒中的老年人存在肢体活动障碍,病情发生时容易发生摔伤、烫伤等意外,因此对这些特殊老年群体安全的监护也是十分必要的。

佩戴可穿戴设备实现贯穿患者全周天的数据采集、监测,使得慢性疾病管理由被动的疾病治疗变为主动的健康监控,并对各项数据指标进行动态、智能、综合分析,使慢性病患者在接受药物治疗的同时,还能通过云端来实现病情远程监测、远程治疗方案调整、生活方式管理等功能,对病情控制有着非常重要的意义。

①可穿戴设备应用于心血管疾病。

传统的心血管疾病的监测有侵入式和非侵入式两种。对于日常监测来说,非侵入式的心电图(ECG)和多普勒心脏超声是检查心脏功能的主要手段。目前,24 小时动态心电图(Holter)是应用于临床比较成熟的可穿戴设备,它弥补了常规心电图不能动态监测的缺陷。但是其穿戴舒适性较低、带有导电凝胶的电极片可导致胸部皮肤过敏、溃疡等缺点限制了其在家庭日常监测中的应用。为满足人们对自身健康进行管理的需要,国内外研究者对可穿戴的健康监测系统进行了大量的研究,特别是 ECG 长期采集用的可穿戴系统。

②可穿戴设备应用于肺疾病。

慢性阻塞性肺疾病(COPD)及支气管哮喘的急性加重可以导致肺功能急速恶化、生活质量下降和死亡率升高。主动监测患者病情恶化的早期迹象并及早治疗尤为重要。远程健康项目旨在促进 COPD 及支气管哮喘急性加重期的早期识别和及时自我管理。对于这类患者,能够早期发现疾病进展,有利于控制疾病。可穿戴设备能够连续监测心率、脉搏、血氧饱和度和身体活动等,并记录能够检测咳嗽、呼吸音等特征的音频。这些信号可以用于预测分析,以检测肺功能早期恶化。加拿大多伦多大学进行了一项前瞻性队列研究,通过一种可穿戴系统,能够可靠地捕捉到近乎连续的患者呼吸频率、血氧饱和度、心率等数据,进行 COPD 早期恶化的筛选,研究结果证明了使用智能手表对 COPD 患者进行集中监测的可行性。

③可穿戴设备应用于糖尿病。

糖尿病是一组代谢疾病,其特征在于由胰岛素分泌缺陷或生物作用受损引起的高血糖症。长期血糖控制不佳,会导致各种器官组织尤其眼、肾脏、神经、心脏和血管等的损伤、功能障碍和衰竭。糖尿病的治疗效果在很大程度上取决于患者的自我监测和自我管理。目前市场上针对糖尿病患者的医疗管理产品有血糖监测设备、胰岛素注射器。其中血糖监测产品在血糖控制中具有重要地位,是其他治疗方式调整的参照基础,同时也可以避免风险事件的发生。传统的血糖监测是通过直接抽取静脉血或取手指血,再经生化分析仪分析监测,这些方法操作较麻烦且体验较差,尤其对于每天需多次监测血糖的糖尿病患者更是如此。由于血糖检测的波动性及瞬时性,传统方法的单点检测无法真实地反映人体血糖的水平。随着移动技术和传感器技术等相关辅助技术的不断发展,可穿戴式动态血糖监测产品应运而生。

随着生物医学工程、物联网和移动互联网的交叉融合发展,可穿戴设备为人类健康、医疗提供了新的模式,正在改变着人们的生活、健康和疾病防治的工作模式,已显示出强劲的发展势头和市场潜力。

第四节 智能健康管理挑战和未来发展趋势

一、智能健康管理面临的挑战

我国目前的健康管理实践,尤其以政府和事业机构来驱动和推动的健康管理实践,很多都是在推行理念和方法,而且这些方法目前还较少考虑成本效益问题,更多地是在研究健康管理的成本效果环节。

1.管理模式不成熟

在我国推行健康管理的重要原因之一是我国是一个人口大国,人口的快速老年化和医疗费用的急剧增长,将给我国的经济发展带来了一定压力。健康管理是目前公共卫生界为了减少今后疾病负担提前控制成本而积极探索的方法之一。

因此,在目前的理念和方法探索中,必须要探索当前开展的社会健康管理的成本效应与效益。只有有了较好的经济学效益,健康管理才能保持持久的活力。

2.经费投入不足

我国政府在医疗卫生支出方面的水平偏低,主要表现为政府医疗卫生支出占财政总支出和GDP的比重偏低、政府医疗卫生支出在卫生总支出中的比重偏低。

有数据显示,我国的医疗卫生支出占GDP的比重不但低于10.60%的世界平均水平,而且低于平均水平为5.28%的低收入国家;政府医疗卫生支出在医疗卫生总支出中的比重较低,且低于我国社会卫生支出和个人卫生支出在卫生总支出中所占的比重。因此,在医疗服务供给严重满足不了服务需求的情况下,有限的服务资源优先投入需求更迫切的医疗服务上,有效、规范的健康管理更难以开展。

3.人才短缺

长期以来,医疗服务高度专业化的模式使专科医生更多地注重疾病本身的处理,他们往往在疾病发展的中后期依赖药品、医疗设备等,在医疗机构内被动地为患者提供诊治服务。这不能满足疾病预防、慢性病长期治疗与方便患者就医等需求。

全科医学人才不足、从业人员素质不高是制约健康管理的瓶颈,而且大专院校对于全科医生的培养也跟不上基层医疗护理的需求,加剧了健康管理人力资源的短缺。全科医生的准入机制、补偿机制、规范认定机制还存在不同程度的问题,如缺少规范化的准入标准及相关的法律法规、缺少长远的全科医学发展计划与配套政策、缺乏可操作的全科医生职称制度等。基层全科医生的工作仍然侧重于传统的诊疗模式,每个全科医生团队每天诊疗患者数为400~500人。普遍反映,大量的诊疗时间消耗在询问一般情况和病史等问题,以及填写、补充全面的电子病历和开药上。医生诊疗的时间本就有限,很多时候即使是临床预防服务也无法认真完成。全科团队构成不合理,临床诊疗工作任务重等问题阻碍着健康管理工作的开展。调查发现,庞大且不断增加的慢性病患者是目前社区卫生服务中心的负担,医生的工作时间很大程度上用于就诊频次较高的慢性病门诊,尤其是开药上,而非用于药物治疗、分级管理、自我管理等更为有效的管理方式上。

健康管理人才缺乏是制约健康管理能力提升的一个瓶颈,人才匮乏导致的一个直接结果是健康管理的水平和能力薄弱,不能有效提供健康检测、健康咨询等服务。

我国目前健康管理师的培养和职业认证处于起步阶段,人数少、市场认可度还很低。目前,我国健康领域人才培养,除医生、护士之外,还缺乏培养健康管理专业型、复合型及应用型人才的模式和途径,健康管理学科体系并未建立,师资力量依然匮乏。

4.健康数据共享水平低

建立较为系统的、连续的居民健康档案,对开展健康管理工作意义重大。然而,我国历时十余年基于公共卫生体系建成的居民电子健康档案系统,因健康医疗数据共享水平制约,收效甚微,出现大量的"假档""死档"。目前,全国各地推进的全民健康信息平台以互连互通和健康数据共享为方向,期待此项工程最终能够助力健康管理。

5.民众意识有待提高

当前,相当一部分人普遍缺乏健康管理意识,导致慢性病长期治疗方案并未得到有效的实施,及时控制病情。大多数人的健康保健意识薄弱,不注重生命质量,等到疾病发生才去看病,不仅错过治疗的最佳时间,还会付出远超预防的费用。

二、未来发展趋势

当前,全球医疗卫生模式面临着由医疗医学向预防医学转换的过程,健康维持、健康促进的地位显得分外显著,健康管理的发展为医学模式发展提供新的尝试实践,它不仅可以更好地维护、促进健康,还可以有效地降低医疗费用,减轻社会医疗负担。以普通人群(包括疾病、亚健康、健康人群)为对象的区域健康管理模式,是目前国内外理论研究中比较受认可的模式。它的关键之处是将占人口比例最大的亚健康和健康人群纳入健康管理,并向他们提供可获得的、持续的、高质量的健康服务。

在面向全人群的宏观健康管理层面,欧美及日本等世界主要发达国家和地区纷纷采取措施,取得了显著的成就。我国卫生与健康领域面临新的形势与更高要求,党中央做出建设健康中国的战略部署,2016年10月印发的《"健康中国2030"规划纲要》,是今后推进健康中国建设的行动纲领。坚持以人民为中心的发展思想,牢固树立和贯彻落实创新、协调、绿色、开放、共享的发展理念,坚持正确的卫生与健康工作方针,坚持健康优先、改革创新、科学发展、公平公正的原则,以提高人民健康水平为核心,以体制机制改革创新为动力,从广泛的健康影响因素入手,以普及健康生活、优化健康服务、完善健康保障、建设健康环境、发展健康产业为重点,把健康融入所有政策,全方位、全周期保障人民健康,大幅提高健康水平,显著改善健康公平。

在面向个体的微观健康管理领域,健康管理将因精准医疗技术的发展而发生重要变化,精准健康管理的概念也应运而生。精准医疗是以个体化医疗为基础,随着基因组测序技术快速进步及生物信息与大数据科学的交叉应用而发展起来的新型医学概念与医疗模式。其本质是通过基因组、蛋白质组等组学技术和医学前沿技术,对于大样本人群与特定疾病类型进行生物标记物的分析与鉴定、验证与应用,从而精确寻找到疾病的原因和治疗的靶点,并对一种疾病不同状态和过程进行精确分类,最终实现对疾病和特定患者进行个性化精准治疗的目的,提高疾病诊治与预防的效益。

精准健康管理是运用精准医学的理念和技术,重点对个人或群体的健康危险因素进行更精准的检测、更科学的评估,达到对其健康干预更准确、健康管理更有效的目的。精准健康管理以预防治病为主,避免盲目健康干预和无效健康管理,实现减少不必要检查和获得最佳健康干预时效的作用。

本章小结

健康大数据实际上是在人们对自身进行日常健康管理的过程中产生和积累起来的。通过人工智能,人们不但可以对个体的健康状况进行精准的把握,而且还可以预测某些疾病的发生和流行态势,提早做出相应的应对措施。人工智能与健康管理的有机结合,有望人类防病、治病,使提高健康水平和不断延长预期寿命成为可能。

本章阐述了健康、健康管理及智能健康管理的概念,讲述了智能健康管理的内容,并对健康管理案例进行分析,又讲解了智能健康管理面临的挑战和未来发展趋势。

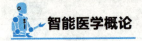

练一练

1. 结合所学知识,利用 WPS 或 Office 办公软件制作智能健康管理流程图。
2. 简述智能健康管理的概念及必要性。
3. 怎样进行健康信息的采集与评估?
4. 智能健康管理包括哪些内容?
5. 智能健康管理应用于哪些方面?
6. 智能健康管理面临哪些方面的挑战?

第七章　智能医药研制

思维导图

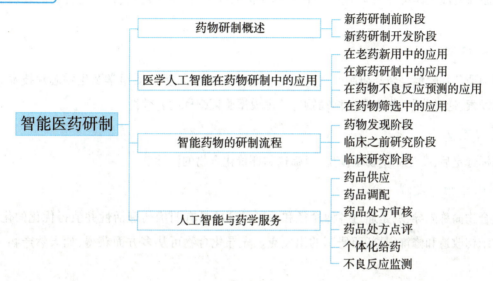

学思小课堂

党的二十大报告指出,"加快发展数字经济,促进数字经济和实体经济深度融合,打造具有国际竞争力的数字产业集群。优化基础设施布局、结构、功能和系统集成,构建现代化基础设施体系"。2022年2月,英矽智能利用人工智能发现的"特发性肺纤维化"候选药物,成为中国首个进入临床阶段的人工智能研发药物。这款全新靶点和机制的候选药物从靶点发现到临床前候选化合物,投入260万美元。而传统药物研制则需要投入几千万美元。借助人工智能,在药物发现和临床前阶段可节省40%～50%的时间,每年节省260亿美元;临床阶段可节省50%～60%的时间,每年节省280亿美元。占领智能医药研制的科技高地,可有效缓解人民群众吃药贵的现状。作为新时代青年,应在党的二十大报告精神的指引下不忘初心,砥砺前行,用真才实学为我国医药事业贡献力量。

第一节　药物研制概述

药物研制也称药物研发,是指从新化合物发现,经开发研究到临床研究,最后到新药成功上市的长期过程。药物研制是一项系统的技术创新工程,需要多学科、多领域展开技术性的密切合作,以保障药物安全、有效、稳定及可控。

药物研制分为新药研制前和新药研制开发两个阶段。药物研制两个阶段所研究的内容是大不相同的,所经历的时间也不一样,前者需要3~5年,而后者则可能需要6~10年,投入研发的费用也远远大于前期。

一、新药研制前阶段

新药研制前阶段也称为新药发现阶段。药物发现处于新药研制早期,是一项创新程度及偶然性极高的科研活动,失败率极高,不但需要极高的科研水平,而且投入巨大。在这一阶段,研发工作主要是寻找并确定针对某一疾病具有活性的先导化合物,主要内容包括作用机制的研究、大量化合物的合成、活性研究等。

新药研制前阶段大体可分为4个重要环节,即靶标的确证、模型的建立、先导化合物的发现和先导化合物的优化。

1. 靶标的确证

发现和确证药物靶标是新药研制的重要起点。利用基因组学、蛋白质组学及生物芯片技术等获取疾病相关的靶标线索,通过分子、细胞和整体动物等药理模型验证靶标的有效性。

2. 模型的建立

药物靶标选定后,要建立生物学模型,以筛选和评价化合物的活性。

3. 先导化合物的发现

先导化合物简称先导物,是通过各种途径和手段得到的具有明确药理活性并值得优化的化学结构,用于进一步的结构改造和修饰,是新药研制的出发点。先导化合物可从多方面获得,如天然产物、化学合成、生物合成等。

4. 先导化合物的优化

通过筛选和合理设计获得的先导化合物,往往存在选择性不够、作用强度较弱、药物动力学性质不佳或有毒副作用等问题,而不能直接用于临床,需要对先导化合物进行结构改造或修饰,以达到优化的目的,即先导化合物的优化。先导化合物经过优化得到候选药物,这意味着药物研制从研究阶段进入开发阶段。

二、新药研制开发阶段

新药研制开发阶段包括药物临床前研究和药物临床研究两个阶段。这里以FDA的管控流程为例,介绍新药研制开发各阶段的工作。

1. 药物临床前研究

药物临床前研究是药物研制过程中最为复杂的环节,是承上启下的关键阶段,其主要目的是针对已经确定的先导化合物进行一系列非人体试验的研究。这一阶段的工作完成后需要向政府监管部门提出临床试验申请,并接受技术审评,审评通过后方可进入下一研究阶段。此阶段工作内容包括药学研究、安全性评价、药物代谢动力学评价等成药性研究内容。

2. 新药临床研究申请

完成临床前试验后,向FDA提交新药临床研究申请。若在提交申请后30天内FDA未驳回,则该新药临床研究申请被视为有效,接下来可进行人体试验。新药临床研究申请需说明临床前试验的材料,如临床试验计划、地点、负责人、新化合物结构、投药方式、动物试验中显示的所有毒性情况、该化合物的生产制造等。整个新药临床研究计划必须由机构审评委员会(Institutional Review Board,IRB)审查和通过。申请者必须就新药临床试验的进展，每年向 FDA 和 IRB 汇报一次。

3. Ⅰ期临床试验

此阶段是在健康志愿者中开展，需要 20~100 名健康志愿者，大概需要 1 年。研究目的是临床药理学及人体安全性评价试验。观察人体对于新药的耐受程度和评价药物代谢动力学性质，为制订给药方案提供依据。

4. Ⅱ期临床试验

此阶段是在少数患者中开展，需要对 100~300 名相关患者进行研究，大约需要 2 年。研究的首要目的是确定药物在临床上的有效性，采用随机法进行对比研究。治疗作用进入初步评价阶段，为Ⅲ期临床试验研究设计和给药剂量方案的确定提供依据。

5. Ⅲ期临床试验

此阶段的临床试验通常征集 1 000~3 000 名临床和住院患者，研究或许分布在多个医学中心，此阶段持续约 3 年。在医生的严格监控下，进一步获得关于该药物的临床有效性、不良反应及与其他药物的相互作用等维度的数据。该阶段研究会使用安慰剂对照和双盲法试验。Ⅲ期临床试验是整个新药研发过程中最重要的一步。

6. 新药申请

完成以上三阶段的临床试验后，通过分析所掌握的数据，证明新药的安全性和有效性，便可向 FDA 提交新药申请。新药申请需提交之前收集到的所有资料。FDA 应在 6 个月内完成新药评审，但由于申请者众多且案牍巨大，超时评审也属于常态。

7. 批准上市

如果 FDA 批准新药上市，则该药物即可上市销售，供医生和患者使用。但是，仍然必须定期向 FDA 提交相关资料，包括副作用和质量管理的数据。对于某些药物而言，FDA 还会要求继续Ⅳ期临床试验，检测该药物可能出现的长期副作用。

8. Ⅳ期临床研究

某些药物上市后会继续受到监测，主要的监测数据是该新药被较大规模的人群使用后的临床疗效及有无不良反应。药物使用须知将根据该阶段的反馈结果进行相应的修订。若在该阶段发现了之前研究中没有发现的严重不良反应，FDA 则会强制要求该药下架。

药物研制从最初的实验室研究到最终摆放到药柜销售，需要经历一个极为漫长的研究、测试和审批过程，是多学科交叉、高难度、高投资、高风险、周期长的事业。

据塔夫斯大学药物开发研究中心的统计数据显示，目前每一款新药的研发成本大约为 26 亿美元，平均耗时 14 年，而且只有很小比例的新药获得批准。进行临床前试验的 7 000 多个化合物中，只 5 个能成为候选药物进入后续的临床试验，而最终获得批准上市的药物仅其中的 1 个。更有甚者，如抗阿尔茨海默病药物研制失败率高达 99.6%，导致国际制药巨头辉瑞公司停止阿尔茨海默病和帕金森治疗药物的研制。

在传统的药物研制中，通过海量筛选出几千个结构相似的候选化合物，然后通过高通量筛选、结构优化产生候选药物，只有少数几个通过临床前研究到临床研究，但最终能够获得批准上市的或许只有 1 个，甚至全部得不到获批。整个研发过程中带有明显的盲目性和偶然性，许多关键环节依赖实验试错，在每一环节都存在多种可能的风险，导致前功尽弃。降低药物研制的成本、缩短上市时间、提高成功率一直是医药公司迫切希望解决的问题。

第二节　医学人工智能在药物研制中的应用

药物研制是一个不断试错的过程，由于成本太高，越来越多的厂商开始研究新的算法模型，并将其应用在药物研制上。他们收集基因、蛋白质、药物、疗效和不良反应等数据，通过计算机软件进行运算，能更准确地发现新药，预测不良反应，并进行服药后跟踪随访，实现高效的药物挖掘。通过人工智能进行药物研制能大幅减少研发成本，缩短药物研制时长。

药物研制和医学研究的未来在于深度学习技术的运用。深度学习是人工智能的重要领域，能够模拟神经元在大脑中的相互作用。这使得新型的医学软件系统能够智能地处理大量数据，快速识别成功概率很高的候选药物。

人工智能药物研制系统可应用于药物开发的不同环节，包括老药新用、新药研制、药物有效性预测、筛选生物标志物、构建新型药物分子、研究新型组合疗法等，能够减少医药研制过程中人力、物力、时间等投入，降低药品研发成本。

一、在老药新用中的应用

新药研制对药物的有效性及安全性在不断提高，所需的各项成本将持续上涨，鉴于近年来新药临床研究失败率居高不下，寻找现有药物的新适应证已成为一种极具吸引力的能够优化药企成本/效益的新策略。老药新用即在老药的原适应证以外开发新用途。老药其实不仅限于现有已上市药物，还应该包含曾经或现在处于临床前或临床研究中的潜在候选物。

近年来，老药新用作为药物开发的新策略越来越受到重视，老药的大量新适应证逐渐被发现；同时，研究人员的开发经验和研究策略也得到了积累。在老药新用的研究工作中，人工智能通过自然语言处理和机器学习的方法，使得计算机算法能够突破句子结构的限制，并推断出药物与没有明确提及的疾病之间的联系。这样的推论虽然还不够成熟，仍然需要专家的仔细评估，但是它们已经提供了一个发掘老药新用机会的入口。关于疾病和药物机制的先验知识还可以帮助构建"智能的"筛选方式，因为这种方法可以找到特异性作用于相关通路的一小部分药物。除了选技术，许多新的数据分析技术也相继出现，这得益于数字时代中丰富的可用数据，这些技术都有助于推动更系统化的方法来实现药物的新用。文本挖掘方法的应用使得生物信息学家们可以通过已发表的科学文献寻找已知药物和疾病之间的联系，如图7-1所示。

系统性老药新用研究主流的方法逐渐转变为基于人工智能计算的方法，综合运用药物分子—靶标相互作用、靶标—疾病关联、信号通路和药理网络、疾病相关基因组学、临床监察及大数据健康记录等公开数据，将能够进一步减少老药新用研发过程的投入，提高新适应证命中率。

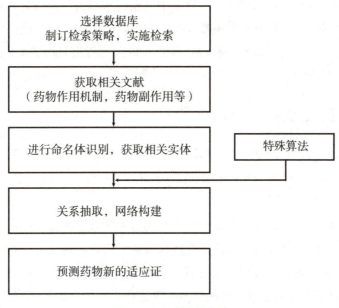

图 7-1　文本挖掘方法

二、在新药研制中的应用

在新药研制中,前期小分子化合物的发现和有关的临床试验都是新药研制中的主要难点。

如果前期工作做得不好,后续的临床试验失败的概率就会增加。试验能否顺利进行,很大程度取决于前期药物发现过程中是否选择了合适的化合物。候选化合物的发现过程对后期的临床试验起到关键作用,例如,过多的化合物需要筛查、中标物的毒性测定等。传统药物研制的具体流程如图7-2 所示。

化合物数量	100万	10万	100	1~2	1
药品研制过程	化合物库	药物筛选	中标药物评估	选择最优化合物	临床应用

图 7-2　传统药物研制的具体流程

目前,通过大数据的计算来模拟药品研发过程、降低研发成本及预测药品的效果,医学人工智能能在很大程度上避免代价高昂的临床试验的失败。研发人员通过应用医学人工智能技术,能够建立药物筛选模型、扩大筛选对象,以期发现目标化合物,提高药物发现的概率,辅助甚至替代传统的药物研制模式。其过程的关键部分是通过探究人体分子和细胞自身防御组织及发病机制,利用人工智能和大数据来推算人体分子潜在的药物化合物,从而产生更快、更多的新药创新。

以判断加强认知系统技术为例,其在运算的时候会涉及海量的相关数据,为了提高运算效率和能力,可以模拟发生在大脑皮质中的识别和学习模式,加快在不同信息源之间建立新的关系,从这些海量信息中提取能够推动药物研制的知识,提出新的可以被验证的假设,从而加速药物研制的过程。

目前,医学人工智能除了发现小分子化合物,也可分析小分子化合物,并用人工智能系统来指导数据的收集和临床试验的进行,进而参与新药研制的整个流程。

美国的 TwoXAR 公司与斯坦福大学的亚洲肝病中心(Asian Liver Center)合作,利用自己开发的计算机软件,分析遗传、药物、蛋白质组学和临床数据,为成年肝癌患者从 25 000 种候选药物中筛选出了 10 种可能的药物。Samuel So(Asian Liver Center 的主任)发现其中某些药物与实验室研究人员的预测相同,于是决定测试所有的 10 种药物。结果发现,其中效果最明显的一种药物能杀死 5 种不同的肝癌细胞,且不伤害健康细胞。斯坦福大学和 TwoXAR 公司所研发的药物获得美国 FDA 的批准只用了 4 个月。由此可见,医学人工智能对于新药的研发已初见成效。

三、在药物不良反应预测的应用

在使用常规治疗剂量的药物时,有可能会出现药物不良反应。不良反应与治疗无关甚至对人体有害,是一种不可避免的药理学反应。所有药物都有不良反应,有些轻微,有些较严重。现有药物的不良反应是可知的,但新药和组合药物的不良反应尚不可知。

维杰·潘德(美国斯坦福大学教授)团队通过深度学习领域中最新的分支——一次学习尝试新药研制,获得了一些成果。该团队曾成功开发出只需几百个数据点的一次学习算法,但新药研制所提供的数据点更少,因此,此次尝试在更少的数据点下进行算法设计。研发者先用以原子为基础的几何图形来代替药物的分子结构,将药物分子的特性变成算法可分析的信息。再让他们的算法学习不同化合物的毒性数据和已获批药物的不良反应数据。首先,算法学习 6 个化合物的毒性后,预测另外 3 个化合物的毒性。其次,算法学习 21 个药物的不良反应后,对另外 6 个药物的不良反应进行预测。结果显示,算法预测的准确性都比随机猜测的准确性更好。该研究成果发表在了 *ACS Central Science* 期刊上。

对于科学工作者来说,组合药物的不良反应预测也是巨大的挑战。虽然组成复合药物的几种单一成分的不良反应是已知的,但组合使用可导致原不良反应的加强或出现新的不良反应。

目前我们已知大约 5 000 种药物和 1 000 种不良反应,如果按这样推算,药物组合就可能产生近 1 250 亿种不良反应,但无法对这些药物组合逐一进行系统性研究。根据美国疾病预防中心的统计数据,在每 30 天里,美国人使用不少于 1 种药物的人数为 48.9%,不少于 3 种药物的人数为 23.1%,不少于 5 种药物的人数为 11.9%。

因此,找到一种较为方便的方法来研究药物不良反应,特别是组合药物的不良反应十分重要。斯坦福大学的计算机科学家齐特尼克·阿格拉瓦尔和莱斯科韦茨已成功研究出一种名为 Decagon 的新系统,能利用人工智能预测组合药物的不良反应。他们描述了人体超过 19 000 种蛋白质如何相互作用,以及药物与这些蛋白质之间的影响,同时利用药物和不良反应之间的 400 多万种关联,通过设计的算法进行智能学习和预测组合药物不良反应。其中的一些预测在临床中得到了证实。例如,Decagon 预测阿托伐他汀(一种胆固醇药物)和阿莫匹定(血压药物)组合使用可能会导致肌肉发炎,但是单独使用却不会。结果 2017 年有病例报告称该药物组合导致一种危险的肌肉炎症。

人工智能可帮助医生做出更明智的决定——决定使用哪种药物,还有可能为研究人员提供寻找新药物组合的途径,以帮助治疗复杂疾病,对于尚未进入动物实验和人体试验阶段的新药,也可以利用人工智能来检测其安全性。人工智能可以通过对既有药物的不良反应进行筛选搜索,由此选择那些产生不良反应概率最小和实际产生不良反应危害最小的药物进入动物实验和人体试验,进而节约时间和成本。

四、在药物筛选中的应用

药物筛选也称为先导物筛选。大多数情况下,药物研制人员会利用高通量筛选的方式无限扩大筛选对象,以期发现目标化合物,提高药物发现的概率。

由于不断试错的成本太高,越来越多的研发企业开始引入人工智能开发虚拟筛选技术,以增强或取代传统的高通量筛选过程,未来希望利用这种技术来缩小潜在药物分子的范围,从而节省后续测试的时间和费用。人工智能算法可以缩小相关蛋白质、药物和临床数据的范围,以便更好地预测那些有很大潜力可以作为药物靶标的蛋白质编码基因。

人工智能技术的核心是整合技术平台,此类平台可以结合临床医疗大数据、基因数据和药物的有效性及毒副作用等进行分析,同时对现有的药物和潜在的药物进行评估,进而达到快速筛选或设计出最有潜力的候选药物。对于药物筛选来说,医学人工智能技术平台的核心是结合基因数据、临床医疗大数据和药物的有效性及毒副作用等进行评价和分析。

AI制药公司Atomwise在分子结构数据库中应用筛选治疗方法,评估出820万种药物研制的候选化合物。该公司基于评估出的候选药物,再应用医学人工智能算法,不到24天就成功寻找出能控制埃博拉病毒的两种候选药物。

深度学习模型在药物发现和结构优化上都有优异的表现。化合物数据库是医学人工智能在新药筛选上成功的基础。一个优秀的化合物数据库可以给科学家提供尽可能多的研究对象,从而有机会发现更多的先导化合物。蛋白质担负着生命体的各种生理功能,是生物性状的直接表达者。蛋白质与小分子化合物的相互作用是进行药物设计的基础。在分子水平上,深入研究蛋白质与药物分子的结合机制,有助于为筛选和研发药效高、应用广及毒副作用小的新药,提供丰富的计算依据。研究人员可以利用医学人工智能来构建蛋白质和小分子的亲和力模型预测,以筛选有效的药物候选分子,有效缩短现有的实验流程并降低临床失败风险。

人工智能的药物筛选通过给出的致病蛋白质信息、小分子信息、蛋白质和小分子间的亲和力信息3种数据(它们分别代表:疾病、药物、药物和疾病能否结合),以此来预测致病蛋白与已知的小分子的亲和力和预测用于治疗疾病的药物,如图7-3所示。

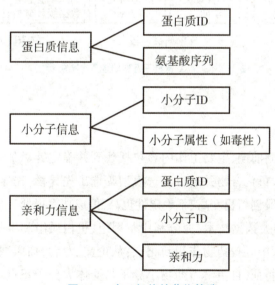

图7-3 人工智能的药物筛选

深度学习软件可以摄取、分析信息,找出关联并提出相应的候选药物,进一步筛选具有对某些特定疾病有效的分子结构。人工智能将大大加快药物研制流程,让患者得到最及时的治疗。

机器学习和大数据技术能够帮助化学家从庞大的化学分子库中搜索出更好的治疗药物。让·路易·雷蒙德(瑞士伯尔尼大学化学家)致力于使用计算机绘制出化学宇宙。目前,他已得到了世界上最大的分子数据库(包含1660亿个化合物的巨大数据集,GDB-17),包括由17个原子制成的所有化学上可行的有机分子。他将化合物宇宙分成多维空间,相邻化合物具有相关性质。雷蒙德团队通过寻找化合物之间的相似性,来识别某药物异构体是否具有治疗潜力。该团队可在3分钟之内通过软件搜索、分析数据库中的1 660亿个化合物,并提出候选药物。例如,雷蒙德通过一个已知的可以与烟碱乙酰胆碱受体结合的分子,找到了344种相关化合物;然后,他们合成了3个分子,发现有两个可有效地激活烟碱乙酰胆碱受体,同时也证明了它们可用于治疗老龄化引起的肌肉萎缩。

第三节 智能药物的研制流程

人工智能通过机器深度学习、大数据分析等手段模拟药物研制过程、预测药物的效果、精简药物研制过程、减少不必要的实验、降低后续临床试验的失败概率,可大大加速药物研制进程、提高研发效率和降低药物研制成本。人工智能可应用于药物开发的不同环节,包括靶标筛选、先导物发掘、合理药物设计、预测候选药物的ADMET(药物的吸收、分配、代谢、排泄和毒性)、评估通过人类临床试验的可能性、降低后续药物临床的失败概率等。此外,在药品上市后,人工智能也可通过大数据分析来优化药物研制的过程。根据在流程上的分布,我们将"人工智能+药物研制"的服务类型分成3类:药物发现阶段、临床前研究阶段和临床研究阶段,如图7-4所示。

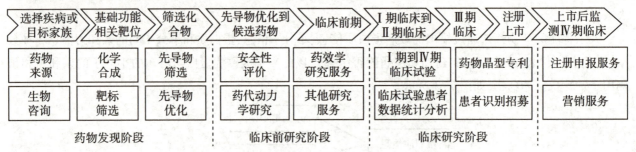

图7-4 "人工智能+药物研制"的服务类型

一、药物发现阶段

药物发现阶段处于药物研制前期,主要工作内容包括找到并确定针对某一疾病药物靶点,建立活性筛选模型,通过各种途径获得的大量化合物并通过筛选模型筛选出先导物,先导物经过优化得到候选药物可进入下一阶段的研究。这一阶段创新程度高、不确定性也高,但成功率很低。

人工智能运用机器学习和大数据技术,充分利用基因组、蛋白质组和生物信息学等研究结果,从基因组、蛋白质组和生物信息数据库中寻找药物作用新靶点;从论文、专利、临床试验结果的大量信息中提取出药物靶点和小分子药物的结构特征,自主学习药物小分子与受体大分子靶点之间相互作用机制,并且根据学习到的各种信息预测药物小分子的生物活性,设计出上百万种与特定靶标相关的小分子化合物,并根据药效、选择性、ADMET等其他条件对化合物进行筛选得到先导物;模拟靶点与先导物之间的相互作用,通过计算和分析两者间的亲和力大小及结合模式,从而进行先导物的优化和改造,增加药物与受体之间的作用强度,提高药物的生物利用度,最终成为发现新药的候选药物。

人工智能在药物发现中的应用使研究人员能够更快地找到并确定新的候选药物,从而以更高的成功率加速药物的发现。

1.靶标筛选

人类基因组、蛋白质组学、生物信息学的深入发展和现代生物技术手段(如质谱、X-衍射及生物芯片等技术)的综合应用推动了药物靶点的发现进程。以近期热门的肿瘤新药研发为例,人体所携带的癌症相关基因近500个,会产生将近1 000万个基因的变异,涉及10多条信号通路和60多个药物靶点,而且这些数字还在持续增加。

如果人工解读这些信息,必然会耗费大量时间,还会出现遗漏或误判。而人工智能能实时抓取和动态学习更新,尽量穷尽肿瘤靶点的知识库。首先对患者的生物标本(如乳腺癌切片)进行基因测序,这些生物指标数据将与患者的已知病史结合起来送入人工智能平台,再利用数万个数据点建立起健康及患病组织的不同模型,最后人工智能算法找出横跨这些模型的生物标志物或药物靶点。

运用这样的方法找到药物研制抗癌药物 BPM31510 的生物标志物已取得成功。Berg Health 公司的人工智能辅助开发的第一款药物 BPM31510 是一种由在细胞代谢中发挥关键作用的酶制成的化合物,主要从1 000多位患者的健康组织和癌组织样本中提取生物数据,然后由人工智能算法对这些数据进行处理和分析并研制成的药物。目前该药已经进入临床测试阶段,可以重组癌细胞的新陈代谢,重新教会癌细胞如何死亡。

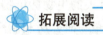 拓展阅读

Watson 的超级计算能力已用于研发新型抗癌药中,其核心技术是:分析大量公开的可用数据以及公司的数据,不断假设药物靶点,然后实时交互得到有证据的结果,主要用于免疫肿瘤领域新药物靶点的发现,组合疗法的研究,和患者的治疗策略。成功案例为:IBM Watson Health 和辉瑞签署协议加快研发新型抗癌药,已经有化合物在临床试验阶段用于帕金森症。博格公司已研发出一种人工智能平台来快速筛选患者的组织样本,以寻找潜在的药物靶点。研究人员首先将对来自健康供体的样品和各种乳腺癌亚型的样品进行基因测序,从而对存在于癌细胞和正常细胞中的突变、蛋白及细胞建立基因组信息。这些数据将与患者的已知病史结合起来送入人工智能平台,并利用数万个数据点建立起健康及患病组织的不同模型。该平台的算法最终将找出横跨这些模型的分子签名中的热点。这些热点可代表生物标记或药物靶点。

2.药物发掘

药物发掘也称先导物发掘。计算机技术模拟手段的提高及人工智能技术的逐渐成熟,使药物研制进入合理化药物设计阶段。依据生物化学、分子生物学、遗传学、信息学和计算化学的成果,针对这些研究所揭示的酶、受体、离子通道等潜在的药物设计靶点,再参考其他类源性配体或天然底物的化学结构设计出合理的药物分子,从而能够发现作用于特定靶点的新药。

在药物研制过程中,人工智能利用机器学习和大数据技术,从论文、专利、临床试验结果的大量信息中提取出药物靶点和小分子药物的结构特征,根据已有的药物研制数据提出新的可以被验证的假设,自主学习药物小分子与受体大分子靶点之间相互作用机制,并且根据学习到的各种信息预测药物小分子的生物活性,设计出上百万种与特定靶标相关的小分子化合物,并根据药效、选择性、ADMET 等其他条件对化合物进行筛选。

对筛选出来的化合物进行合成并经过实验检测,然后把实验数据再反馈到人工智能系统中,用于改善下一轮化合物的选择。经过多轮筛选,最终确定可用于进行临床研究的候选药物。人工智能的使用大大加速药物研制的过程,并对新药的有效性和安全性进行预测。

发现新先导结构的速度越来越快,并注重成功率,将发现药物的失败因素控制在先导结构的发现阶段,能大大节省了药物研制的时间和经费。世界制药巨头葛兰素史克借用 Exscientia 公司的人工智能技术搜索 10 个疾病相关靶点的候选药物,目的在于减少识别疾病干预靶点分子所需的时间,即从现在平均 5.5 年到今后的 1 年。通过运用人工智能,能够大幅缩短原本需要 2~3 年的新药候选物的寻找时间。如果人工智能还能剔除可能出现副作用的新药候选物,那么将有望提高新药开发的成功率。

(1) 应用人工智能快速筛选和组织数据。

人工智能还能应用于医学研究的数据库来快速筛选和组织数据。利用深度学习软件摄取、分析信息,找出关联并提出相应的候选药物,从而筛选出对某些特定疾病有效的分子结构。通过深度学习与自然语言处理,能理解和分析大量的生物科学信息,如文献专利、基因组数据、生物医学期刊和数据库每天上传的 10 000 多份出版物。

BenevolentAI 是英国的一家人工智能公司,公司旨在将人工智能应用于医学研究的庞大数据库以快速筛选和组织数据,并且有一个"小目标":用人工智能颠覆整个药物研制过程。目前,该公司已经获得了一定数量的临床阶段的新药物,以及相关专利的独家许可证。

被誉为 2018 全球人工智能百强公司的 Insilico Medicine 公司收集了大量不同年龄段的健康和患病人群的多组学数据,并且利用机器学习对这些数据进行综合分析,从中找出与衰老和疾病有关的生物标记物,并且根据这些数据寻找上市药物的新功能,发现新的抗衰老药物。该公司的另一项业务是与研究所和制药公司合作,利用自身对深度神经网络机器学习的专长,帮助他们进行药物研制、发现生物标记物和开发研究抗衰老的新工具。

法国 Pharnext 公司的人工智能药物发现模式 PLEOTHERAPY 代替了传统药物研制早期阶段,不是从头开始研制化合物,而是通过充分发掘上市药品的药效,将这些药品以特殊的比例组合,利用它们的协同作用,得到全新的治疗药。此模式能够显著缩短研发的时间和减少资金消耗,并能以更低花费得到更加安全、有效的药品。

(2) 虚拟高通量筛选技术应用于药物先导结构。

计算功能强大的超级计算机在计算生物学和药物设计中的应用,给药物先导结构的发现带来了新的机遇,特别是虚拟高通量筛选技术(High Throughput Virtual Screening,HTVS),一种并行分子对接技术的发展,使得药物分子设计无论速度还是成功率都有了突飞猛进的提高。将 HTVS 作为发现药物先导结构的核心技术,许多公司的发展给出了许多药物研究成功的经验。

美国结构生物信息公司(Structural Bioinformatics Inc.,SBI)利用 HTVS 方法为美国 Johnson 和日本山之内制药株式会社(Yamanouchi)等制药公司,设计了一系列先导化合物,在药物设计和新先导化合物发现研究领域处于国际领先地位。IBM、Informax、Johnson 和 Yamanouchi 等计算机、生物信息和制药公司纷纷投入大量资金给 SBI,用于新药研究。

英国生物科技公司 Protherics 发展了高通量虚拟筛选方法,目前正用于针对雌激素受体筛选一百多万个化合物的数据库。

美国的 Locus Discovery Inc.(LDI)成立于 1999 年,是一家发展较好的药物设计公司,也是一家新的计算药物设计公司。其核心技术是 HTVS 和计算蛋白质组方法,利用这些方法为大制药公司设计先导化合物。LDI 仅用两年时间,即得到了具有促进血红细胞生长功能的小分子化合物和高活性的抗 HIV 分子。这些实例说明,HTVS 方法将会在创新药物研究中发挥更大的作用。

3. 合理药物设计(药物优化)

药物分子必须分布到受体生物大分子部位并与受体结合,才有可能发挥作用。使用计算机分子模拟软件,模拟生物大分子与先导物之间的相互作用,研究与药物结合部位的静电场、氢键分布、疏水场、整体构象、化学结构特征等描述符。依靠这些描述符通过计算和分析两者间的亲和力大小及结合模式,从而进行先导化合物的优化和改造,增加药物与受体之间的作用强度,提高药物的生物利用度,最终成为发现新药的候选药物。

药物的构效关系是指药物的化学活性与药效的关系。最早期的构效关系研究以直观的方式定性推测生理活性物质结构与活性的关系,进而推测靶酶活性位点的结构和设计新的活性物质结构。随着信息技术的发展,以计算机为辅助工具的定量构效关系成为构效关系研究的主要方向,定量构效关系也成为合理药物设计的重要方法之一。根据药物的化学结构对生物活性的影响程度,宏观上将药物分为非特异性结构药物和特异性结构药物。前者的生物活性与结构的关系主要是由这些药物特定的性质决定的。而多数药物,其化学结构与活性相互关联,药物一般通过与机体细胞上的受体结合然后发挥药效。

当前已经有很多软件可以将化合物的构效关系分析的过程在计算机上模拟,并对化合物可能的活性做出预测,进而对最有可能成为药物的化合物进行有针对性的筛选,从而可以极大地削减药物挖掘的时间。

Peptone 公司使用人工智能来预测蛋白质的特性,以降低蛋白质设计的复杂性,检测生产和表征问题,并发现新的蛋白质特征。

美国的生物治疗技术公司 Virvio 基于人工智能的抗流感蛋白质,使用人工智能对合成生物疗法进行了优化。这种生物疗法易于制造,耐储存并优于已知的抗体。目的是基于已知疗效的单克隆抗体,研发更安全、更有效的生物替代品。该公司已经研制出一种附着在病毒表面的抗流感微型黏合剂,用于解决哮喘和流感等多种疾病问题。该微型黏合剂是一种小型结构蛋白,其设计完全满足分子靶标和适应证的要求,同时具有小分子药物的超稳定性和可制造性。

4.人工智能预测小分子药物晶型结构

药物晶型对于制药企业十分重要,其不仅决定小分子药物的临床效果,还具有巨大的专利价值。简单来说,药物晶型专利是药品化合物专利之后的最重要的专利,是原研药企业阻止或推迟仿制药企业在其化合物专利过期后将仿制药推入市场的重要筹码。药物晶型专利可以延长药物专利 2~6 年,对于重磅药物而言,则意味着数十亿美元的市场价值;对于仿制药企业而言,通过规避晶型专利,便可在原研药的化合物专利过期之后立即销售产品,通过低价策略迅速抢占市场。

以常见的利用药物晶型专利狙击仿制药的策略为例。假设某种小分子药物在 2016 年完成了特定化合物的专利申请,专利于 2036 年到期。处方前研究于 2022 年开展,药企接着申请该药的晶型专利。产品于 2026 年上市,市场反响极好,仿制药企业决定跟进。但即使到了化合物专利解除的 2036 年,仿制药企业仍然无法使用原料制药,必须等到 2041 年晶型专利过期。如此一来,晶型专利又为原研药企阻挡仿制药进入市场延长了 5 年,该药企可获得更高收益。

为了解决这类痛点,出现了一些数字化创新手段。以初创公司晶泰科技为例,这是一家为全球创新药企提供药物晶型设计服务的公司,主要提供药物晶型预测和晶型专利保护服务,帮助药企提高研发效率,降低药物的质量风险和专利风险。该公司自主研发的 FACES 系统,结合人工智能和云计算,在云端高效地动态配置千核的药物晶型,30 天内可以把一个小分子药物的所有可能的晶型全部预测。相比传统药物晶型研发,晶泰科技提供的解决方案让制药企业再也无须担心由于实验搜索空间有限而漏掉重要晶型,可以更加自如地应对来自仿制药企的晶型专利挑战。此外,晶型预测技术也大大缩短晶型开发的周期,更有效地挑选出合适的药物晶型,减少成本。

二、临床之前研究阶段

制药公司、创业公司和研究机构应用人工智能够更好地进行候选药物的预测。深度学习神经网络可以分析化合物的构效关系,识别医药化学中的基础模块,并用于新药发现和评估新药风险。

借助人工智能,可以进一步提升药物的构效关系分析速度。当成千上万个化合物可能对某个疾病显示出某种疗效,但对它们的安全性又难以判断,这时,可以利用人工智能快速挑选最具安全性的化合物,作为新药的最佳备选者。对于尚未进入动物实验和人体试验阶段的新药,也可以利用人工智能来检测其安全性。每一种药物作用的靶向蛋白和受体都不专一,如果作用于非靶向受体和蛋白,就会引起副作用。人工智能可以通过对既有的近千种已知药物的副作用进行筛选搜索,以判定其是否有副作用或副作用的大小,由此选择那些产生副作用概率最小和实际产生副作用危害最小的药物进入动物实验和人体试验,从而大大增加成功的概率,节约时间和成本。此外,利用人工智能还可模拟和检测药物进入体内的吸收、分布、代谢和排泄、给药剂量—浓度—效应之间的关系等,让药物研制进入快车道。

1.候选药物药效学研究服务

人工智能技术已经介入药学研究中并取得了显著的成绩和进展。其中,作为人工智能的重要分支,人工神经网络技术的应用尤为出色。药学领域广泛应用于定量药物设计、药物分析、药物动力学和药效学方面。例如,用于预测药物效应,采用神经网络预测阿芬太尼对心率的影响,对用药后 180~300 分钟的药物效应取得了较好的预测结果(平均相对预测准确度达 78%)。分析群体药物动力学数据,以获知群体药物动力学特征和不同人口统计因子对药物行为的影响,对临床用药具有指导意义。

2.候选药物安全性预测

Atomwise 是一家药物挖掘与人工智能结合领域比较有代表性的初创公司,核心技术平台称为 AtomVet,这是一种深度卷积神经网络,通过自主分析大量的药物靶点和小分子药物的结构特征,学习小分子药物与靶点之间相互作用规律,并根据学习到的规律预测小分子化合物的生物活性,减少研究人员花费合成和测试化合物的时间从而加快药物研制进程。这家公司通过与 IBM 超级计算机合作,通过分析数据库,并用深度学习神经网络分析化合物的构效关系,于药物研制早期评估新药风险。

早在 2015 年,Atomwise 公司宣布寻找埃博拉病毒治疗方案有一些进展,在为时一周的时间内,从已有的药物中找到两种或许能抗击埃博拉病毒的药物。总的来讲,Atomwise 的商业模式是为制药公司、创业公司和研究机构提供候选药物预测服务。公司成立以来,已经与斯坦福大学、Scripps 研究所等著名科研机构合作开展了 27 个药物研制项目。

Molplex 公司的人工智能技术平台 Opiplex,能从大数据中提取疾病和化合物之间的联系,预测潜在药物的有效性和毒副作用,帮助选择最佳的候选药物。人工智能是目前世界上最热门的科技话题之一,在大数据、云计算及深度学习等多个方面均取得了突破。当新药研发遇到人工智能,通过数据生成假定药物,显示出更快、更有效开发新药的潜力。深度学习能进行非常详尽的数据分析,学习药物的毒性数据后能对新药的副作用进行预测。

3.候选药物药代动力学研究

一些公司的创新药物设计平台运用基于机器学习技术来模拟小分子化合物的药物特性,如靶点结合能力和特异性、药物动力学和药物代谢特性,以及毒副作用。这一平台通常的药物筛选流程会依据特定的药物活性、特异性和 ADMET 模型,从包含 1 M 个模拟化合物的化合物库中选出 2 500 万个化合物进行模拟测试。这个过程只需要一周就可以完成,每个模拟化合物的测试成本为 0.01 美分。化学家会对测试结果进行分析,挑选出最有希望的模拟化合物进行合成与实验。实验结果用于修正和改良模拟的准确性,随着这个过程的不断循环,模拟系统给出的候选化合物将越来越有针对性。

三、临床研究阶段

GNS Healthcare 公司使用人工智能将不同的生物医学和保健数据流,转换成代表个体患者的计算机模型。研究人员通过揭示个体患者的最佳健康干预措施,进行提供个性化医疗。PathAI 公司使用人工智能来改善病理分析,以确定将受益于新型疗法的患者。Trials.ai 公司使用人工智能来优化临床试验研究设计,使患者更容易参加临床试验,消除不必要的临床操作负担。

1.患者识别与招募

制药公司面临的一个难题是招募合适的志愿者。在实际过程中,大多数临床试验不得不大幅延长时间,是因为在原定时间内很难招募到足够数量的志愿者。这类问题并不罕见,根据拜耳的数据,90%的临床试验未能在指定时间内招募到足够数量的患者,通常而言,所耗费的时间是指定时间的两倍左右。根据塔夫茨研究,药物研制的成本极为巨大,每增加一天便会产生约 37 000 美元的运营成本,预计收入损失 110 万美元。以往,招募志愿者主要依赖海报、在线广告和医生办公室的传单。根据调研,运用这些传统方法,27%的美国临床研究因为没能招募足够的合适的志愿者而搁浅。

目前,数字健康设备提供了新的选择,技术的提升也把招募的成功概率提升了。2016 年,Biogen 公司进行了一项研究,在使用 Fitbit 智能手环追踪多发性硬化症患者的活动中,结果显示,24 小时内便成功招募了 248 名患者,其中 77%的人完成了后续研究。这项实验显示,有一小部分可穿戴设备使用者非常愿意自我量化,并分享他们的生理数据。

使用数字健康设备招募大量的志愿者参加临床试验正在成为趋势。例如,西奈山伊坎医学院采用苹果公司的 Researchkit 开源医疗研究平台开发了一款应用程序。该应用程序通过 iPhone 招募哮喘患者参加大型临床研究,最终超过 5 万人下载了该应用程序,约 8 600 人参与了临床试验,同时不需要和研究人员产生任何面对面的接触。这种利用应用程序招募志愿者的方式也大大扩展了临床研究所能覆盖的地理范围。在过去类似的临床试验中,如果需要参与者去某处的研究中心,则该批参与者几乎全部是附近的居民。而为了确保参与者的地理多样性,往往得耗费很大的成本在多地区建立研究中心,这无疑需要更多的研究人员和更高的预算。从参与者的角度而言,以往很多临床试验是侵入性的,而移动医疗和传感器的进步使参与者感到更舒适,因为基本是非侵入性的。

另外,采用应用程序和可穿戴设备进行临床试验的招募,对于慢性病患者和居住在偏远地区的人群更有吸引力。例如,在涉及阿尔茨海默病的临床试验中,招募(参与)者一直是非常困难的。数字医疗设备和Researchkit 带来的变革是显著的,成本的降低尤为明显,过去,这类招募往往花费 10 000 美元招募几百名参与者,而现在仅需 1 000 美元便能招募数千名参与者。Deep 6 AI 公司使用人工智能分析医疗记录,可以找到临床试验的患者,这将有助于加速招募患者,以更快地完成临床试验。Mendel.ai 公司使用人工智能通过个人病史和遗传分析使癌症患者自动与临床试验匹配,加快癌症治疗的临床试验注册。

2.服药依从性管理

美国纽约的智能医疗助理开发商 AiCure 公司使用人工智能通过智能手机直观地确认服药,允许研究人员在临床试验中改善服药依从性。Brite Health 公司使用人工智能来分析结构化和非结构化的临床试验参与者数据,允许研究人员通过个性化沟通降低临床试验失访率。

Athelas 公司采用了深度学习和机器视觉,使用视觉来快速分析血细胞并产生诊断报告,只需通过几滴血,就能在几分钟之内识别白血病、感染、炎症等。这款设备还可在一滴血中分析癌症生物标志物。研究人员利用生物标志物监测平台和数百万患者数据点可对肿瘤药物研制进行优化。

AllazoHealth 公司成立于2011年,致力于帮助患者更好地管理自身健康,减少因用药非依从性造成的大量医疗花费。公司开发的 AllazoEngine 面向医疗保险公司、美国医药福利机构、医疗问责机构等,将行为学研究、先进的预测分析方法、数据结合在一起以预测医药非依从性,之后为每一个患者提供最行之有效的干预策略。该平台对病患是否按时吃药的预测准确度高达97%。

3.患者数据收集

一旦临床试验开始,研究人员必须定期收集参与者的数据,以确定药物的影响和监测潜在的不良事件。传统的临床试验数据采集和数据管理对临床试验本身产生的负面影响有以下3个方面。

(1)新药研制的投资巨大,但成功率并不高。其主要的解决方式是大量筛选候选化合物,并时刻关注其疗效和毒性。若发现该化合物存在某种严重缺陷,则立即停止,以便控制研发和支出。

(2)由于受试对象必须有一定代表性,而且总体数量有限,目前流行的新药临床试验很多会联合多个实验中心同步进行。这会涉及不同实验中心之间的信息传递,纸质化的临床试验数据采集手段会造成横向沟通的成本增大。

(3)药物临床试验进入Ⅲ期和Ⅳ期后,不良反应成为检测的重点,纸质化的信息采集和沟通可能均会对患者和研发进程造成负面影响。若遇到意外状况,医生开展抢救治疗,就必须明确知晓患者的病理、用药历史、过敏反应和禁忌,纸质化的信息采集模式不利于此种突发状况。

临床试验数据采集和管理会直接影响药物研制临床试验的质量。信息化水平的提升可以有效减少药物研制的时间,缩短新药上市的流程,从而节省相应的成本。从1995年起,美国、日本和欧洲的生物制药公司和医药研制合同外包服务,逐步由传统的纸质化临床数据采集和数据管理模式转向电子化的临床数据采集和数据管理。基于临床试验数据采集的多阶段数据分析使得决策更加快速,方便研究人员扩大样本量和样本的地域范围、对不同组别的样本分配比例进行调整、再次估计样本量、改变实验组、停止实验等。此外,对志愿者而言,临床试验数据采集对不良反应的数据反馈更加及时,可以更好地保护志愿者的健康状况。

第四节 人工智能与药学服务

人工智能可以从药品供应、药品调配、药品处方审核、药品处方点评、个体化给药、不良反应监测等方面协助药师的工作,使药学服务更加高效,更加精准化和智能化。

一、药品供应

在药品供应领域,从药品生产到药品出厂,再到药品进入商业公司,然后进入医院,人工智能在物流领域发挥着重要作用,同时利用独特的大数据优势可以对临床所需的药品种类及数量进行分析。利用人工智能,可以维持整个药品供应领域的供需平衡,如哪些药品需求量大、哪些药品市场处于紧缺状态。随着国家对药品两票制的执行,人工智能在两票制的监管方面发挥着不可替代的作用。

二、药品调配

无论在医院的门诊药房还是在住院药房,用机器进行药品调配都已经不是新鲜事。通过设定相应的操作程序，机器就会准确无误地将处方上的药品调配在一起，这不仅节省了大量的人工劳动，也使药品调配的差错率大大降低。这说明人工智能已经能取代药师的机械化劳动而用于药品调配。

三、药品处方审核

处方审核是处方调配的重要环节，药师需根据已有的药学知识，对处方的规范性和适宜性进行审核。审核处方的规范性包括逐项检查处方的前记、正文和后记书写是否清晰、完整，并确认处方的合法性。最关键、技术含量最高的是对处方的适宜性进行审核，包括以下6个方面。

(1) 处方用药与临床诊断的相符性。
(2) 选用剂型与给药途径的合理性。
(3) 剂量、用法和疗程的正确性。
(4) 是否有重复用药现象。
(5) 对于需要做皮试的药物，处方上有没有标明皮试结果。
(6) 处方上的药物之间是否存在不良的相互作用和配伍禁忌。

药师在对处方进行审核的过程中，可能会因药师的主观原因或掌握药学知识的能力或素质的不同，造成对不规范处方或不合理处方的遗漏，对患者的人身健康造成危害。人工智能不仅是一个集合了无数药学知识点的机器，同时能将这些药学知识点进行整合，并且根据患者的情况进行处理，在药师的指导下工作，又能够弥补药师的不足，提高了处方审核的效率和准确性。

四、药品处方点评

处方点评是根据国家有关处方的法律法规和相应的技术规范，对处方的规范性、用药适应证、药物选择、给药途径、用法用量、药物相互作用、配伍禁忌等进行综合评价，以提高处方质量，促进合理用药。

传统的处方管理模式，大多以实时提醒督促医生合理用药，缺乏完善的多层次回顾式的处方监察管理系统，对于大量的医生处方只能每月随机抽取100张或1%的处方进行点评，没有统一标准对不合理用药进行评价，缺乏说服力和权威性。

通过人工智能，建立起处方点评的自动化模式，不仅可以实时对抽样处方点评，还可涵盖医院所有处方点评细节；不仅可对处方抗菌素、注射剂等用药的情况统计、点评，还可增加安全用药模块。对不合理处方的点评项目包括：联合用药不适宜、重复给药、配伍禁忌、是否会产生药物不良反应(ADR)及潜在的具有临床意义的药物相互作用。

五、个体化给药

Berg Health 公司成立于2006年。该公司的 Interrogative Biology 技术平台对从患者样本进行高通量质谱分析，获得患者的基因组、蛋白组、代谢组及线粒体功能等多方面的信息。这一过程可以从一个患者样本中获得上兆个数据点。这些数据与患者的临床信息相结合，通过人工智能分析，详细描绘出患者体内生物系统个体化状态。根据这些信息，研究人员可以进一步发掘与疾病相关的生物标记物，检测手段和治疗方法。

六、不良反应监测

随着监管的加强，药物上市后会继续受到监测，主要监测数据是该新药被较大规模的人群使用后的临床疗效和不良反应。制药公司将在药品上市后继续证明治疗的好处,而临床Ⅳ期的研究仍然非常重要。持续的临床研究需要与患者保持持续接触,制药公司也要收集每个参与者的数据。

数字医疗设备有利于长期监测,例如,多发性硬化症患者每年需要看病两到三次,而每次问诊仅15分钟。利用可穿戴设备,可以有效地监测患者的多发性硬化症症状,监测内容包括完整的身体和心理评价、症状的演变、耐受性和治疗变化等。

Biogen公司使用基于iPad的神经系统评估工具来减少成本,更好地跟踪患者每天的疾病变化。该款程序经过FDA临床验证,提供了可量化的信息。根据评估结果,医生能够更好地识别因素的变化,药企能够更深入地识别哪些患者在服药后疗效最好,哪些患者产生了副作用。可穿戴的数字医疗设备可以帮助制药公司在药物上市后,继续跟踪年龄、性别、疾病等因素和药物的相互作用。

本章小结

人工智能通过机器深度学习、大数据分析等手段模拟药物研制过程、预测药物的效果、评估临床风险、优化临床试验、实现规模化个性化医疗、降低药物开发成本,缩短上市时间并提高新药成功的可能性。本章对药物研制进行了概述,新药研制经过研制前阶段和研制开发阶段;讲述了医学人工智能在药物研制中的应用,如在老药新用中的应用、在新药研制中的应用、在药物不良反应预测方面的应用、在药物筛选中的应用等;又讲解了智能药物的研制流程,药物发现阶段、临床之前研究阶段和临床研究阶段。

练一练

1.运用网络爬虫软件采集智能医药研制信息,从采集器中搜集并进行筛选,得到关于"医药研制"方面的信息,再对信息进行分析,制订一份医药研制各个阶段的详细流程图。

2.新药研制前阶段分为哪几个重要环节?

3.新药研制开发阶段需要做哪些工作?

4.简述医学人工智能在新药研制中的应用。

虚拟现实技术篇

本模块为人工智能技术篇,主要讲解虚拟现实技术的相关知识及其应用,以及三维建模工具 3ds MAX 和三维开发平台 Unity 3D,包括以下五章内容。

第八章 虚拟现实技术在医学领域中的应用
第九章 虚拟现实的核心技术
第十章 虚拟现实的输入与输出设备
第十一章 3ds MAX 三维建模
第十二章 Unity 3D 三维开发平台

通过本模块的学习,学生应了解医学领域虚拟现实技术的实现方法及研究关键点,掌握增强现实在医学领域上的应用,掌握虚拟现实的核心技术及其输入与输出设备,掌握三维建模 3ds MAX 的基本操作及实例应用,掌握三维开发平台 Unity 3D 基本应用及其实现过程。

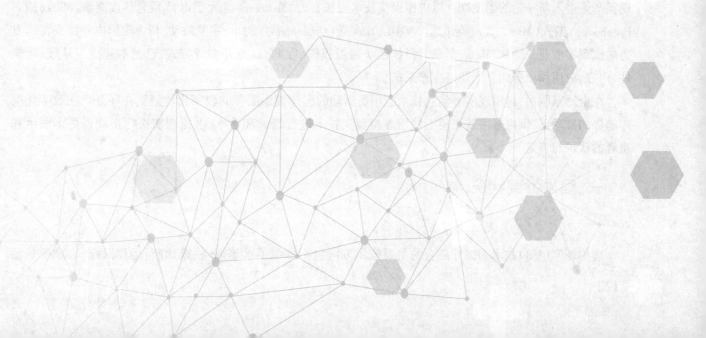

第八章 虚拟现实技术在医学领域中的应用

思维导图

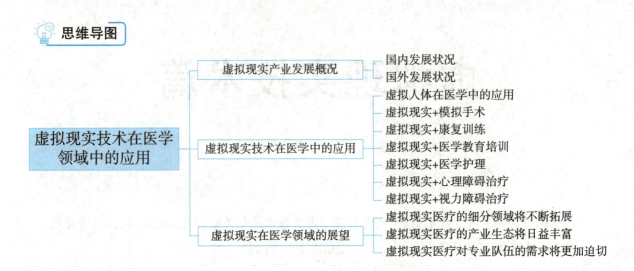

学思小课堂

党的二十大报告指出,"实现高水平科技自立自强,进入创新型国家前列"。作为新一代信息技术的重要前沿方向,虚拟现实将深刻改变人类的生产生活方式和医疗方式。通过学习虚拟现实在模拟手术、康复训练、医学教育培训、医学护理、心理障碍治疗、视力障碍治疗等医学领域的应用,学生要在党的二十大报告精神的指引下,提升学习热情,强化民族自豪感和责任感,奋发有为,努力成为有真本领的复合型人才。

第一节 虚拟现实产业发展概况

虚拟现实核心技术产品日臻成熟与非接触式经济需求高涨双轮驱动虚拟产业高速发展,使得全球虚拟现实产业进入新一轮的爆发期。以虚拟现实技术为核心的"Metaverse(元宇宙)"概念热度高涨,Meta(原名Facebook)、微软(Microsoft)、英伟达(NVIDIA)、高通(Qualcomm)、腾讯、字节跳动、华为等国内外巨头持续发力虚拟现实产业。微软、Meta、苹果等科技巨头通过投资、收购、自主开发等方式,已基本建立了从硬件、软件、内容、应用和服务的全产业链生态系统。

在全球范围内,虚拟现实等信息技术应用所驱动的医疗健康服务的数字化转型正在展开。在数字化医疗趋势的推动下,国内外医院正逐渐使用虚拟现实技术进行培训和手术,虚拟现实医疗正获得更多医生和患者的认可与肯定。

一、国内发展状况

1. 国内虚拟现实医疗发展现状

虚拟现实(VR)技术与医疗融合的主要应用方向包括虚拟手术培训、临床诊断、远程医疗、心理疾病治疗、康复训练、产品研发等。在模拟手术领域,经验丰富的外科医生可以利用虚拟手术室学习和探索新技术,或者进一步掌握具体手术操作步骤。在培训领域,医学生能够以身临其境的方式学习人体解剖、临床等相关知识。

自从2018年底工业和信息化部发布《关于加快推进虚拟现实产业发展的指导意见》以来,我国虚拟现实产业发展迅速,核心技术不断突破,产品供给日益丰富,应用创新生态持续壮大,已经形成较为完整的虚拟现实产业链条。国家政策红利、5G快速商用化、非接触式经济的新需求等利好因素推动我国虚拟现实行业应用加速落地。

2022年10月,工业和信息化部、教育部、文化和旅游部、国家广播电视总局、国家体育总局印发的《虚拟现实与行业应用融合发展行动计划(2022—2026年)》提出,到2026年,我国虚拟现实产业总体规模(含相关硬件、软件、应用等)超过3 500亿元,虚拟现实终端销量超过2 500万台,以虚拟现实核心软硬件突破提升产业链韧性,为制造强国、网络强国、文化强国和数字中国建设提供有力支撑。

2.国内增强现实医疗发展现状

增强现实(AR)技术与医疗融合的主要应用方向包括医学教育、中医药教育、辅助手术、远程医疗、医疗检测等。国内科技公司现有的AR医疗产品主要应用于医院和第三方实验室,包括硬件、应用软件等。

在医学教育方面,已经成熟的应用有利用AR技术寻找静脉注射用血管。在实际医护工作中,儿童的血管比较纤细和部分患者血管凹陷的情况给护理工作带来了很大挑战。AR技术可以在患者身体上投射出血管图形,让护士准确定位注射用血管,避免操作失误对患者的伤害。

在中医药教育方面,将AR技术与中药材图谱相结合,可将中药植株和饮片立体地展现出来;在针灸教学过程中,AR技术可以为学生展现出虚拟人体模型,演示穴位定位、进针手法等教学难点。

在远程医疗方面,可以通过AR眼镜直接传输手术情况给远程专家组,专家可以通过远程辅助技术远程给手术主刀医生提供意见。

在医疗检测方面,部分医院进行了一些尝试,如通过AR全息眼镜观察人体结构、通过AR技术监测患者生命体征等。

二、国外发展状况

1.国外虚拟现实医疗发展现状

国外的虚拟现实(VR)技术与医疗融合的主要应用方向包括机器人手术、恐惧症治疗、手术模拟和技能培训等。此外,VR医疗在患者教育、心理健康和心理治疗等方面也发挥着重要作用。

2.国外增强现实医疗发展现状

在增强现实技术与医疗融合领域,国外研究机构正在开发AR系统将计算机断层扫描、磁共振成像、X射线和超声扫描的2D诊断图像转换为3D图像。该技术可以提供患者的正常解剖图像和病变图像,这些图像在手术中可显示在患者体表,协助医生准确定位,节省手术时间。在远程手术中,世界各地的外科医生团队还可以通过AR技术协同工作。虽然AR技术已基本成熟,但是远程手术还需要能够在70毫秒内显示信息,这对网速又是一大挑战。

第二节　虚拟现实技术在医学中的应用

虚拟现实与医疗的融合将为传统医疗行业带来全新变革。虚拟现实具有逼真的场景呈现、事前可规划性和过程可重复性,可有效解决医疗行业面临的实操风险高、可重复率低、培训资源短缺等问题。随着虚拟现实技术的不断进步与发展,"虚拟现实+医疗"时代正逐步到来。如今,虚拟现实技术在医学方面的应用越来越广泛,如虚拟内窥镜、虚拟手术、虚拟康复训练及各种用于医学实践教学的模拟训练系统等。

一、虚拟人体在医学中的应用

在虚拟现实领域里,虚拟人体的应用越来越广泛,医学研究、教学与临床等方面提供形象而真实的模型,为疾病诊断、新药和新医疗手段的开发提供参考。

1.虚拟人体的概念

虚拟人体也称数字虚拟人,是指通过计算机技术和图像处理技术将人体结构数字化。在计算机屏幕上显示一个看似真实的模拟人体,再进一步将人体功能性的数据加以数字化,应用到这个人体形态框架上,经过虚拟现实技术的交叉融合最终形成能够在很多方面代替真实人体的虚拟对象。

虚拟人体的研究发展有4个阶段,即"虚拟可视人""虚拟物理人""虚拟生理人"和"虚拟智能人"。在某些方面,虚拟人体都可以替代真实人体来充当试验者,如制订手术方案、参与医生技能训练和试验新型药物等。

2.虚拟人体在科研方面的作用

在科研方面,虚拟人体也发挥了越来越重要的作用。美国某研究所的研究人员为了测试一种糖尿病新药的疗效,首先操控计算机让虚拟人体患上糖尿病。这个过程很简单,只是用鼠标进行单击,就可"切除"虚拟人的胰腺或其他器官,并让虚拟人体的体重发生变化,几秒钟后一个健康的虚拟人体就能变成一位糖尿病患者。然后,研究人员将试用新药的数据输入计算机,不断观察虚拟人体的反应,调整用药剂量和用药方法,最终得出结论。这种方法能为研究人员节省至少3年的时间。目前,除用于开发治疗糖尿病的新药以外,研究人员还在尝试用虚拟人体进行治疗风湿性关节炎、哮喘病等的其他新药的测试。

有了虚拟人,医生和制药公司可以先在与患者身体数据相同的虚拟人体身上试验新药。医生可以先将药物影响数据输入计算机,让虚拟人体先试"吃",计算机里的虚拟人体会显示服药后的生理反应,从而协助医生对症下药。这种方法可以提高用药准确性和研制新药及新药上市的效率。相关试验已经在美国开展。

3.虚拟人体有助于医学参考

应用虚拟人体有利于培养优秀的外科医生。以往要培养一个手到病除、技艺高超的外科医生,都要通过师傅带徒弟式的反复实践,在患者身上练习操作技术。现在有了虚拟人体,就可以在计算机操纵的虚拟人体模型上培训外科医生。在做手术之前,也可以先在虚拟人体上进行手术,计算机上会显示刀口断层及组织断面,为医生制订术前计划提供科学参考。

4.虚拟人体应用于肿瘤治疗

放射治疗是目前治疗肿瘤疾病的一个重要手段,但由于从事放射治疗的医生往往只能凭经验进行辐射量的调节,患者因此担心在此过程中受到过量的辐射。现在有了虚拟人体,医生就可以先对虚拟人体进行放射治疗,再通过其身体的变化来测定实际辐射量的使用,最后应用到真正的患者身上,从而进一步提高治疗的安全性。

二、虚拟现实+模拟手术

现代医疗应用虚拟现实而脱离真实人体,给医生及医学实习生提供了一个虚拟操作的平台。无论在医疗实践中还是在医学教学中,这都具有至关重要的意义,同时这也将在很大程度上规避外科手术初学者在面对真实人体时因失误造成的风险。一名国际知名的眼外科手术专家曾有过这样的表述:"要想成为一名真正的手术专家,需要进行几千次真正的手术磨炼。"从传统意义上讲,这些又是持续培养医生新生力量的必要途径。医生虚拟操作及进行虚拟手术则可以从根本上解决这个问题。

1.虚拟内窥镜

虚拟内窥镜技术(Virtual Endoscopy,VE)在现代医学中具有重要的应用。这项技术主要是利用医学影像数据作为原始数据来源,融合计算机图形学、可视化技术、图像处理技术和虚拟现实技术,以此来模拟传统光学内窥镜,这是一种新兴医疗技术手段。其最大的优势在于变更了传统光学内窥镜需要插入人体进行接触式检查的方式,从而避免患者在接受传统检查时面临的痛苦。

对虚拟内窥镜的研究主旨在于为医生提供诊断依据,以及应用于辅助诊断、手术规划和医务工作者的培训等方面。VE是医学成像领域的一项新兴技术,主要起源于数字医学成像,如3D CT和3D MRI,特别是虚拟人体数据集的出现,使得该研究得以取得较大的发展。

VE的发展大致分为三代。第一代VE是运用几何模型,生成解剖结构的3D几何形状,附加一些简单的交互操作,产生较为粗糙的动画效果,这一代的VE主要应用于对医护人员的教学和培训。第二代VE是利用具有高分辨率的可视化人体数据,如CT、MRI等图像数据,产生较为逼真的图像效果,增加了真实感、视觉逼真性和临床实用性,目前的VE正处在这一代的研究阶段。可预见的第三代VE在考虑了人体器官组织形状的同时,还将加入不同解剖组织的物理特性和生物特性,将会成为一个在物理上、生理上及系统上都完全逼真的VE系统。

目前,VE主要应用在如气管、支气管、食管、胃、肠、血管、内耳及心脏等具有空腔结构的器官中。例如,一种支气管镜仿真内窥镜系统包括一个可弯曲的光纤内窥镜和一台进行VR仿真的计算机,并引入一个自动控制接口来提供触觉反馈。图形部分包括一个带有纹理的腔道解剖模型(该模型基于虚拟人体数据库),对医疗培训人员的动作进行动态响应。在操作过程中,如果虚拟内窥镜的末端触碰腔体壁,就会发生组织变形,而且系统会模拟患者做出"咳嗽"反应。与此同时,自动控制接口中的激励器产生反作用,进行操作的医疗培训人员就会感觉到阻力。在整个操作过程中,计算机上运行的软件将全程记录操作者的操作时间、失误、漏检的腔体段数等。

常用的VE培训实例有虚拟消化内镜、虚拟呼吸内镜和虚拟腹腔镜。

(1)虚拟消化内镜。

消化内镜诊疗模拟训练系统是通过采用人体解剖视觉重现和力反馈技术来实现的。系统可内置多个病例,实习人员可练习使用胃镜、肠镜、乙状结肠镜等器械,进行上下消化道检查、内窥镜逆性胰胆管造影、内镜超声等操作,同时还可以进行治疗息肉、溃疡、突发性出血等病症的练习。

(2)虚拟呼吸内镜。

呼吸内镜诊疗模拟训练系统同样是通过采用人体解剖视觉重现和力反馈技术来实现的。通过该系统,实习人员可以练习支气管镜检查技巧及纤维支气管镜活检术等关键技术。虚拟支气管镜检查如图8-1所示。

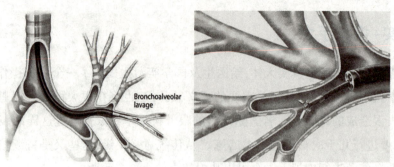

图 8-1 虚拟支气管镜检查

(3)虚拟腹腔镜。

腹腔镜手术模拟训练系统是专门用来进行腹腔镜手术培训的教学设备,采用了人体解剖视觉重现和力反馈技术,使操作画面清晰、脏器逼真、器械真实、操作手感与临床手术相同。应用这一系统进行培训,可以扩展实习人员的解剖、生理、病理等医学知识,提高实习人员的手术技巧和手术中对病情的判断决策能力,使其尽量达到临床手术要求。通过虚拟腹腔镜训练系统模拟的腹腔镜手术如图 8-2 所示。

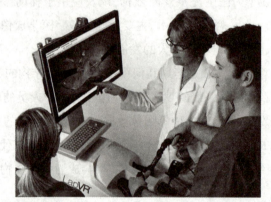

图 8-2 通过虚拟腹腔镜训练系统模拟的腹腔镜手术

2.虚拟外科手术

虚拟外科手术是医学虚拟现实技术领域正在发展的一个研究方向,其目的是利用各种医学影像数据,采用虚拟现实技术,在计算机中建立一个模拟环境,医生借助虚拟环境中的信息进行手术计划制订、手术演练、手术教学、手术技能训练、术中引导、术后康复等工作。虚拟外科手术充分体现了虚拟现实在医学治疗过程中的作用。

虚拟外科手术涵盖很多方面,其中包括虚拟骨科手术训练。虚拟骨科手术的训练场景如图 8-3 所示。

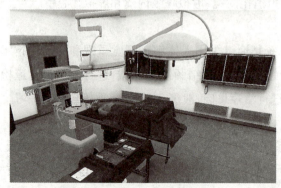

图 8-3 虚拟骨科手术的训练场景

外科医生的培养,由于受到客观条件的限制,往往只能通过在尸体或患者身上反复进行临床训练来积累经验。这种方式严重制约着医学教育的发展,而虚拟手术系统的出现解决了这一难题。虚拟外科手术是指借助计算机,并利用各种医学影像数据,为医生构建和提供的仿真手术虚拟教学系统。

借助虚拟外科手术系统,医务人员可以沉浸于计算机生成的虚拟手术环境内,通过虚拟仿真手术器械体验和学习如何进行各种手术,并培养应付各种突发情况的能力。医生和医学生可以根据自己的需要重复进行各种必要的操作训练,并可以得到专家手术系统的指导,这大大节约了培训医务人员的费用和时间,从而达到迅速提高学习者手术技能水平的目的。

3.虚拟静脉注射

大约80%的患者在医院都要接受静脉注射治疗,包括针筒注射、化验抽血检测、静脉导管插入和腰椎麻醉等。国内外传统的教学方法主要是将针头刺入一个橘子或橡胶模型,或者在患者身上进行实验练习,但后者占大多数。

为了提高护士的静脉注射水平,血管内导管插入技术仿真器在美国应运而生。该系统包括一个专用触觉接口、一台计算机和一个桌面监视器。和实际操作一样,培训人员一只手持带有传感器的手柄,以此来模拟要进行注射的患者的部位;另一只手持真正的注射器或输液管部件,与屏幕上的虚拟针头相对应。当培训人员将注射器或输液管推注到触觉接口时,虚拟皮肤在压力下变形。在此过程中,系统会显示代表皮肤和静脉的视图,以帮助受训人员定位。通过安装在触觉接口的激励器组件,培训人员可以感觉到在皮肤接触时所受到的微小阻力。虚拟静脉注射如图8-4所示。

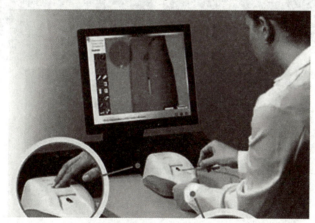

图8-4　虚拟静脉注射

三、虚拟现实+康复训练

虚拟现实疗法可以对患者进行互动反馈的康复训练,为职业治疗师、物理治疗师提供新的治疗手段。另外,虚拟场景可以轻松地引导患者完成特定的动作任务,患者可以单独、安全地练习,反复强化特定动作,提高神经系统重建能力。

虚拟康复训练系统通过抠像技术,使患者可以在屏幕上看到自己或以虚拟图形方式出现的人体图像,然后患者根据屏幕中情景的变化和提示做各种动作,以保持屏幕中情景模式的继续,直到最终完成训练目标。该系统是专门为神经、骨科、老年康复和儿童康复开发的虚拟康复治疗系统,能使患者以自然方式与具有多种感官刺激的虚拟环境中的对象进行交互,可提供多种形式的反馈信息,使枯燥单调的运动康复训练过程变得更轻松、更有趣和更容易。

康复医学旨在通过多种手段,使患者的部分或全部功能最大限度地恢复,以获得最大可能的生活自理、劳动和工作等能力。目前常规的运动疗法过于单调,动作分解过多,患者很难适应日常生活的需求。虚拟现实技术的优势在于提供有意义的任务性训练与精确的感觉回馈,确保受试者真实而安全地训练。

肢体运动康复训练系统由软件提供多种人工景物,使患者如同置身于游戏或旅游的环境中。此系统在游戏的原理上设计了诸多康复程序,康复程序的游戏动作和作业治疗中的动作一致。肢体作业康复主要以身体的肩、肘、腕、膝关节等大关节进行主动康复训练,同时以游戏方式实现原有康复动作。在训练过程中,如果出现失误,则不会对患者的身体造成损伤,可用于慢性病治疗及生活技能丧失者的康复训练。

在骨折、韧带拉伤、手及膝关节等外科手术后,可考虑采用虚拟肢体康复训练。人体最常见的关节损伤是踝关节损伤。据统计,美国一年的踝关节损伤案例就超过百万例,于是各种训练关节的复健系统应运而生。患者可以在配置了传感器的计算机客户端完成远程康复训练,系统会自动记录来自患者腿部的力量和扭矩的数据信息,并将其存入数据库,并以此来判断患者的康复程度。虚拟肢体康复训练如图8-5所示。

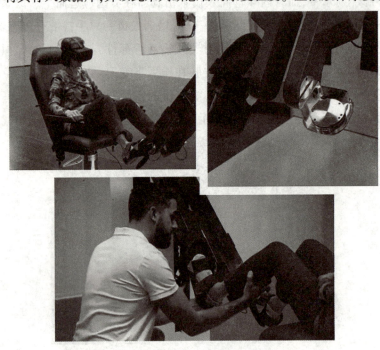

图 8-5 虚拟肢体康复训练

四、虚拟现实+医学教育培训

将虚拟现实技术与医学教育相结合进行人才培养,发展虚拟现实医学教育是当前的重点。目前,医疗教育领域已出现了多种基于虚拟现实或增强现实技术的医疗实训教学解决方案。

近年来,医疗领域逐步开始通过 VR 技术进行医疗培训。医疗培训能提供全方位沉浸感的专业服务,让受训者在虚拟环境中深度学习,快速提高技能。国外部分大学正致力于通过 VR 技术培训医护人员。研究人员使用专业级全景相机记录教学全过程,使学生用头戴式显示设备能身临其境地观摩学习。

VR 全景视频培训通过构建一个高还原度的模拟环境,让学生身临其境地感受整个救护过程,从中学习实践经验与应对技巧,而不仅仅通过课堂上教学者的讲解来获取理论知识。这种真实的临场感所特有的紧张和压力可以让学生更熟悉救护场景,了解如何应对这种场景带来的压力,有助于最大限度地减少人为失误所导致的医疗事故。

人体解剖试验模拟在20世纪90年代就进入了课堂，系统显示的虚拟现实界面可以让医学生更加了解人体结构的位置关系和各系统之间的相互作用。医学生可以从虚拟人体上取下所需要的人体结构，在人体解剖模拟实验中进行"尸体"解剖和各种手术练习，以加强学生的实践操作能力。学生通过VR眼镜装置和手持控制器，对手术的操作流程进行观摩和操作，包括从牙齿清理到麻醉评估，再到手术期间尖锐器械的使用和安全操作。由于医学生与临床患者进行接触并感受的机会很少，很多从事外科的医学生在实际技术操作方面训练机会较少，而虚拟现实技术为解决这类问题提供了新的思路。瑞典公司用VR技术设计了专门用于医生培训的模拟人，通过对模拟人进行不同的程序编写，使模拟人能够对不同复杂病情做出相对应的反应。这些模拟人的应用，使医生及医学生能够进行大量的模拟，增加实践操作经验。

近年来，越来越多的医学类教材尝试应用AR技术。2018年8月发布的第九版医学人卫教材采用了"纸质书本+智能终端+AR应用"的立体出版形式。学生翻开书本、打开AR应用进行扫描，即可将原本平面的、静态的知识跃然纸上，变成立体的、动态的、可交互的AR课件。Human Anatomy Atlas是一款下载量极大的人体解剖学图谱软件，提供了全面的人体3D解剖图、横截面、MRI扫描、肌肉和骨骼3D运动模型等。此软件支持AR操作，使用者可以在上课的同时建造模型进行解剖训练，可直观、多角度地理解人体结构与生理机能。

基于虚拟现实或增强现实技术的医疗实训教学解决方案的提出与应用，既丰富了医疗教学的手段，也提高了学生的学习兴趣，同时也增强了学生的体验感和参与感，有助于学生更好地理解并掌握临床专业知识和手术操作技能。随着5G时代的到来，经过疫情防控期间大规模在线教育的洗礼，虚拟现实和增强现实技术在医疗教育领域必将有更广阔的应用前景。

五、虚拟现实+医学护理

新入职护士在护理操作中相对容易出错，可能加重患者痛苦。因此需要提升操作技能，获得认识问题的经验，提高解决问题的能力。借助VR技术可以针对特殊病症、复杂的临床手术及一些难以在现实中模拟的场景开展培训、教学，还可以通过VR中设定的安全操作范围对培训学员进行约束及提醒。

学生通过虚拟设施训练，与现实教学基地有同样的效果，并且不受地点、时间的限制。学生可以完全沉浸于虚拟环境中，更易于集中注意力、全身心地投入训练中，而且能够自主选择和组合虚拟场地与设备，真正掌握学习的主动权，从而提高学习效果，减少学习时间。

虚拟现实在护理学方面的典型应用案例如下。

（1）VR导尿术模拟。

VR导尿术模拟即通过VR技术模拟导尿术。在模拟操作中，系统会对使用者进行提示，使用者根据提示进行模拟培训，从而掌握相应的导尿术流程规范。

（2）VR乳腺癌术后护理。

VR乳腺癌术后护理提供给乳腺癌患者，在术后康复时使用VR全景模拟，能够让患者身临其境，跟随场景中的护士，进行术后恢复锻炼，从而达到促进患者痊愈的效果。

（3）VR围术期压疮管理。

VR围术期压疮管理是通过VR的形式普及手术围术期知识。软件能够在模拟的手术室场景中演示不同的手术体位，以及如何对该体位进行压疮管理，让患者、家属和护理人员了解患者在手术过程采用何种体位，以及应该注意哪些部位容易出现压疮等。

六、虚拟现实+心理障碍治疗

虚拟现实技术在国外已较多应用于治疗各种心理障碍疾病,如退伍老兵创伤后遗症、残障人士幻肢痛、儿童多动症和自闭症等,甚至对于改善恐高症、幽闭恐惧症、飞机恐惧症等都有效果。

我国的精神卫生服务人员所占的比例是每10万人中只有1.1~5人,在全球范围处于较低水平。随着国民经济逐步发展和人民整体素质的提高,心理问题会越来越得到重视,对精神卫生服务的需求会显著增长。

虚拟现实在心理治疗方面的典型应用案例如下。

(1) VR焦虑恐惧治疗。

心理学家通过VR技术实现传统的暴露疗法,进行恐惧与焦虑等心理疾病的治疗。VR虚拟场景能够以安全放心的方式将患者暴露在某一让他们感到不安的情境中,然后患者可以告诉心理学家他的感受和想法。该VR心理治疗系统还可以接入街景服务,提供世界各地道路及其他地点全景影像,再现户外场景。美国有相当多的心理医生已经通过这些虚拟的街景治愈了患者。

(2) VR恐高症治疗。

VR恐高症疗法是通过在虚拟世界中模拟高山悬崖的玻璃栈道,让患者戴上VR头盔模拟站在玻璃栈道上的感觉,从而进行恐高症的暴露疗法治疗。

(3) VR强迫症治疗。

VR强迫症治疗是针对强迫症患者,通过VR模拟出让患者不适的虚拟场景,患者佩戴的检测脑电波与心跳的设备能产生实时数据,医生通过实时查看患者的脑电、心电数据,调整患者所在虚拟强迫症场景的等级,最终达到治疗的效果。

七、虚拟现实+视力障碍治疗

目前,虚拟现实技术被广泛应用于基本的视力测试和脑震荡的识别。2016年3月,美国的神经技术公司SyncThink利用整合虚拟现实软件Eye-Sync使患者的眼球运动可以被精确快速地记录、观察和分析。在一分钟内通过判定眼球运动是否异常,就能对患者脑震荡的诊断进行辅助判定。

VR所创建的虚拟环境主要是通过作用于人的视觉感受器被大脑所感知,因此,VR可以广泛地应用于视觉治疗。弱视方面的治疗是利用VR技术将简单有趣的游戏引入治疗的过程,通过其沉浸式的优势吸引患者的注意力,减少使用过程中患者因为注意力不集中而产生的抵抗情绪,并为医生的治疗效果做到及时反馈。2014年,美国创业公司Vivid Vision将VR技术应用于医学领域,创建了一种新型视力治疗方法,该治疗方案包含6种游戏,具有不同的难度系数来适应各个年龄阶段的患者去治疗。据该公司的CEO James Blaha表示,VR技术可以通过作用于人的视觉感受器,让人们通过视觉效果影响大脑感知能力。对于弱视患者而言,通过为患者双眼提供不同的图像,调整双眼的视觉角度,缩小双眼视力的差异,从而达到治疗效果。

第三节 虚拟现实在医学领域的展望

以虚拟现实为代表的新兴前沿技术正广泛应用于医疗行业,助力提高医疗资源供给能力、降低各种医

第八章 虚拟现实技术在医学领域中的应用

疗保健复杂性和危险性,以应对医疗健康服务需求增长。随着 VR 在医疗健康领域的发展,将产生更多的诊疗方案,进一步推进 VR 技术在各个医疗健康领域的应用,拓展虚拟现实的应用场景,催生新的模式业态,带来潜力巨大的市场。

一、虚拟现实医疗的细分领域将不断拓展

虚拟现实技术在医疗健康领域的发展,源自医疗健康领域本身的需求和发展。随着虚拟现实体验感和医学专业性的提升,VR 技术应用将逐渐从科研实验室到应用级平台推进,最终融入日常临床工作。

在影像学领域,医疗影像将添加 VR、AR 模块,能使三维交互呈现效果更完善。随着 CT、MRI 及超声图像的体素化技术和平台的成熟,影像三维重建、人工智能、边缘界定技术的不断完善,临床诊断、医疗影像软件系统和远程诊疗深度关联,能有效提升医疗诊断效率。

在高值耗材领域,使用 MR 眼镜进行空间微定位装置关联,在术前规划和术中导航中,能提升手术质量和精准度。其主要应用在神经外科、骨科等领域,和原先耗材器械厂商形成产业闭环。

在医药类分子生物学领域,医生可以使用 VR 眼镜结合 3D 显微镜观察细胞,生成立体化数据。虚拟现实设备关联电子显微镜将在结构解析和可视化专家系统占有一定比重。

在精神卫生治疗领域,VR 治疗既可以单独使用,也可以作为现有认知治疗中的创新工具使用。体系化的虚拟现实心理治疗医疗器械类产品将出现,可搜集管理心电、脑电、眼球追踪等临床数据。

在医学教育领域,平台化的专科深度将加深,更深度关联临床,通过 5G 技术可直接使用临床案例进行学科讲解。病例库和系统化平台会逐步建立,系统也会逐渐从专家创造内容向用户创造内容转变。

二、虚拟现实医疗的产业生态将日益丰富

虚拟现实医疗产业会产生生态化的繁荣,VR 技术会延伸到医疗工作的各个方面。从 VR 技术和设备的维度,进行关联硬件头显、传感器、空间定位、人工智能解算、5G 通信、软件开发、远程诊疗、远程教学等平台。从医疗健康行业的维度,进行关联医院及医疗机构、医疗器械、急救医学、医疗影像学、生物制药、脑科学精神类治疗、医学教学模拟等。

医学层面而言,认知的提升和产业链的形成可以帮助医生得到 VR 技术在医疗不同环节的帮助。5G 网络将助力科研可视化、临床可视化到教学可视化同步进行。实验室通过 VR 技术研究可以进行分子结构模拟和远程研讨;通过虚拟现实结合术中导航,可以进行术前规划、术中导航运用和远程专家会诊。

在技术层面,通过混合现实技术可以弥补空间上的限制和边界,通过云化数据、5G 高速网络可以链接不同的人物节点,建立安全、稳定、有效的虚拟现实医疗生态产业体系。虚拟现实医疗产业将形成一个终端便捷化、物联网化的全新的内容生态圈和平台,无论专科领域如神经外科,还是综合领域如医学教育,都将看到各个伙伴在协同合作。

三、虚拟现实医疗对专业队伍的需求将更加迫切

虚拟现实医疗行业需要真正专业和长期耕耘的队伍持续支持行业的发展。虚拟现实设备提供商需要深入理解临床医学、医药类分子生物学、医疗精神治疗、医疗康复治疗、医学教学等领域对设备精密程度、反馈特性、材料的要求,进一步提升显示清晰度、定位精确度、佩戴舒适性,提高和改善设备的使用体验。虚拟现实医疗集成商需要与医学院、医院和其他医疗机构深入合作,对虚拟现实在具体医疗细分领域的应用有足够的认识和理解,具备软硬件开发的综合能力和互联网化的平台开发和运营能力。

本章小结

本章主要讲述了虚拟现实技术在医学中的产业发展、应用方向及发展前景，了解了虚拟人体的概念，及其在科研方面的作用和对医学的参考应用。通过本章的学习，学生能够理解虚拟现实技术在模拟手术、康复训练、医学教育培训、医学护理、心理障碍治疗、视力障碍治疗等方向的应用，并知道虚拟现实技术在医学领域的发展前景。

练一练

1. 简述虚拟人体的概念。
2. 简述虚拟现实技术在医学领域的应用方向。

第九章 虚拟现实的核心技术

思维导图

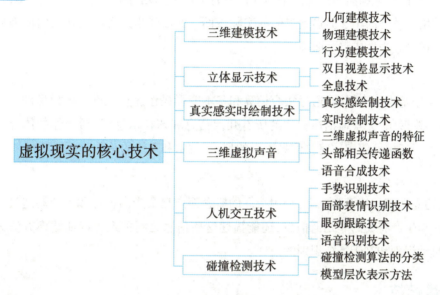

学思小课堂

党的二十大报告指出"加强基础学科、新兴学科、交叉学科建设""加强教材建设和管理"。虚拟现实作为新兴学科应用广泛,其核心技术可用于各行各业。学生通过学习本章内容,能够熟悉三维建模技术、立体显示技术、真实感实时绘制技术、三维虚拟声音的实现、人机自然交互技术和碰撞检测技术,努力成为现代化建设人才。作为新时代的青年,要努力学好虚拟现实核心技术,为实现中华民族伟大复兴而奋斗。

第一节 三维建模技术

建模是指以计算机能够理解的方式,对实体进行确切定义,给予一定的数学描述,并以某种数据结构形式对所定义的几何实体加以描述,在计算机内部构造实体的模型。建模的目的是建立相应的虚拟环境模型,虚拟环境模型主要是通过立体环境获得三维数据,然后根据需求建立模型。三维建模技术主要分为几何建模技术、物理建模技术和行为建模技术3种方式。

一、几何建模技术

几何建模就是建立在几何信息和拓扑信息基础上的建模,用来反映结构体的形状、位置、表现形式等数据信息。常用的几何建模方法有线框建模、表面建模、实体建模和特征建模等。

1. 线框建模

线框建模是利用基本线素来定义设计目标的棱线部分而构成立体框架图。线框建模生成的实体模型由一系列的直线、圆弧、点及自由曲线组成,以此描述产品的轮廓外形。

2. 表面建模

表面建模是将物体分解成组成物体的顶点、边线和表面,用顶点、边线和表面的有限集合表示和建立物体的计算机内部模型。

表面建模分为平面建模和曲面建模。平面建模是将形体表面划分成一系列多边形网格,每一个网格构成一个小的平面,用一系列的小平面逼近形体的实际表面。曲面建模是把需要建模的曲面划分为一系列曲面片,用连接条件拼接起来生成整个曲面。

3. 实体建模

实体建模是采用基本体素组合,通过集合运算和基本变形操作建立三维立体模型的过程。它能够定义三维物体的内部结构形状,完整地描述物体的所有几何信息和拓扑信息,包括物体的体、面、边和顶点的信息。实体建模是实现三维几何实体完整信息表示的理论、技术和系统的总称。

4. 特征建模

特征建模是建立在实体建模基础上,利用特征的概念面向整个产品设计和生产制造过程进行设计的建模方法,不仅包含与生产有关的非几何信息,还能描述这些信息之间关系。特征建模方法大致分为交互式特征定义、特征自动识别和基于特征识别的设计。

二、物理建模技术

在虚拟世界的建模是综合体现物体对象的物理特性,包括重力、惯性、表面硬度、柔软度和变形模式等,这些特征与几何建模和行为法则相融合,形成更具有真实感的虚拟环境。物理建模是将真实世界中复杂的问题进行简化、抽象。例如,用户用虚拟手握住一个球,如果建立了该球的物理模型,用户就能够真实地感觉到该球的重量、软硬程度等。

物理建模是虚拟现实中比较高层次的建模,融合了物理学和计算机图形学等方面的技术知识,涉及力学反馈问题,以及重量建模、表面变形和软硬度等物理属性。物理建模方法主要有分形技术和粒子系统建模方法。

1. 分形技术

分形技术描述的是具有自相似特征的数据集。例如,树具有自相似特征,若不考虑树叶的区别,当近处看树梢时,树梢看起来则像一棵大树。这种结构上的自相似成为统计意义上的自相似,自相似结构可用于复杂的不规则外形物体的建模。分形技术常用于水流和山体的地理特征建模。例如,可以利用三角形来生成一个随机的地理模型,再将三角形三边的中点按顺序连接起来,分割成4个三角形;同时,给每个中点随机地赋值一个高度值,然后递归上述过程,就可以产生相当真实的山体,如图9-1所示。

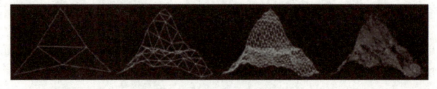

图9-1 分形技术模拟山体形态

2.粒子系统

粒子系统是一种典型的物理建模系统,粒子系统是由粒子(简单的体素)来完成复杂的运动的建模。粒子系统由大量的粒子构成,每个粒子具有位置、速度、颜色和生命周期等属性,这些属性可以根据动力学计算和随机过程得到。在虚拟现实中,粒子系统常用于描述火焰、水流、雨雪、旋风、喷泉等现象。在虚拟现实中,粒子系统用于动态的、运动的物体建模,如图9-2所示。

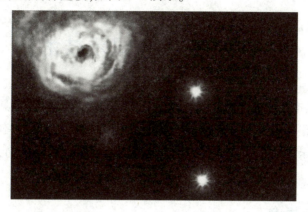

图9-2 应用粒子系统建模

在应用物理模型绘制系统部署图时,其过程一般情况下有以下5步。
(1)对系统中的各个节点建模。
(2)对节点与节点之间的关系建模。
(3)对节点中的各组件建模。
(4)对组件与组件之间的关系建模。
(5)对建模的结果进行精细化。

三、行为建模技术

几何建模与物理建模相结合,可以部分实现虚拟现实"看起来真实,动起来真实"的特征,而要构造一个能够逼真地模拟现实世界的虚拟环境,必须采用行为建模方法。

行为建模负责物体的运动和行为的描述。如果说几何建模是虚拟现实建模的基础,行为建模则真正体现出虚拟现实的特征。一个虚拟现实中的物体若没有任何行为和反应,则这个虚拟现实是静态的;而没有生命力的物体,对于用户来说是没有意义的。

虚拟现实本质上是客观世界的仿真,虚拟现实模型则是客观世界中物体或对象的代表,而客观世界中的物体或对象除了具有表观特征如外形、质感,还具有一定的行为或能力,并遵循一定的客观规律。例如,把桌面上的重物移出桌面后,重物不应悬浮在空中,而应当做自由落体运动,因为重物不仅具有一定外形,还具有一定的重量并且受到地心引力的作用。

当创建一个人体模型后,模型不仅应具有人体表观特征,还应当具有在虚拟视景中呼吸、行走等行为能力,甚至可以做出表情反应。也就是说,模型应该具有自主性,行为建模就是在创建模型的同时,不仅赋予模型外形质感等表观特征,同时也赋予模型物理属性和"与生俱来"的行为与反应能力,并且遵循一定的客观规律。

几何建模反映的是虚拟对象的静态特性,有时需要将对象在虚拟世界中的动态特性表现出来,如对象位置变化、伸缩、旋转、表面变形等方面的属性,这就需要应用到行为建模技术。在虚拟世界中,对象位置通常涉及移动、伸缩和旋转等运动状态,这需要应用各种坐标系统来反映三维场景中对象之间的位置变化关系。例如,当我们在虚拟世界中开着一辆汽车围绕某棵树驾驶,如果从汽车内看该树,树的视景则与汽车的运动模型相关,生成该树视景的计算机就应不断对该树移动、旋转和缩放。

单一的建模技术并不能完全呈现出物体的特性,往往需要几种建模技术相互结合使用,才能更好地体现出真实物体的属性。

第二节 立体显示技术

图像立体显示技术是虚拟现实的一种关键技术,借助特定的辅助设备,将具有一定视差的影像和视频进行处理,实现"左眼看左像、右眼看右像",进而产生立体视觉。立体显示能够使用户在虚拟世界中获得逼真的沉浸感。目前,立体显示技术的主要应用是通过戴上三维眼镜观看图像的,有双目视差显示技术和全息显示技术等。

一、双目视差显示技术

立体图像显示的原因是人的两只眼睛存在间距,因此对于同一景物,左右眼的相对位置是不同的。左眼和右眼分别看到不同的图像,从而在大脑中形成有景深的立体图像,于是就产生了双目视差,即左右眼看到的是有差异的图像。

双目视差显示技术就是实现左右眼看到不同影像的技术。目前,比较常用的双目视差显示技术有分色技术、分光技术、分时技术等。

1.分色技术

分色技术又称为色差式立体显示技术,其基本原理是让左眼只能看到某些颜色的光,右眼看到另一些颜色的光,经过大脑融合处理双眼看到的画面,进而产生立体显示效果,如图9-3所示。

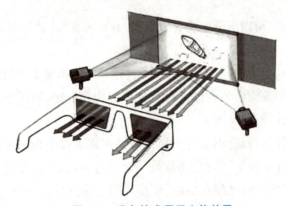

图9-3 分色技术显示立体效果

图9-3实际上是由两张不同的图片组成的,分别进行红蓝渲染。当用户带上红蓝眼镜时,红色镜片过滤掉渲染了红色的图片,蓝色镜片过滤掉渲染了蓝色的图片,即可实现双眼看到不同的图像。

2.分光技术

分光技术又称为偏振式立体显示技术,其基本原理如图9-4所示。分光技术利用偏振片滤掉除某一特定振动角度以外的其他光,让特定振动方向的两组正交偏振光通过偏振眼镜分别进入左眼和右眼。偏振式立体显示技术的核心在于显示屏上的一块偏振调制器件,其作用是改变显示屏出射光的振动方向。

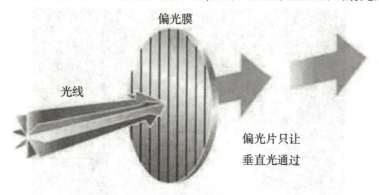

图9-4 分光技术的基本原理

图9-4中偏光片是透过如百叶窗般排列的涂料薄膜(偏光膜)来过滤原本朝不同方向震动的光线,挡住与偏光膜方向垂直的光线,只让与偏光膜方向相同的光线通过。由于偏光片只会过滤光线的方向,而不会像滤色片那样过滤光线的颜色,因此,它可以完整保留画面的色彩。

3.分时技术

分时技术又称为快门式立体显示技术,其基本原理为交替显示左眼图像和右眼图像,播放左眼图像时通过液晶快门眼镜遮挡观看者右眼视线,播放右眼图像时遮挡左眼视线,如图9-5所示。

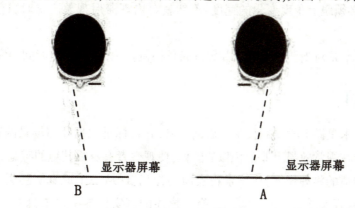

图9-5 分时技术的基本原理

分时技术是利用人的双眼感知特性来实现。人的眼睛是光接收器,对一定帧数的光很敏感,但视觉神经存在暂留现象,看10帧以下的画面会有拖动感觉,看20帧以上的画面就会比较连续,看60帧的画面则不会有闪烁。在立体显示系统中,显示屏幕交替显示两幅画面,配戴专用的LCD(液晶)眼镜,以极快的速度交替遮挡两只眼睛的视线,从而实现三维立体视觉。该技术立体显示效果逼真,但眼镜的制作成本较高,需要与显示画面刷新频率精确配合。

二、全息技术

全息技术是利用干涉和衍射原理来记录并再现物体真实的三维图像的技术。全息摄影采用激光作为照明光源,并将光源发出的光分为两束,一束直接射向感光片,另一束经被摄物的反射后再射向感光片。两束光在感光片上叠加产生干涉,最后利用数字图像基本原理再现的全息图进行深一层处理,去除数字干扰,得到清晰的全息图像。在不同的位置上观察物体时,物体的位移会有显著的差别。通过全息技术实现的三维图像如图 9-6 所示。

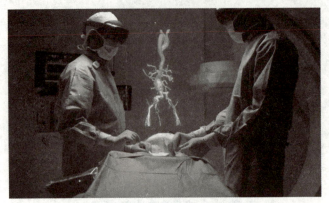

图 9-6　通过全息技术实现的三维图像

第三节　真实感实时绘制技术

在虚拟现实系统中,生成虚拟的世界不仅具有真实的立体感,还要求生成的虚拟世界具有实时性。为此,需要采用真实感实时绘制技术,以满足实时逼真渲染要求。当用户的观看点发生变化时,图形角度也要随之变化,即显示速度必须跟上角度变化的速度,不然就会出现滞后现象。这对目前的计算机显示提出了较高的要求。

真实感实时绘制技术是对当前图形算法和硬件条件限制提出的,在一定时间内完成真实感绘制的技术。

一、真实感绘制技术

真实感图形绘制技术是图形学绘制技术发展的结果,其目标是根据几何场景的造型、材质和光源分布,将其转变成跟真实场景在视觉效果上非常相似的图像,使观察者有身临其境的感觉。

基于光在场景中传播的物理规律,计算景物表面的光亮度,从而生成真实感图形。真实感包括几何真实感、行为真实感和光照真实感。几何真实感是指与描述的真实世界中对象具有十分相似的几何外观,行为真实感是指建立的对象对于观察者而言在某些意义上是完全真实的,光照真实感是指模型对象与光源相互作用产生的与真实世界中亮度和明暗一致的图像。真实感绘制技术的应用如图 9-7 所示。

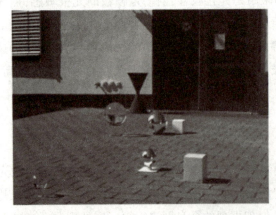 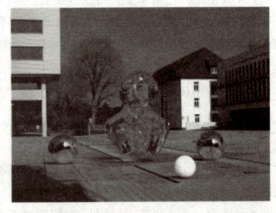

图 9-7　真实感绘制技术的应用

真实感绘制用到的技术有以下 4 种。

1.消隐技术

通常,我们观察一个物体时不能一眼看到其全部表面,只能看到该物体表面上的部分点、线、面,而其余部分则被可见部分遮挡住。观察多个物体时,物体之间还可能彼此遮挡。在计算机图形绘制时,这种图形表示的形体往往也是不确定的,即具有二义性或多义性。三维立体的所有部分在计算机输出时均被投影到投影平面上显示出来,若不对其进行处理,则会影响图形的立体感。

消隐技术就是查找、确定并消除隐藏线和面的技术,是通过消隐算法实现的。如果要真实地显示一个三维物体,就必须在视点确定后,将对象表面上不可见的点、线、面消去,执行这一功能的算法称为消隐算法。

2.光照模型

在现实世界中,物体所表现的颜色都是光能作用的结果。客观世界中的物体都不同程度地具有发射光线、吸收光线、反射光线和透射光线的能力。光线照射到物体表面时,一部分被吸收并转化为热能,其余部分光被反射或透射。正是反射或透射的光线被眼睛接收后,我们才感觉到物体的存在,看到物体特有的形状和色彩。

因此,要绘制高度真实的图形,就必须定义场景中的光源。虚拟场景中的真实感图形是采用光照模型来计算景物表面上任一点投向观察者眼中光亮度的大小和色彩而形成的。光照模型是用来计算投射到人眼中光亮度大小的数学模型,其作用是计算物体可见表面上每个点的颜色与光源的关系,因此它是决定图形真实感的一项重要内容。

3.阴影绘制

阴影效果在真实感图像生成及物体相对位置的判断方面具有重要的作用。阴影绘制算法用于判断物体表面是否能够被光源照射到,那些不能被光源照射到的表面将处于阴影之中,而能被光源照射到的表面将处于阴影之外。

物体间的相互遮挡也能形成阴影,阴影区域的形状和大小与物体的形状、相互间位置关系、光源的位置和形状大小都有密切的关系。因此,对于一个三维的场景,阴影具有很强的立体表现能力。

4.纹理映射

当场景中的物体细节过于精细和复杂时,可采用纹理映射,即将数字化或合成的图像映射至物体表面。纹理映射可分为两步完成:第一步,对二维图像进行参数化,将图像的四个角点映射到三维对象的表面上;第二步,将表面参数坐标系下的四个角点经过投影映射到二维屏幕空间。

二、实时绘制技术

实时绘制技术中的"实时"包括对运动对象位置和姿态的实时计算与动态绘制,画面更新达到人眼观察不到闪烁的程度,并且系统对用户的输入能立即做出反应并产生相应场景及事件的同步。它要求当用户的视点改变时,图形显示速度必须跟上视点的改变速度,否则就会产生迟滞现象。

在三维虚拟环境运行中,实时性主要体现在以下 3 个方面。

(1)运动物体位置、姿态的实时计算和动态绘制。

(2)人眼看到连续的画面通常为 20~30 帧/秒,不能低于 10 帧/秒,画面更新必须达到人眼觉察不到闪烁,即相当平滑的程度。

（3）虚拟环境要求随着用户活动能够及时产生相应画面，即对用户与虚拟环境交互时的动作立即做出反应，并生成相应的场景。交互延迟时间约为0.1秒，最多不能超过0.25秒。

由于目前图形软、硬件条件的限制，实时图形绘制算法往往是以牺牲图形质量为代价来实现快速绘制的。当场景模型变得复杂时，在现有硬件条件下，用传统图形绘制技术很难实现上述绘制速度，人们开始尝试用图形质量来换取绘制速度的绘制方法。实时绘制技术的提出其实就是在真实感和实时性之间找到一个平衡点，兼顾两者，以满足用户对图形绘制质量和速度的要求。

第四节 三维虚拟声音

三维虚拟声音能够在虚拟场景中使用户准确地判断出声源的精确位置，符合人们在现实世界中的听觉方式。在虚拟现实系统中，语音的输入输出很重要，这就要求虚拟环境能听懂人的语言，并能与用户实时交互。人能够很好地判定声源的方向是因为声音到达两只耳朵的时间或距离有所不同，当头部转动时，听到的声音方向就会改变，用户是靠声音的相位差及强度差来确定声音的方向。

一、三维虚拟声音的特征

三维虚拟声音系统最核心的技术是三维虚拟声音定位技术，它的主要特征包括全向三维定位特性、三维实时跟踪特性、沉浸感与交互性等。

1. 全向三维定位特性

全向三维定位特性是指在三维虚拟空间中，用户能准确地判断声源的精确位置，符合人们在现实世界中的听觉方式。例如，在现实世界中，我们一般先听到声响，然后再用眼睛看向发出声音的地方。三维声音系统不仅允许我们根据注视的方向，还允许我们根据所有可能的位置来监视和识别各信息源。因此，三维声音系统能提供粗调的机制，用以引导较为细调的视觉能力的注意。在受干扰的可视显示中，用听觉引导肉眼对目标的搜索，要优于无辅助手段的肉眼搜索，即使是对处于视野中的物体，也是如此。这就是声学信号的全向特性。

2. 三维实时跟踪特性

三维实时跟踪特性是指在三维虚拟空间中，实时跟踪虚拟声源位置变化或景象变化的能力。当用户头部转动时，虚拟声源的位置也应随之变化，而真实声源的位置并未发生变化。如果三维虚拟声音系统不能与实时变化的视觉相一致，则看到的景象与听到的声音不会同步，听觉就会削弱视觉的沉浸感。

3. 沉浸感与交互性

三维虚拟声音的沉浸感是指加入三维虚拟声音不仅能使用户产生身临其境的感觉，还能进一步使用户沉浸在虚拟环境之中，有助于增强临场效果。三维声音的交互特性是指随着用户的运动而产生的临场反应和实时响应的能力。例如，当人在虚拟世界中移动时，听到的鸟鸣声也会有远近的变化。

二、头部相关传递函数

头部相关传递函数（Head-Related Transfer Function，HRTF）是描述自由场中点声源与听众耳道指定位置之间的声学传递函数。首先通过测量外界声音与鼓膜上声音的频谱差异，获得声音在耳部附近发生的频谱成形,随后利用这些数据对声波与人耳的交互方式进行编码,得出相关的一组传递函数,并确定出两耳的信号传播延迟特点,以此对声源进行定位。

通常在虚拟现实系统中,当无回声的信号由这组传递函数处理后,再通过与声源缠绕在一起的滤波器驱动一组耳机,就可以在耳机上形成有真实感的三维声音。由于这组传递函数与头部有关,故称为头部相关传递函数。HRTF可看作声源在人体周围位置与人体特征相关的函数,当获得的HRTF能准确描述某个人的听觉定位过程时,利用它就能够虚拟在线真实的声音场景。

三、语音合成技术

语音合成技术是用人工的方法生成语音的技术,计算机合成的语音能使听话人理解其意图并感知其情感。一般对"语音"的要求是清晰、可听懂、自然、具有表现力。语音合成技术是从语音参数出发,先通过A/D转换将语音数字化,经过数字处理和运算,然后再通过D/A转换而输出语音的。将语音合成与语音识别技术结合起来,可以使用户与计算机所创建的虚拟环境进行简单的语音交流。这在虚拟环境中具有突出的应用价值。

第五节　人机交互技术

在计算机系统提供的虚拟空间中,用户可以使用眼睛、耳朵、皮肤、手势和语音等各种感觉方式直接与之发生交互,这就是虚拟环境下的人机自然交互技术。在虚拟现实领域中较为常用的人机交互技术主要有手势识别技术、面部表情的识别技术、眼动跟踪技术及语音识别技术等。

一、手势识别技术

将虚拟世界中常用的指令定义出了一系列的手势集合,利用这些手势,参与者可以执行诸如导航、拾取物体、释放物体等操作,如图9-8所示。

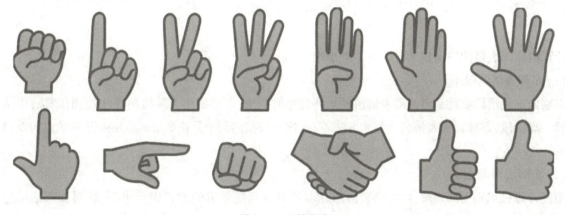

图9-8　手势集合

手势语言可以让用户自始至终采用同一种输入设备与虚拟世界进行交互,还能将用户的注意力集中于虚拟世界,从而降低用户对输入设备的额外关注。数据手套是手势语言的输入设备,如图9-9所示。

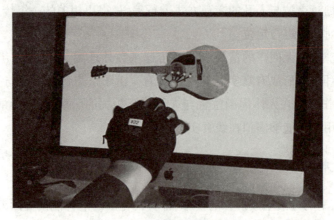

图 9-9 手势语言的输入设备

二、面部表情识别技术

面部表情识别技术是先通过摄像机拍摄用户的面部表情,然后利用图像分析和识别技术进行表情的识别,如图 9-10 所示。

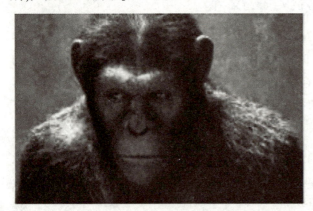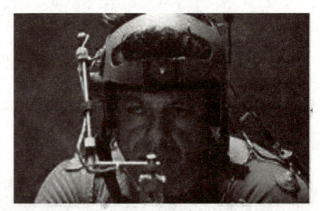

图 9-10 面部表情识别

计算机面部表情的识别技术有以下 3 个步骤。

(1)面部表情的跟踪。

识别面部表情跟踪就是将面部表情信息从外界摄取回来,需要使用人脸检测算法检测出具有表情的人脸区域。现阶段,跟踪面部表情的装置和方法不一,比较典型的例子是由 Sim Graphics 开发的虚拟演员系统(VActor)。

(2)面部表情的编码。

要使计算机识别面部表情,就要将表情信息以计算机所能理解的形式表示出来,即对面部表情进行编码。一些科研人员提出了描述所有视觉上可区分的面部运动系统,称为面部动作编码系统。它是基于对所有引起面部动作的脸的"动作单元"的枚举编制而成的。

(3)面部表情的识别。

面部表情的识别是根据分析人的眉、眼、口等面部器官在不同表情时产生的变化,对表情的识别采用二叉树分类器方案。

三、眼动跟踪技术

眼动跟踪技术也称为视线追踪技术,其基本原理是利用图像处理技术,使用能锁定眼睛的特殊摄像机(如眼控仪等),通过摄入从人的眼角膜和瞳孔反射的红外线连续地记录视线变化,从而记录和分析视线的追踪过程。眼动跟踪技术的基本原理如图 9-11 所示。

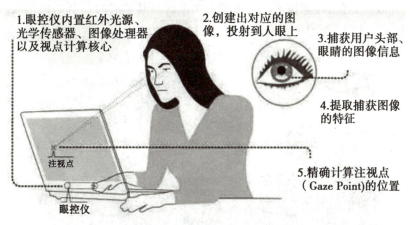

图 9-11　眼动跟踪技术的基本原理

视觉追踪方法有眼电图、虹膜—巩膜边缘、角膜反射、瞳孔—角膜反射、接触镜等方法。

从视线跟踪装置得到的原始数据必须经过进一步的处理才能用于人机交互,目的就是从中提取出用于人机交互所必需的眼睛定位坐标。

四、语音识别技术

语音识别技术要解决的问题是让计算机能够"听懂"人类的语音,即将人类语音中的词汇内容转换为计算机可读的输入,再将语音中包含的文字信息"提取"出来,从而实现人机交互的目的。一个完整的典型语音识别系统主要包括特征提取技术、模式匹配准则及模型训练技术等方面的技术。

语音识别涉及语言学、声学、生理学、信息理论、信号处理、计算机科学、模式识别等多个学科的内容,如语音检索、命令控制、自动客户服务、机器自动翻译等。目前的产品主要有百度 AI 识别系统、科大讯飞智能语音、华为语音助手等。

语音识别正逐步成为信息技术中人机接口的关键技术,语音识别技术与语音合成技术相结合使人们能够通过语音命令进行操作。语音技术的应用已经成为一个具有竞争性的新兴高技术产业。

第六节　碰撞检测技术

碰撞检测技术是虚拟现实系统中不可缺少且极为关键的一项技术,不仅要检测是否有碰撞的发生、碰撞发生的位置,还要计算出碰撞发生后的反应。目前较成熟的碰撞检测算法有层次包围盒法和空间分解法等。

碰撞检测经常用来检测两个对象或多个对象之间的相互作用。例如,两辆汽车碰撞之前的外部模型与发生碰撞之后的外部模型是不一样的,碰撞检测需要计算对象间的相对位置。应用碰撞检测技术可避免用户"穿墙而过"的现象。在虚拟现实应用中,要保证虚拟世界的真实性,就需要虚拟现实系统能够及时检测出这些碰撞,如若发生相应的碰撞,需要及时更新场景输出,否则会发生穿透现象。

关于碰撞,首先要检测到是否有碰撞的发生及发生碰撞的位置,其次是计算出发生碰撞后的反应。在虚拟世界中通常有大量的物体,并且这些物体的形状复杂,要检测这些物体之间的碰撞是一件十分复杂的事情,其检测工作量较大,同时由于虚拟现实系统中有较高实时性的要求,要求碰撞检测必须在很短的时间(如30~50毫秒)内完成。因此,碰撞检测成了虚拟现实系统与其他实时仿真系统的瓶颈,也是虚拟现实系统研究的一个重要技术。例如,虚拟仿真变电站能达到现状与模拟相一致的效果,站内的巡检人员在进行变电站管辖范围内的所有操作时都会涉及碰撞检测技术,如图9-12所示。

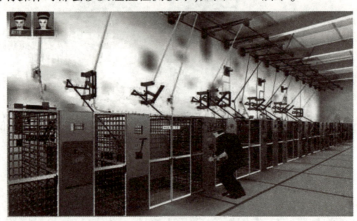

图9-12 虚拟仿真变电站应用碰撞检测技术

一、碰撞检测算法的分类

碰撞检测算法通常采用的方法是扫描采样,即在物体运动轨迹上几个特定的时间点进行静态的检测。不同的采样方式决定了算法的准确性和复杂程度。如果采样间隔过大,某些碰撞就可能检测不到;但如果采样间隔过小,计算代价则太高。采样方法的不同决定了算法的基本类别。最简单的采样方法就是固定时间间隔法,即每隔一定的时间进行一次检测。这种方法实现简单,为了减少误差,必须尽可能缩小采样间隔时间,而理想的采样时间就是在碰撞即将发生的时候。但在实际应用中,则通过采用不同的策略来预测最早可能发生碰撞的时间。碰撞检测计算非常费时,研究者从省时和精确的角度研究不同的碰撞检测算法。碰撞检测算法一般是采用距离预测法和时间预测法。

1. 距离预测法

距离预测法的基本思想是每隔一个固定的时间段,跟踪计算各个模型之间的最小距离,当距离小于一定的限度时进行静态检测。现在一般的算法都采用层次数据结构表示模型,对模型进行不同层次的近似。这有利于动态跟踪模型之间的距离,当模型相距较远时用最粗略的模型计算近似距离;当距离小于一定限度时,就采用更近似的模型,也就是下一层模型计算。这有利于静态检测算法,通过分层的思想可以减少需要计算的模型元素数目。不同的算法采用的层次表示方法不同,其中包围盒树是应用最广的方法。

2. 时间预测法

假设模型的运动轨迹是已知的,通过解析计算预测模型可能发生碰撞的时间,决定了采样的时间。如果模型运动的轨道用时间函数表示,碰撞检测就可以用解析的方法解决。模型所做的运动轨迹不同,所采用的函数表达也不同,如果函数的次数高于5,就不能用解析的方法解决。对于复杂的轨迹函数,进行碰撞检测的计算代价非常高。一种解决的方法就是假设模型运动的最大加速度是已知的,由此可以预测在将来很短的时间内模型的运动范围。这种方法采用了模型层次数据结构,建立四维层次时空包围盒,是分两步进行碰撞检测的。首先利用较粗略的时空包围盒,预测模型可能发生碰撞的时间;其次是在预测的时间采样进行静态精确的碰撞检测。

二、模型层次表示方法

碰撞检测可以运用建立层次模型的方法来实现。建立层次模型的基本思想是利用层次数据结构近似的表示模型,减少需要进行静态检测的元素对数,提高动态最近距离计算的速度。用于碰撞检测模型层次的方法可以分为两类:层次包围盒法和空间分解法。

1.层次包围盒法

层次包围盒法是利用体积略大而形状简单的包围盒把复杂的几何对象包裹起来,在进行碰撞检测时,检测包围盒之间是否相交,若包围盒不相交,则排除碰撞可能性;若相交,则接着进行几何对象之间精确的碰撞检测。

显然,包围盒法可快速排除不相交的对象,减少大量不必要的相交测试,从而提高碰撞检测的效率。常用的包围盒不仅仅是长方体,还可以是圆球、圆柱体等。层次包围盒法应用较为广泛,适用于复杂环境中的碰撞检测。例如,在道路桥梁视景仿真过程中,先使用球体覆盖技术和检测预判断来优化检测计算,再使用层次包围盒法进行碰撞检测,最后得到了理想的效果,如图9-13所示。

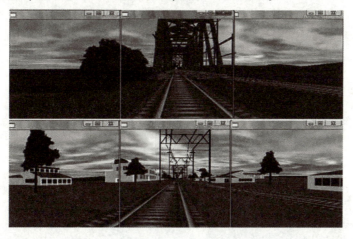

图9-13 道路桥梁视景仿真中应用层次包围盒法

2.空间分解法

空间分解法是将整个虚拟空间分解为体积相等的小单元格,所有对象都被分配在一个或多个单元格之中,系统只对占据同一单元格或相邻单元格的对象进行相交测试。这样,对象之间的碰撞检测问题就转化为包含该对象的单元格之间的碰撞检测。当对象较少且均匀分布于空间时,这种方法效率较高;当对象较多且距离很近时,由于需要对单元格进行更深的递归分割,这样就需要更多的空间存储单元格,并需要进行更多的单元格相交测试,以致降低了效率。因此,空间分解法适用于稀疏环境中且分布比较均匀的几何对象间的碰撞检测。

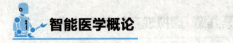

本章小结

虚拟现实技术是由计算机产生,通过视觉、听觉、触觉等作用,使用户产生身临其境感觉的交互式视景仿真,具有多感知性、沉浸感、交互性和构想性等特征。本章重点介绍了三维建模技术、立体显示技术、真实感实时绘制技术、三维虚拟声音的实现、人机自然交互技术及碰撞检测技术。

练一练

1. 三维建模包括哪些建模技术?
2. 简述立体显示技术有哪些,并举例说明其原理。
3. 三维虚拟声音技术的特征有哪些?

第十章　虚拟现实的输入与输出设备

思维导图

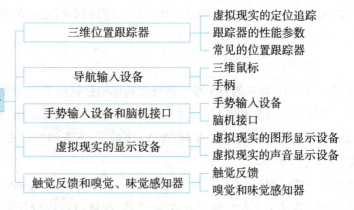

学思小课堂

为加快虚拟现实与行业应用融合发展，工信部、教育部等五部门近日联合印发《虚拟现实与行业应用融合发展行动计划（2022—2026年）》，推进新一代适人化虚拟现实终端产品，进一步完善产业生态。虚拟现实的输入输出设备处于快速发展和更新迭代的过程中。作为新时代青年，要时刻关注前沿技术及相关产品，依托成熟的设备进行科研创新和项目培育，积极投身到响应科教兴国、人才强国战略的发展进程中。

第一节　三维位置跟踪器

交互性是虚拟现实的主要特性之一。为了实现人与计算机之间的交互，需要使用专门设计的接口把用户命令输入给计算机，并实时将模拟过程中的信息反馈给用户。

虚拟现实系统和其他类型的计算机系统一样，包含输入设备和输出设备。输入设备将用户输入的信息传递给虚拟现实系统，并允许用户在虚拟环境中改变自己的位置、视线方向和视野，也允许改变虚拟环境中物体的位置和方向。

位置跟踪器是虚拟现实系统中常用的输入设备，能够实时地测量用户的位置和方向，并将其作为用户的输入信息传递给虚拟现实系统的主控计算机，进而根据用户当前的视点信息刷新虚拟场景的显示。

一、虚拟现实的定位追踪

虚拟现实系统是通过输入装置对全身运动进行识别的，这样的输入装置就是定位追踪设备。定位追踪设备可以检测出人的四肢、腰部等部位的活动，以及各关节弯曲的角度，能对人体不同的部位进行测量，通过光电转换，把身体的运动信息送入计算机进行图像重建。三维空间的跟踪是虚拟现实应用中的重要交互技术。

1. 维度

在数学中,维度(维数)表示独立参数的数目。在物理学和哲学的领域内,维度是指独立的时空坐标的数目。零维度空间是一个点,无限小的点,不占任何空间。当无数点集合排列之后,形成了线,直线就是一维空间;无数的线构成了一个平面,平面就是二维空间;无数的平面并列构成了三维空间,即立体的空间。

三维是指在平面二维系中又加入了一个方向向量构成的空间。通俗地讲,三维只是人为规定的互相垂直的3个方向,用这个三维坐标,几乎可以把整个世界中的任意一点的位置确定下来。三维动画就是由三维制作软件制作出来的立体动画。

虚拟现实是三维动画技术的延伸和拓展,它们的不同之处在于有无互动性,因此,虚拟现实还需要确定位置和方向。

2. 六自由度

在理论力学中,物体的自由度是指确定物体的位置所需要的独立坐标数,当物体受到某些限制时,自由度减少。如果将质点限制在一条直线上运动,则它的位置可以用一个参数表示。当质点在一个平面作直线或曲线运动时,位置由两个独立坐标(X、Y)来确定,它有两个自由度。假如质点在空间运动,位置由3个独立坐标(X、Y、Z)来确定。

物体在三维空间运动时,其具有6个自由度(Degree of Freedom,DOF),其中3个用于平移运动,3个用于旋转运动。物体上下左右前后运动,叫平移;物体可以围绕任何一个坐标轴转动为旋转。由于这几个运动用于描述三维对象的X、Y、Z坐标值,以及俯仰角(Pitch)、横滚角(Roll)、航向角(Yaw)3个参数值,因此这6个变量通常为6个自由度,即3个平移自由度(X、Y、Z)和3个旋转自由度(Pitch、Roll、Yaw),如图10-1所示。因此,虚拟现实中的三维空间运用的是六自由度,而三维动画中应用的是三自由度。

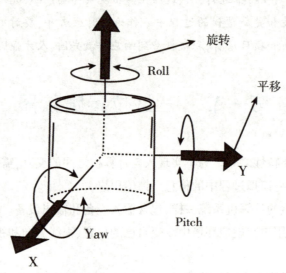

图10-1 六自由度示意图

在虚拟现实系统中,除了运动物体的3个旋转自由度方向信息,在很多情况下还需要跟踪运动物体的空间位置信息。能够同时跟踪位置和方向的跟踪器称为六自由度跟踪器。

二、跟踪器的性能参数

虚拟现实中用于测量三维对象位置和方向实时变化的专门硬件设备称为跟踪器。其性能参数主要有精度、抖动、偏差、延迟、更新率等。

（1）精度是指对象真实的三维位置与跟踪器测量出的三维位置之间的差值。

（2）抖动是指当跟踪对象固定不变时，跟踪器输出结果的变化。

（3）偏差是指跟踪器随时间推移而累积的误差。

（4）延迟是指动作与结果的时间差。对三维跟踪器来说，延迟是对象的位置、方向的变化与跟踪器检测这种变化之间的时间差。

（5）更新率是指跟踪器每秒报告测量数据集的次数。

三、常见的位置跟踪器

位置跟踪器有许多种，常见的有电磁波跟踪器、超声波跟踪器、光学式跟踪器、惯性位置跟踪器、GPS跟踪器、混合跟踪器等。

1.电磁波跟踪器

电磁波跟踪器是一种较为常见的空间跟踪定位器，一般由控制部件、发射器和接收器组成，如图10-2所示。

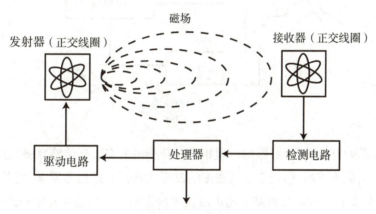

图10-2 电磁波跟踪器的组成

电磁波跟踪器的原理是利用磁场的强度进行位置和方向跟踪。由发射器发射电磁场，接收器接收到这个电磁场后，转换成电信号，并将此信号送到控制部件，控制部件经过计算后，得出跟踪目标的数据。多个信号综合后可得到被跟踪物体的6个自由度数据。

电磁波跟踪器根据磁发射信号和磁感应信号之间的耦合关系确定被测对象的方位。环境中的金属物体、电子设备及环境磁场会对接收装置造成干扰。

磁传感器是一种将磁场或磁感应强度等物理量转换成电信号的磁电转换元器件或装置。大部分磁传感器是基于固定材料的磁电效应的传感器，其中主要是半导体材料。当给一个线圈中通上电流后，在线圈的周围将产生磁场。

根据发射磁场的不同，可分为直流式电磁跟踪器和交直流式电磁跟踪器，其中交流式电磁跟踪器使用较多。

2.超声波跟踪器

超声波跟踪器利用了声学跟踪技术，通过发射器发出高频超声波脉冲，由接收器计算收到信号的时间差、相位差和声压差，即可确定跟踪对象的位置与方位。

超声波跟踪定位技术依据测量方法的不同，可分为飞行时间（Time of Flight，TOF）测量法和相位相干

(Phase Coherent,PC)测量法。

(1)飞行时间测量法。

飞行时间测量法同时使用多个发射器和接收器,通过测量超声波从发出到反射回来的飞行时间计算出准确的位置和方向。

(2)相位相干测量法。

相位相干测量法通过比较基准信号和发射出去后反射回来的信号之间的相位差来确定距离。

超声波跟踪器不受环境磁场的影响,同时不产生电磁辐射,且价格便宜,但跟踪范围有限,容易受环境声场干扰,还受空气湿度影响,并且要求发射器与接收器之间不能有物体遮挡,如图10-3所示。

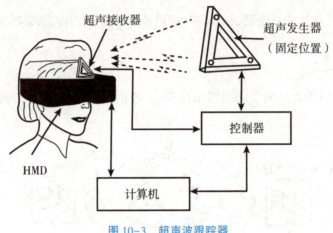

图 10-3 超声波跟踪器

超声波跟踪器的原理与电磁波跟踪器的原理相仿。其头盔上安装有传感器,通过超声波传输时间测量方法来定位。其重量小,成本不高,但由于空气密度的改变及物体的遮挡等因素,使其跟踪精度不够高。比较有代表性的是保加利亚 Hexamite 公司基于超声波技术研发的一款位置跟踪定位产品——Hexamite HX11超声波位置跟踪器。

3.光学跟踪器

光学跟踪器也是比较常见的空间位置跟踪定位设备。它可以使用多种感光设备,从普通摄像机到光敏二极管都有。光源可以有多种,如自然光、激光或红外线,目前大多采用红外线方式。例如,头盔显示器上装有传感器(光电二极管),通过光电管产生电流的大小及光斑中心在传感器表面的位置来计算出头部的位置与方向。光学跟踪器精度高、刷新快、滞后时间短,但用户的活动范围比较小。

光学跟踪器使用的技术主要有3种:模式识别系统、标志系统和激光测距系统。

(1)模式识别系统。

该系统把发光器件按某一阵列排列,并将其固定在被跟踪对象上,由摄像机记录运动阵列模式的变化,通过与已知的样本模式进行比较从而确定物体的位置。

(2)标志系统。

该系统通常是利用传感器(如照相机或摄像机)监测发射器(如红外线发光二极管)的位置进行追踪。

(3)激光测距系统。

该系统将激光通过衍射光栅发射到被测对象,然后接收经物体表面反射的二维衍射图的传感器记录位置信息。

光学跟踪器采用摄像装置或光敏器,接收具有一定几何分布的光源发射的光,再通过接收的图像及光源和传感器的空间位置来计算运动物体的 6 个自由度信息。光学追踪在近距离内非常精确且不受磁场和声场的干扰,但要求光源与探测器可视。另外,跟踪的角度范围受限且易受现场其他光源的影响。光学跟踪器比较适用于活动范围受限,且要求具有较高刷新频率和精确率的实时场景中,一般有头部穿戴式光学跟踪器。

PST IRIS 光学测量追踪系统是荷兰 PST 公司的光学跟踪设备,是一款完整而精确的六自由度光学跟踪器,支持即插即用,扩展性强,是目前虚拟现实、工业装配、虚拟维修及互动交互等领域极具性价比的光学追踪系统,如图 10-4 所示。

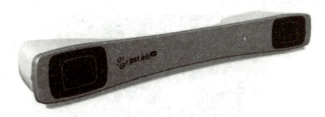

图 10-4　PST IRIS 光学测量追踪系统

4.惯性跟踪器

惯性位置跟踪器采用的是机械方法,其原理是利用小型陀螺仪测量对象在其倾角、偏角和转角方面的数据。利用陀螺测量 3 个旋转自由度的角度变化,利用加速度计测量 3 个平移自由度的位移,通过盲推的方法得出被跟踪物体的位置。它不是一个六自由度的设备,当然也不是通过外部环境得到位置信息,而完全是通过运动系统内部的推算。惯性位置跟踪器只适合于不需要位置信息的场合。

惯性位置跟踪器无论在虚拟现实应用领域,还是在控制模拟器的投影机运动时,或是在生物医学的研究中,都是测量运动范围和肢体旋转的理想选择。如今的惯性位置跟踪器内置低功耗信号处理器,可提供实时无位移 3D 方向、校准 3D 加速度、3D 转弯速度及 3D 地球磁场数据,在基于惯性传感器定位和导向的跟踪解决方案开发领域居于领先地位。其主要代表产品有 Xsens、InterSense、VMSENS 等。

5.GPS 跟踪器

GPS 跟踪器是内置了 GPS 模块和移动通信模块的终端,用于将 GPS 模块获得的定位数据通过移动通信模块传至 Internet 上的一台服务器上,从而可以实现在计算机上查询终端位置。GPS 跟踪系统如图 10-5 所示,它包括 3 个部分。

(1)空间部分——GPS 卫星星座。
(2)地面控制部分——地面监控系统。
(3)用户设备部分——GPS 信号接收机。

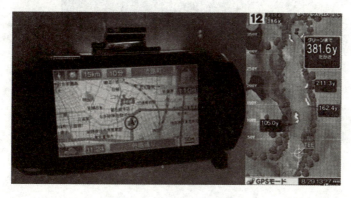

图 10-5　GPS 跟踪系统

GPS 跟踪系统拥有全球范围的有效覆盖面积,系统比较成熟,定位服务比较完备。但是信号受建筑物影响较大,衰弱很大,定位精度相对较低,而且在航线控制区域,它甚至会完全没有信号。

6.混合跟踪器

混合跟踪器是指使用了两种或两种以上位置测量技术来跟踪对象的系统。它能取得比使用任何一种单一技术更好的性能。其中光学混合、超声波—惯性和视觉—惯性混合跟踪器的发展技术水平比较成熟,而未来发展重点在于视觉—惯性—GPS 等复杂跟踪器。超声波—惯性跟踪器如图 10-6 所示。

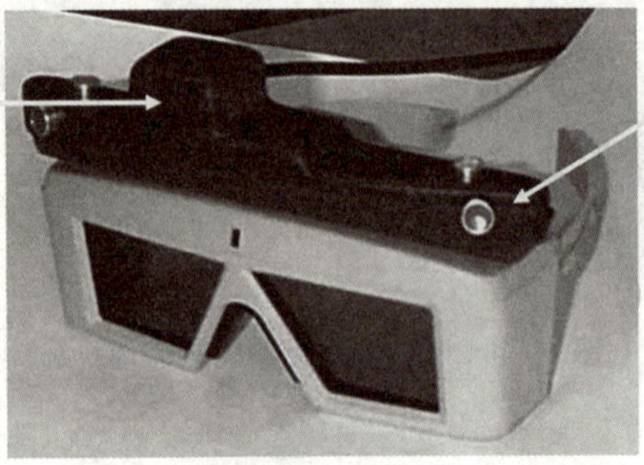

图 10-6　超声波—惯性跟踪器

第二节　导航输入设备

虚拟现实系统中除了能应用位置跟踪器作为输入设备,还可以应用三维鼠标和手柄作为交互设备对三维目标进行操控。

一、三维鼠标

三维鼠标是虚拟现实应用中比较重要的交互设备,可以从不同的角度和方位对三维物体进行观察、浏览和操作。三维鼠标能够为参与者提供更加强大而便利的操作,为三维应用程序提供自然而灵敏的三维环境和物体的操控方式。通过推、拉、转动或倾斜三维鼠标的控制器,能够对三维物体和环境进行移动、旋转、缩放等操作。

Logitech 子公司 3Dconnexion 研发制造的"魔幻手"Space Navigator 采用了先进的六方位光学传感器,可根据需要来调节设备速度,带有 2 个可调节的功能键及 USB 接口,且体积小方便携带,如图 10-7 所示。

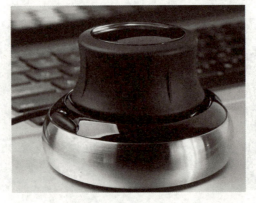

图 10-7　三维鼠标"魔幻手"Space Navigator

二、手柄

手柄也是一种输入设备,常用于电子游戏中。用户通过操纵手柄上的按钮键,可以实现对计算机模拟角色的控制。手柄按照不同的方式可分为不同的类别。

1.按用途分类

手柄按用途可分为赛车手柄、飞行手柄、格斗手柄等。

(1)赛车手柄。

赛车手柄的外观和真正的汽车方向盘毫无二致,因而也就最适用于赛车游戏。需要说明的是方向盘都配有踏板,以模拟最真实的开车环境。在赛车游戏中,赛车手柄是最好的选择,如图10-8所示。

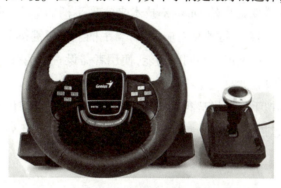

图10-8　赛车手柄

(2)飞行手柄。

飞行手柄又称飞行摇杆,如图10-9所示。这种摇杆是模拟飞机的操纵杆,手握住它可以随意地摇动,大拇指处往往还有多个按键,以便操作。由于飞行类游戏往往操作复杂,需要多个按键同时控制,方向上又需要极其精确,所以摇杆的控制精度都比较高,因而价格一般也比较贵。另外,这种摇杆还适合玩第一人称视角的游戏。

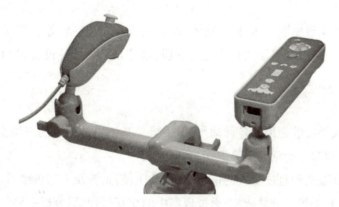

图10-9　飞行手柄

(3)格斗手柄。

格斗手柄是使用最多的一类手柄,由于这种手柄最适合第三人称视角的格斗对打游戏,所以这种手柄又称格斗手柄。事实上格斗手柄可应用的范围是最广泛的,不仅能用于格斗游戏,还能用于赛车、飞行类游戏。

2.按传输速度及功能分类

手柄按传输速度及功能可分为模拟手柄、数字可编程手柄等。

(1) 模拟手柄。

模拟手柄是指以声卡上的 MIDI 或游戏接口作为接口的手柄。利用电路板上设计的 4 个按点来进行方向的控制,再设计 4 个按点用来充当手柄开火的按键。这种游戏手柄按功能键数量的多少分为两键手柄(有 2 个功能键)、四键手柄(有 4 个功能键)、六键手柄(有 6 个功能键)和八键手柄(有 8 个功能键)。

这种模拟手柄是一种"傻瓜"式的手柄,如果一个游戏设计者希望该游戏支持手柄,就会为每一个手柄按键设定功能,即在"游戏控制器"中加一个通用的手柄驱动,然后在游戏中即可使用按键。

(2) 数字可编程手柄。

数字可编程手柄充分利用微软提供的 DirectX 技术来实现手柄的"可编辑"。它让使用者通过设置程序,将手柄上某个按键与键盘上的某个键建立对应关系,当手柄上该按键按下时,相当于将键盘上对应的按键按下。一般游戏对键盘上各个键规定了不同的功能,使用者需设置手柄按键,使它对应这些功能键,即可完成对手柄各按键功能的不同设置。

数字可编程手柄较普通模拟手柄的优势很明显,它可在游戏中完全替代键盘,凡是能用键盘操作的游戏都能用可编程手柄操作,且包括仅支持键盘不支持模拟手柄的游戏。此外,可编程手柄还可通过自带的功能键切换为普通手柄。

第三节 手势输入设备和脑机接口

在虚拟现实系统中,人置身于虚拟世界,可以通过视觉、听觉和触觉等多种途径体会虚拟世界的沉浸感。手是用户模型中十分重要的动作与感知关系模型,是人的行为特征,也是人机交互的重要研究内容。

一、手势输入设备

在虚拟环境中,用手能实现抓取物体、释放物体,以及飞行、漫游、导航等三维交互任务和技术。利用人的触摸行为和计算机的反应来获得基于人机交互的手段,通常是采用硬件设备如 6D 操纵杆、6D 鼠标、空间球来实现的。

1.手势接口

在人的意识支配下,人手能够做出的各种动作,即手势。基于手势识别的三维交互输入技术,常用的有基于数据手套的手势识别和基于视觉的手势识别。

手势不但由骨骼肌肉驱动,而且还受人的信念、意识的驱使,这涉及人的思维活动的高级行为。

人手有 20 多个关节,其手势十分复杂,在虚拟现实中的交互过程,需分析手势的形成并识别其含义。用户以自然方式抓取环境中的物体,同时用户能获得相应的感知反馈。例如,具有力反馈的手套能使用户感知到抓取的物体的重量,具有触觉反馈的手套能使用户感知到所碰到物体的质感(如毛毯有多粗糙等)。

手势的语法信息是通过手的构形、手的运动变化来传递的。为了给用户提供必要的视觉反馈信息,使其在交互过程中看到自己的手,同时也为了分析交互过程中手和虚拟对象之间的相互作用关系,必须建立手的几何模型和运动学模型。

2013 年,Leap 公司发布了面向 PC 及苹果电脑 MAC 的体感控制器——Leap Motion。Leap Motion 倡导

的三维空间交互与 VR 可谓完美结合,产生了 Orion。Orion 是原有的 Leap Motion 软件的一个升级版本。在 VR 系统中,Orion 提供了一种手势的输入方式,它可以将手部的活动信息实时反馈到处理器,最后显示在 VR 头显中,如图 10-10 所示。

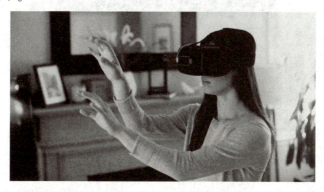

图 10-10　Orion 手势的输入

2.数据手套

数据手套(Data Glove)是虚拟仿真应用中主要的交互设备,是虚拟现实系统的重要组成部分。数据手套是根据戴在手上具有位置跟踪器的手套,利用光纤直接测量手指弯曲和手的位置来实现手势输入的。

数据手套可以实时获取人手的动作姿态,例如,用户可以借助数据手套直接抓取模拟环境中虚拟的物体,这时手有抓握感,并可以感觉物体的重量,模拟环境中被抓的物体也能立刻随着手的移动而移动。数据手套能够在虚拟环境中再现人手动作,达到人机交互的目的,是一种通用的人机接口。

数据手套系统中最关键的是传感器技术。数据手套的交互能力直接取决于传感器的性能。数据手套设有弯曲传感器,通过导线连接至信号处理电路,检测手指的伸屈,并把手指伸屈时的各种姿势转换成数字信号传送给计算机,计算机通过应用程序来识别并执行相应的操作,达到人机交互的目的。

数据手套的基本原理是:数据手套设有弯曲传感器,有 5 节点、14 节点、18 节点、22 节点之分,这些弯曲传感器由柔性电路板、力敏元件、弹性封装材料组成,通过导线连接至信号处理电路;在柔性电路板上设有至少两根导线,以力敏材料包覆于柔性电路板大部,再在力敏材料上包覆一层弹性封装材料,柔性电路板留一端在外,以导线与外电路连接;把人手姿态准确实时地传递给虚拟环境,而且能够把与虚拟物体的接触信息反馈给操作者,使操作者以更加直接、更加自然、更加有效的方式与虚拟世界进行交互,大大增强了互动性和沉浸感。

数据手套可分为虚拟现实数据手套和力反馈数据手套。虚拟现实数据手套为操作者提供了一种通用、直接的人机交互方式,使操作者以更加直接、更加自然、更加有效的方式与虚拟世界进行交互,大大增强了互动性和沉浸感,特别适用于需要多自由度手模型对虚拟物体进行复杂操作的虚拟现实系统。用户通过使用数据手套的触觉反馈功能,能够亲自"触碰"虚拟世界,并在与计算机制作的三维物体进行互动的过程中真实感受到物体的振动。触觉反馈能够创造出更为逼真的使用环境,让用户真实感触物体的移动和反应。

数据手套也可分为有线、无线、左手和右手等类型。手掌、手指、手腕各个有效部位弯曲等动作的测量及其姿态的反演是虚拟现实数据手套实现的关键。数据手套本身不提供与空间位置相关的信息,因此在实际应用中,数据手套需要与空间位置跟踪定位设备配合使用,以检测数据手套的实际位置和方向。当前虚拟现实数据手套产品很多,如 Gloveone 就是其中的一款数据手套产品,如图 10-11 所示。

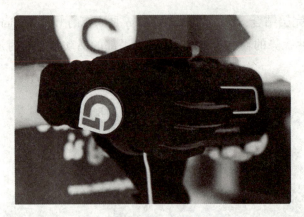

图 10-11　Gloveone 数据手套

Gloveone 是西班牙的科技公司 NeuroDigital Technologies 设计的产品，它有一系列的嵌入式传感器，能使用户具有控制虚拟物品的感觉。Gloveone 有 4 个传感器，分别置于拇指、食指、中指和手掌部位。传感器是互通的，并且可以探测到彼此的信号，使用户有确切地触摸到物体的感觉。Gloveone 带有 9 轴惯性测量组合传感器，用于记录并测量速度和重力。

3.运动捕捉设备

运动捕捉系统是一种用于准确测量运动物体在三维空间运动状况的高技术设备，它基于计算机图形学原理，通过排布在空间中的多个视频捕捉设备，将运动物体(跟踪器)的运动状况以图像的形式记录下来，然后使用计算机对该图像数据进行处理，得到不同时间运动物体(跟踪器)的空间坐标(X,Y,Z)。

从技术的角度来说，运动捕捉的实质就是要测量、跟踪、记录物体在三维空间中的运动轨迹。典型的运动捕捉设备一般由以下 4 个部分组成。

(1)传感器。

传感器是固定在运动物体特定部位的跟踪装置，它向系统提供运动物体运动的位置信息，会随着捕捉的细致程度确定跟踪器的数目。

(2)信号捕捉。

信号捕捉是负责捕捉、识别传感器的信号，将运动数据从信号捕捉设备快速准确地传输到计算机系统。不同类型的系统信号，其捕捉设备也有所区别。对于机械系统来说，是一块捕捉电信号的线路板；对于光学系统来说，则是高分辨率红外摄像机。

(3)数据传输。

对于需要实时效果的系统，需要将大量的运动数据从信号捕捉设备快速准确地传输到计算机系统进行处理，而数据传输设备就是用来完成此项工作的。

(4)数据处理。

运动捕捉系统捕捉到的数据需要修正，处理后还要与三维模型相结合才能完成计算机动画制作的工作，这就需要我们应用数据处理软件或硬件来完成此项工作。无论是软件还是硬件，都是借助计算机对数据高速的运算能力来完成数据处理的，使三维模型真正地、自然地运动起来。因此，数据处理部分负责处理系统捕捉到的原始信号，计算传感器的运动轨迹，对数据进行修正和处理，并与三维角色模型相结合。

二、脑机接口

脑机接口(Brain Computer Interface,BCI)系统是一种在大脑和外界控制设备间进行信息交流传输的系统。这种交流不依赖于人体外周神经和肌肉组织，而是通过采集大脑活动的信号，经过计算机处理，将大脑活动的信息转变成可以操纵外部设备的控制命令，再通过这种命令来操纵机器设备代替人的肢体行动，以此来实现大脑与外部的信息传递。

除了人本身，BCI 系统主要由放大电路、信号采集与预处理、特征提取、特征分类、控制系统、外围设备、反馈系统等组成，如图 10-12 所示。BCI 系统读取脑活动的电信号并将其转换成为数字形式，再由计算机识别、处理，进而控制执行单元活动，如操纵计算机光标、开关电视、控制机械假肢等。

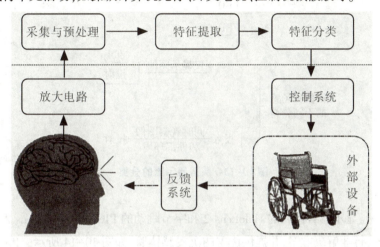

图 10-12 BCI 系统的基本组成

第四节　虚拟现实的显示设备

一、虚拟现实的图形显示设备

眼睛是人的主要感觉器官，人类从外界获得的大部分信息主要来自人的视觉。在虚拟现实系统中，三维视觉显示设备有头盔显示器、沉浸式立体投影系统、立体眼镜显示设备等。

1. 头盔显示器

头盔显示器（Head Mounted Display，HMD）是常见的立体显示设备，利用头盔显示器将人对外界的视觉、听觉封闭，引导用户产生一种身在虚拟环境中的感觉。

头盔显示器主要由显示器和光学透镜组成，辅以 3 个自由度的空间跟踪定位器，可进行虚拟输出效果观察，同时观察者可以做空间上的自由移动，如行走、旋转等。头盔显示器的两个 LCD 显示器或两个 CRT 显示器分别显示左右眼的图像。这两个图像由计算机分别驱动，两个图像间存在着微小的差别，人眼获取这种带有差异的信息后在脑海中产生立体感。

头盔显示器按不同的方式可以分为不同的类别，如图 10-13 所示。根据使用显示器件的不同，可以分为 CRT 和平板头盔显示器；根据使用模式的不同，可以分为单目和双目头盔显示器；根据临场感的不同，可以分为全投入和半投入头盔显示器。

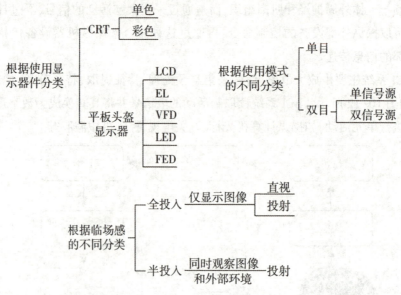

图 10-13　头盔显示器的分类

当前比较典型的头盔显示器有微软的 HoloLens 2 和字节跳动的 PICO 4。HoloLens 2 是一款佩戴舒适的混合现实设备,拥有先进的行业解决方案,并提供优秀的沉浸感体验,如图 10-14 所示。PICO 4 采用了全新自研的六自由度光学定位系统,基于头显上的四目摄像头的空间定位及精准的算法进行追踪,如图 10-15 所示。

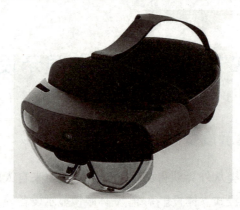

图 10-14　HoloLens 2 头盔显示器

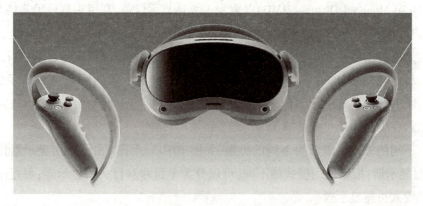

图 10-15　PICO 4 头盔显示器

在脑外科、显微外科手术及远程诊断和远程手术中,采用头盔显示作为手术部位的显微显示,结合空间导航技术,可以实现对病灶部位精准定位,从而可以降低医生的工作强度,提高手术的成功率。

2.沉浸式立体投影系统

在虚拟现实系统中,沉浸感是虚拟现实技术特性之一。在虚拟现实实验室建设过程中,建设沉浸式显示系统是虚拟现实系统的目的之一。沉浸感的实现手段有很多,其中显示部分主要通过具有沉浸感的大屏幕立体投影系统来实现。

目前,大屏幕三维立体投影显示系统是一种最典型、最实用、高级别的沉浸式虚拟现实显示系统。根据沉浸程度的不同,它通常可以分为单通道立体投影显示系统、多通道环幕立体投影显示系统、CAVE沉浸式虚拟现实投影显示系统、球面投影显示系统等。

(1)单通道立体投影显示系统。

单通道立体投影显示系统是一套基于高端计算机虚拟现实工作站平台的入门级虚拟现实三维投影显示系统。该系统通常以一台图形计算机为实时驱动平台,两台叠加的立体版专业LCD或DLP投影机作为投影主体,显示具有高分辨率的立体投影影像。其优点是能够显示优质的高分辨率三维立体投影影像,为虚拟仿真用户提供一个有立体感的半沉浸式虚拟三维显示和交互环境,同时也可以显示非立体影像。而由于虚拟仿真应用的特性和要求,通常情况下均使用其立体模式。

在众多的虚拟现实三维显示系统中,单通道立体投影系统是一种低成本、操作简便、占用空间较小、具有极好性价比的小型虚拟三维投影显示系统,其集成的显示系统使安装、操作使用更加容易且方便,被广泛应用于高等院校和科研院所的虚拟现实实验室中。

(2)多通道环幕立体投影显示系统。

多通道环幕立体投影显示系统是一种沉浸式虚拟仿真显示系统,采用环形的投影屏幕作为仿真应用的投射载体,如图10-16所示。根据环形幕半径的大小,它通常分为120°、135°、240°、270°、360°等不同弧度的投影显示系统。由于其屏幕的显示半径巨大,通常用于一些大型的虚拟仿真应用,如虚拟战场仿真、虚拟样机、数字城市规划、三维地理信息系统等大型场景仿真环境,近年来开始向展览展示、工业设计、教育培训、会议中心等专业领域发展。

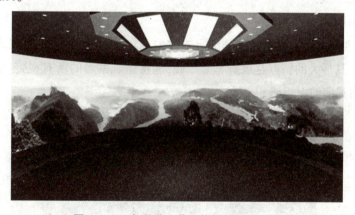

图10-16 多通道环幕立体投影显示系统

环幕投影系统是目前非常流行的一种具有高度沉浸感的虚拟现实投影显示系统,该系统以多通道视景同步技术、数字图像边缘融合技术为支撑,采用多通道亮度、色彩平衡技术和多通道视景同步技术,将三维图形计算机生成的三维数字图像实时地输出并显示在一个超大幅面的环形投影幕墙上,并以立体成像的方式呈现在观看者的眼前,使观看者和参与者都能获得一种身临其境的虚拟仿真视觉感受。它是整个虚拟现实系统的重要的组成部分。

(3) CAVE 沉浸式虚拟现实显示系统。

CAVE 沉浸式虚拟现实显示系统是一种基于多通道视景同步技术、三维空间整形校正算法、立体显示技术的房间式可视协同的显示系统，如图 10-17 所示。

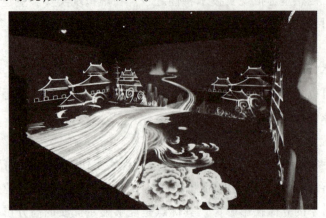

图 10-17　CAVE 沉浸式虚拟现实显示系统

该系统提供一个同房间大小一样具有四面(或六面)的投影显示空间可供多人参与,所有参与者均完全沉浸在一个被三维立体投影画面包围的高级虚拟仿真环境中,借助相应虚拟现实交互设备(如数据手套、力反馈装置、位置跟踪器等),从而获得一种身临其境的高分辨率三维立体视听影像和六自由度交互的感受。由于投影面积能够覆盖用户的所有视野,所以这种完全沉浸式的立体显示环境为科学家带来了空前创新的思考模式。科学家能直接看到他们的可视化研究对象。例如,生物学家能检查 DNA 规则排列的染色体链对结构,并虚拟地拆开基因染色体进行科学研究;物理学家和化学家能深入物质的微细结构或广袤环境中进行试验探索;气象学家能"钻进"飓风的中心观看空气复杂而混乱无序的结构。

可以说,CAVE 可以应用于任何具有沉浸感需求的虚拟仿真应用领域,是一种全新的、高级的、完全沉浸式的科学数据可视化手段。

(4) 球面投影显示系统。

球面投影显示系统也是近年来最新出现的沉浸式虚拟现实显示方式,是采用三维投影显示的方式来实现的,如图 10-18 所示。其最大的特点是视野非常广阔,能覆盖观察者的所有视野,从而令观察者完全置身于飞行场景中,给人身临其境的沉浸感。

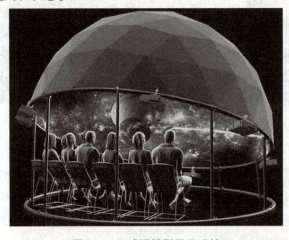

图 10-18　球面投影显示系统

球面投影系统所包括的技术模块有球面视锥的科学设计算法、多通道图像边缘融合曲面几何矫正、PC-Cluster 并行集群同步渲染技术。其中,球面视锥的科学设计算法是球面显示系统最关键的技术,如果不能解决这个问题,那么即使做好边缘融合和几何校正,最后显示出来的三维效果也是错误的。

目前在全球范围内,只有为数不多的厂商能够提供球面显示系统的解决方案,如 3DP、Bareg 等。其中,3DP 有近 20 年的视景仿真项目经验,为全球 50 多个国家提供了数百套球面显示系统解决方案,具有毋庸置疑的技术领导地位。

3.立体眼镜显示设备

立体眼镜是经过特殊设计的虚拟现实监视器,能以 2 倍于普通监视器的扫描频率刷新屏幕,与其相连的计算机向监视器发送 RGB 信号中含有 2 个交互出现的、略微有所漂移的透视图。

立体眼镜具有结构简单、外形轻便、价格低廉等特点,而且长时间佩戴眼镜也不至于疲劳,成为虚拟现实观察设备理想的选择。目前,立体眼镜有许多品牌产品,比较知名的有 3D VISION 2 立体眼镜,如图 10-19 所示。

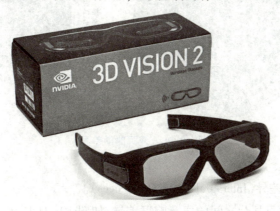

图 10-19　3D VISION 2 立体眼镜

二、虚拟现实的声音显示设备

虚拟听觉是增强人在虚拟现实中的浸没感和交互性的重要途径。三维音效是虚拟现实世界中不可或缺的一项重要技术。在各类网络游戏、三维视景虚拟仿真等领域有着非常广泛的发展前景与应用,三维音效的运用能够进一步增强人们在虚拟世界的沉浸感。

1.基于 HRTF 的三维声音显示设备

HRTF 是指头部相关传递函数,用于描述声波从声源到双耳的传输过程,是一种声音定位算法。

假设三维声音的硬件设备声源是已知的,则需要有一个相应声音到达内耳的模型;但是,由于现象的多维性、个体的差异和对听觉系统的不全面理解,因此这使得建模工作非常复杂。

当实验者处于一个有多个声源(扬声器)的示例下,并且在实验者的内耳放置一个微型麦克风。当扬声器依次打开时,把麦克风的输出存储下来并进行数字化。这样,就可以用两个函数(分别对应一只耳朵)测量出对扬声器的响应,称为与头部相关的脉冲响应(Head Related Impulse Responses,HRIR),相应的傅里叶变换称为与头部相关的传递函数,它捕获了声音定位中用到的所有物理线索。HRTF 依赖于声源的方位角、高度、距离和频率。对于远声场声音,HRTF 只与方位角、高度和频率有关。

每个人都有自己的 HRTF,因为任何两个人的外耳和躯干的几何特征都不可能完全相同。当声音向我们传输而来时,HRTF 将对应于我们头部的相位与频率响应。

HRTF 是声音向我们传输而来时的头部相位与频率响应。其变化取决于头部与身体的构造,如鼻子、耳廓、嘴巴、额头和骨头的密度,以及肩膀、双臂、双脚等部位。声源发出的声波经头部,耳廓,躯干等散射后到达双耳,而这一过程声波接触的任何元素都将改变声音,令声波的频率与相位有所不同。

在虚拟现实中,HRTF 主要通过 3 个部分确定声音的方向。

(1)每只耳朵的声音到达时间差(Interaural Time Differences)。

当一个声音接近并到达听众时,到达听众每个耳朵的路径是不同的。根据每个耳朵到声源的距离,声音可能经历不同的时间或距离长度,因此在不同的时间到达每只耳朵,如图 10-20 所示。声音到达每只耳朵的时间差异是确定声源方向的重要线索。

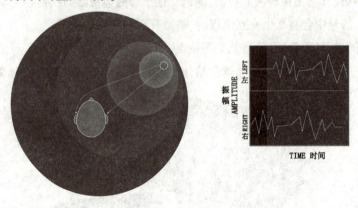

图 10-20 双耳时间差异

(2)每只耳朵的声音水平差异(Interaural Level Differences)。

人的大脑非常擅长选择两只耳朵之间的声音响度差异,如图 10-21 所示。多数情况下,这些差异是由于在两只耳朵之间的头部决定的。头部能阻止声波中的不同频率传播到距离声源较远的耳朵,这种现象称为声影。

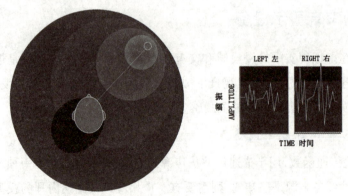

图 10-21 双耳响度差异

(3)与人体解剖学相互作用的频谱线索。

当声波接近某人时,它会在进入人的耳道之前与人的身体相互作用,如外耳耳郭、头部。这些元素根据声源位置(通常称频谱线索)会影响进入每只耳朵的声音频率分布。这些频谱线索对于定位声音非常重要,特别是当声音来自时间和响度差异本身并不能提供足够的位置信息时。

第一个虚拟三维声音设备是 1988 年由 Crystal River Engineering 开发的。这个实时数据信号处理器称为 Convolvotron,由旋转在分离外壳中的一组与计算机兼容的双卡组成。随着数字信号处理芯片和微电子技术的进步,现在的 Convolvotron 更加小巧,由处理每个声源的"卷积引擎"组成。

2.多扬声器听觉系统

最简单的多扬声器听觉系统是立体声格式的,它产生的声音来自两个扬声器所定义的平面。立体声格式可进一步改进为四声道的格式,可在用户前面放两个扬声器和后面放两个扬声器。另一种配置是"5.1环绕"格式,在用户前面放3个扬声器,侧面(左侧和右侧)放2个,还有1个是重低音。罗技公司推出了可用蓝牙连接的 Z606 5.1 环绕立体声扬声器,如图 10-22 所示。

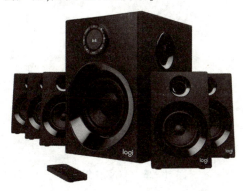

图 10-22　Z606 5.1 环绕立体声扬声器

近年来出现了新一代 PC 机三维声卡。这些声卡使用数字信号处理芯片处理立体声或 5.1 格式的声音,并且通过卷积输出真实的三维声音。PC 机的喇叭装在监视器的左右两侧,与监视器方向一致,面向用户。知道了用户头部的相对位置(面向 PC 机,位于最佳区域),就可以从查找表中检索得到 HRTF。这样,只要用户保持处于最佳位置区域中,就有可能创建出在用户周围有许多扬声器的假象,并且能设置扬声器的方位角和位置。

基于扬声器的三维声音系统不能分离出每只耳朵听到的声音,到达左耳的声音 Yleft 是来自相应扬声器(Sleft)和其他扬声器(Sright)的干扰声音混合的结果;右耳也是如此。

第五节　触觉反馈和嗅觉、味觉感知器

应用触觉反馈技术能够创建出更加逼真的虚拟现实融合环境,用户通过穿戴触觉反馈设备能与虚拟世界做更深入的交互。如果利用味觉、嗅觉感知器等设备,用户在虚拟世界里就能够获得更高沉浸感。

一、触觉反馈

人类的触觉系统的输入是由感知循环提供的,对环境的输出(对触觉接口而言)是以传感器—发动机控制循环为中介的。输入数据由众多的触觉传感器、本体感受传感器和温度传感器收集,输出的是来自肌肉的力和扭矩。当皮肤受到刺激时,触觉传感器会产生很小的放电,最终被大脑感知。身体的传感器—发动机控制系统使用触觉、本体感受和肌肉运动知觉来影响施加在触觉接口上的力。

触觉反馈就是能够模拟"感觉"的一项技术。触觉反馈技术能通过作用力、振动等一系列动作为使用者再现触感。

1.触觉反馈设备

应用触觉反馈技术的设备包含了测量外在压力的触觉传感器。常用的触觉反馈设备有触觉鼠标、触觉

反馈手套等。

（1）触觉鼠标。

触觉鼠标通常在使用鼠标时用户要一直看着屏幕，以免失去控制。触觉反馈增加了响应用户动的另一条线索，从而可以对此做出适当的补偿（即使把脸转过去，也能感知）。

iFeel 就是一种触觉鼠标，如图 10-23 所示。其外观和重量都与普通的计算机鼠标相似，不同的是，其附加的电子激励器可以引起鼠标外壳的震动。

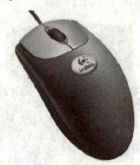

图 10-23　iFeel 触觉鼠标

（2）iMotion 触觉反馈手套。

iMotion 是一款带有触觉反馈的体感控制器。它可以提供精准的 3D 动作控制，能在用户面前创建一个虚拟的触摸空间，并且拥有触觉反馈，让用户"真实触摸"到游戏或应用中的物体。它能够欺骗人的大脑，让人产生误以为自己双手正在推、拉等虚拟的触觉反馈。

iMotion 触觉反馈手套内置陀螺仪、加速计，通过表面的 3 个 LED 灯（见图 10-24）来判断用户身体在 3D 空间的位置等，里面的 4 个橙色部件用来提供触觉反馈（见图 10-25）。iMotion 的触觉反馈技术是通过蓝牙向用户发出信息的，它所提供的 5 种不同反馈模式对应不同的强度和持续时间。

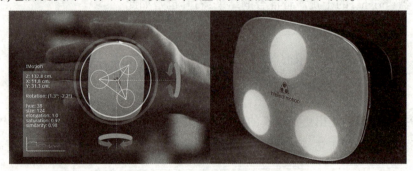

图 10-24　iMotion 触觉反馈手套的 3 个 LED 灯

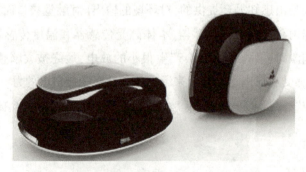

图 10-25　iMotion 触觉反馈手套的 4 个橙色部件

iMotion 还能搭配 Oculus Rift 头戴式显示器,可以使用户真正置身于虚拟场景当中。虚拟的触觉反馈创造的真实按钮触感具有沉浸式的体验。

2.力反馈设备

力反馈提供虚拟对象表面柔顺性、对象的重量和惯性等实时信息。若反馈力比较大,则它能主动抵抗用户的触摸运动,并能阻止该运动。力反馈设备主要有力反馈操纵杆、力反馈手套等。

(1)力反馈操纵杆。

力反馈操纵杆比较具有代表性的是 WingMan Force 3D 操纵杆,如图 10-26 所示。它有 3 个自由度,其中两个自由度具有力反馈。

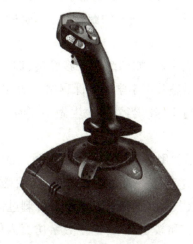

图 10-26　WingMan Force 3D 力反馈操纵杆

当计算机用户的动作改变仿真程序时,如果有触觉事件,就提供反馈命令。这些命令继而被操纵杆的模/数转换器转换成模拟信号并放大,然后发送给产生电流的直流激励器。这样就形成了闭合的控制回路,用户就可以感觉到振动和摇晃,或者感觉到由操纵杆产生的弹力。

(2)力反馈手套。

力反馈手套借助了数据手套的触觉反馈功能,用户能够用双手亲自"触碰"虚拟世界,并在与计算机制作的三维物体进行互动的过程中真实感受到物体的振动。

Immersion CyberGrasp 是一款轻巧且有力反馈功能的手套装置。使用者可以通过力反馈系统去触摸计算机内所呈现的 3D 虚拟影像,感觉如同触碰到真实的东西一样,如图 10-27 所示。

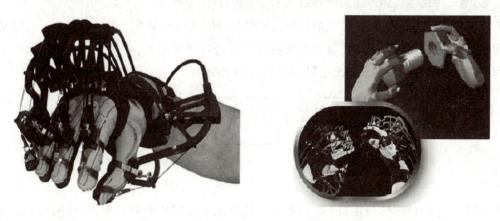

图 10-27　Immersion CyberGrasp 力反馈手套

3.触觉反馈在医学中的应用

随着虚拟现实(VR)技术的发展及其在医疗领域的应用越来越广泛,虚拟现实系统能利用计算机图形学构造出虚拟的软组织形变模型,再利用触觉反馈来感知虚拟手术中软组织受力的情况,并做出准确的、及时的判断,使用户的操作感觉更具有临场感。

虚拟手术(Virtual Surgery,VS)作为正在发展起来的研究方向,其目的是使用计算机技术(主要是计算机图形学与虚拟现实)来模拟、指导医学手术所涉及的各种过程,在时间段上包括了术前、术中和术后,在实现的目的上有手术计划制订、手术排练演习、手术教学、手术技能训练、术中引导手术和术后康复。

在临床实践中,虚拟现实技术平台还可以集成触觉反馈功能,使用者在骨组织钻孔、椎弓根钉置入、解剖部位显露等操作中可以获得与实际手术近似的触觉体验,通过与系统实时地交互来判断操作是否正确。

医用模拟触觉反馈技术可用于微创手术,如训练开发腹腔镜、训练介入放射学和训练牙科学生等。虚拟触觉背部已成功整合到俄亥俄州大学整骨医学学院的课程中。触觉技术促进了远程外科手术的发展,使得专业的外科医生可以远程为患者进行手术。当外科医生做切口时,他们会感觉到触觉和阻力反馈,就好像直接作用在患者身上一样。

中医 VR 针刺触觉仿真培训平台是利用虚拟仿真平台结合触觉技术及硬件设备,来模拟针刺行针过程的反馈情况,并通过 VR 技术及触觉技术建立一套完整的中医针刺手法触觉培训及考核的系统平台。这使学生通过最先进计算机数据信息及 VR 技术更容易理解和学习针刺过程。

根据传统中医针刺医学理论的特点和教学需求,建立数字仿真人体穴位模型、设计中医针刺触觉仿真过程能为针刺教学提供一种更直观的、反映动态过程的数字解剖学手段。借助虚拟仿真触觉技术手段,学生在学习过程中可应用虚拟场景认知穴位及行针相关基础信息,为实操打下坚实的基础。对操作人员进行针刺操作培训并通过考核模式评判培训效果能为中医针刺领域培训更多合格的针刺操作人员。

二、嗅觉和味觉感知器

嗅觉和味觉能够强化用户在虚拟现实中的沉浸感,因此在虚拟现实系统中,嗅觉和味觉感知器也是不可或缺的。

1.嗅觉感知器

嗅觉是人类感知万物最真实的感觉,也是人类生活最基本的感觉。嗅觉感知器常用的是电子鼻,它能模仿人的嗅觉,是一种化学气体传感器阵列的人工嗅觉装置。

电子鼻技术主要由气敏传感器阵列、信号预处理单元和模式识别单元三大部分组成。电子鼻利用气敏传感器阵列进行检测,根据样品与传感器产生的物理变化进行数据处理,再由计算机通过统计模式识别或非统计识别方法完成信号的识别并输出结果,如图 10-28 所示。

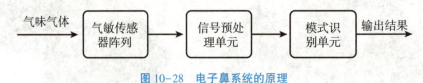

图 10-28 电子鼻系统的原理

从功能上讲,气敏传感器阵列相当于生物嗅觉系统中的大量嗅感受器细胞,神经网络和计算机识别系统相当于生物的大脑,其余部分则相当于嗅神经信号传递系统。

医用电子鼻设备可以进行早期诊断和快速处理某些生物标志物的检测。例如,芬兰坦佩雷大学的研究人员使用一种装置对尿液样本上的气体进行分子分析,并对与前列腺癌相关的挥发性有机化合物进行检测。据研究人员称应用此方法检测前列腺癌的检出率为 78%。

2.味觉感知器

味觉感知器常用的是电子舌。它是采用液体传感器来模仿人和生物的味觉。电子舌技术是应用味觉传感器阵列和模式识别的数字信号处理方法,模拟人和生物概念的舌,实现由仪器"味觉"对产品进行客观分析。

味觉传感器有人工聚氯乙烯类脂膜,可与目标溶液相互作用。当电子舌与被检测的液体接触时,味觉传感器表面敏感膜两侧的电势将发生变化,从而对味觉物质产生响应,并能检测出各种味觉物质之间的相互关系,类似于生物味觉感受的方式。

电子舌系统中的传感器阵列相当于生物系统中的舌头,能感受不同的化学物质,采集不同的信息输入计算机,通过相应的软件进行分析处理,针对不同的物质进行区分辨识,最后输出各个物质的感官信息。传感器阵列中每个独立的传感器相当于味蕾,具有交互敏感作用。一个独立的传感器可以感受某一类化学物质,并且在感受某类特定的化学物质的同时,还能感受一部分其他性质的化学物质。例如,TS-5000Z 味觉感知器模拟了生物活体的味觉感受机制,如图 10-29 所示。

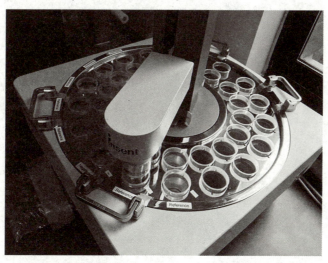

图 10-29　TS-5000Z 味觉感知器

TS-5000Z 味觉感知器是由不同种类的人工双分子脂质膜构成的,根据味觉物质静电作用所带的不同,电荷设计了带正电的电极和带负电的电极;同时,依据生物活体对味觉物质的味觉阈值不同,设定了传感器对味觉物质的响应范围,依据味觉物质的分子大小设计了双层膜表面的孔径大小。这就做到了对味觉物质的良好选择性,每种味觉传感器只检测所对应的味觉(如苦味、咸味等)指标,实现了对味觉物质的识别。

本章小结

本章介绍了虚拟现实的专用输出设备,通过输出接口给用户产生反馈的感觉通道,包括视觉(通过图形显示设备)、听觉(通过三维声音输出设备)和触觉(通过触觉反馈)。通过本章的学习,学生能了解三维位置跟踪设备、导航输入设备、手势输入设备;掌握图形显示设备、声音显示设备、触觉反馈设备的基本概念和区别;掌握常用头盔显示器、沉浸式立体投影显示系统、立体眼镜及基于扬声器的三维声音的概念和原理。

> **练一练**
>
> 1.简述电磁波跟踪器的原理。
> 2.惯性跟踪器的优缺点分别是什么?
> 3.沉浸式虚拟现实显示系统的分类有哪些?
> 4.虚拟现实的触觉反馈设备有哪些?

第十一章　3ds Max 三维建模

> 思维导图

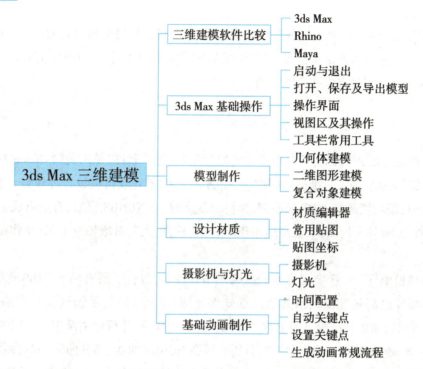

> 学思小课堂

党的二十大报告指出,"推进教育数字化,建设全民终身学习的学习型社会、学习型大国"。新时代人工智能专业人才的培养使我们深切体会到,我们比以往任何时候都需要源头技术创新,技术上的创新离不开一系列的虚拟仿真技术,而虚拟仿真的基础便是建模技术。因此,学生应通过建模技术的学习,为实现伟大复兴中国梦贡献个人的力量。

第一节　三维建模软件比较

虚拟场景的物体需要进行构建大量模型,而构建模型需要用到三维建模软件。常用的三维建模软件有 3ds Max、Rhino、Maya 等。

一、3ds Max

3ds Max 的全称为 3D Studio Max,是 Autodesk 公司开发的基于 PC 系统的三维动画渲染和制作软件。目前,3ds Max 有很多版本,最常用的版本有 3ds Max 2012、3ds Max 2016、3ds Max 2018 和 3ds Max 2020。本书

主要介绍 3ds Max 2016 版的使用。

3ds Max 的三维建模技术是虚拟现实系统最重要的组成部分,是虚拟现实应用的关键技术和步骤。

三维建模是应用三维软件把二维建模部分前期设计好的图稿在虚拟空间中制作出物体模型。模型的造型结构、模型的布线规律及模型的三维空间是建模的 3 个部分。三维建模是三维动画项目制作的基础,三维建模的质量在一定程度上对三维动画的材质贴图和角色的制作过程起着决定性的作用。

3ds Max 软件具有多边形建模板块,能创建三维虚拟环境和制作三维模拟动画,其采用新的运算法则提高了性能。用户可通过桌面式、分布式、增强式等形式参与到虚拟现实系统中,拥有极强的交互性,变革了传统的人机交换模式。

虚拟现实技术通过应用 3ds Max 进行三维建模,能构筑和启发构思创建逼真的现实环境,并具备完善的交互能力。多感知和交互性功能是虚拟现实技术的核心,能带给用户生理和心理上的真实体验,也更加注重用户对虚拟现实空间的实时操作和及时反馈。

二、Rhino

Rhino(犀牛)是运行在 PC 机上,具有强大功能的专业 3D 建模软件,是由美国 Robert McNeel & Assoc 公司开发的。它可以广泛地应用于三维动画制作、工业制造、科学研究及机械设计等领域。它能轻易整合 3ds Max 与 Softimage 的模型功能部分,对要求精细、弹性与复杂的 3D NURBS 模型,有点石成金的效能。能输出 obj、DXF、IGES、STL、3dm 等不同格式,几乎适用于所有 3D 软件,尤其对增加整个 3D 工作团队的模型生产力有明显效果。

Rhino 是三维建模中具有特殊实用价值的高级建模软件,它包含了所有的 NURBS 建模功能,用它建模感觉非常流畅,还能导出高精度模型给其他三维软件使用。从设计稿、手绘到实际产品,Rhino 所提供的 NURBS 曲面工具可以精确地制作所有用于渲染表现、动画、工程图、分析评估及生产应用的模型。

Rhino 可以在 Windows 系统中建立、编辑、分析和转换 NURBS 曲线、细分曲线、四边面重新拓扑、曲面和实体,且不受复杂度、阶数及尺寸的限制。Rhino 也支持多边形网格和点云。这样不受约束的自由造型 3D 建模工具,能让使用者建立任何可以想象的造型,同时也完全符合设计、快速成型、分析和制造所需的精确度。

Rhino 非常人性化的操作方式、具有亲和力、没有工程味是所有用户最津津乐道的优点,这对加快学习进度相当有帮助,甚至已经有许多其他软件向 Rhino 师法;Rhino 更提供了非常完整又详尽的说明档案,用户可以在指令执行中按下 F1 键打开目前正在执行的指令说明。学习使用 Rhino 并不需要有其他任何 3D 软件的使用经验,与 Rhino 相关的任何问题都可以通过专业的 Rhino 技术人员得到支持与协助。

三、Maya

Maya 是由美国 Autodesk 公司开发的三维动画软件,其应用对象是专业的影视广告、角色动画、电影特技等。Maya 具有功能完善、工作灵活、易学易用、制作效率极高、渲染真实感极强等特点,是电影级别的高端制作软件。

Maya 集成了 Alias、Wavefront 最先进的动画及数字效果技术。它不仅包括一般三维和视觉效果制作的功能,还能与最先进的建模技术(如数字化布料模拟、毛发渲染、运动匹配技术)相结合。Maya 可在 Windows、Mac OS X、Linux 等操作系统上运行。

Maya 的建模功能丰富、体系完善。用户可以通过粒子系统、衣料仿真、植物创建功能等进行快速创作,是构建虚拟组装和维修学习的软件。三维模型的创建是虚拟组装和维修学习平台的基础,三维模型的表现力对呈现虚拟平台的真实程度有直接影响。

开发者使用Maya创建模型时,常受到软件配置和虚拟平台运行的实时性、互联网宽带交互响应的限制。Maya建模功能的强大表现在创建模型时能控制模型面数的数量,在保证视觉效果不失真的条件下使用适合的布线来进行模型的构建。

第二节　3ds Max 基础操作

3ds Max 2016 分为中文版及英文版,这里介绍中文版的基础操作。

一、启动与退出

1.启动 3ds Max 中文版

这里以 Windows 10 系统安装的 3ds Max 2016 64bit 版本为例进行介绍。启动 3ds Max 2016 中文版,可选择"开始菜单"→"所有应用"→"Autodesk"→"3ds Max 2016 - Simplified Chinese"命令,如图 11-1 所示。

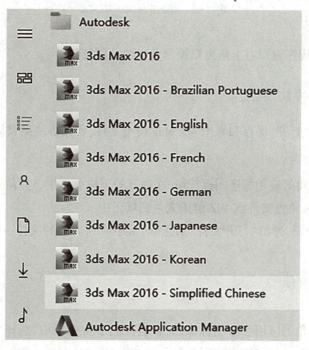

图 11-1　启动 3ds Max 2016 中文版

2.退出 3ds Max 中文版

方法一:单击窗口左上角的应用程序图标按钮,在展开的下拉菜单中单击右下角的"退出 3ds Max"按钮,如图 11-2 所示。

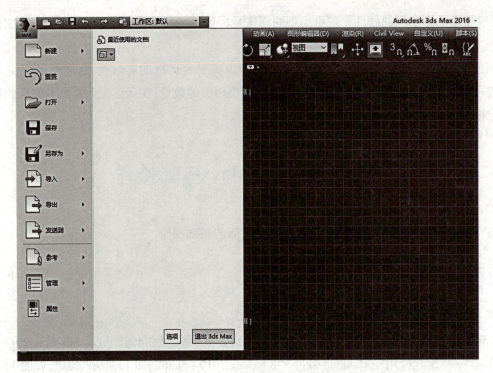

图 11-2　退出 3ds Max 中文版

方法二：单击 3ds Max 程序窗口右上角窗口控制盒中的关闭按钮。

二、打开、保存及导出模型

用户可以使用多种方式打开、保存和导出 3ds Max 模型文件，常用方法的具体操作如下。

1. 3ds Max 文件的打开

方法一：单击窗口左上角的应用程序图标按钮，在展开的下拉菜单中，选择"打开"命令，可以从"打开文件"对话框中加载场景文件、角色文件或 VIZ 渲染文件到场景中。

方法二：按 Ctrl+O 组合键，弹出"打开文件"对话框，从中找到需要的文件，再用鼠标左键双击该文件即可打开。

2. 3ds Max 文件的保存

（1）保存。

方法一：单击窗口左上角的应用程序图标按钮，在展开的下拉菜单中，选择"保存"命令，可以覆盖上次保存的场景文件。如果是第一次保存场景，则此命令的工作方式与"另存为"命令相同。

方法二：按 Ctrl+S 组合键，弹出"保存文件"对话框（第一次保存时会弹出，再次保存时不会弹出，直接保存），在"文件名"文本框中输入文件名，单击"保存"按钮即可进行保存文件。

（2）另存为。

单击窗口左上角的应用程序图标按钮，在展开的下拉菜单中，选择"另保存"命令，打开"文件另存为"对话框，选择相应的保存目录，在"文件名"文本框中输入文件名，选择保存类型，单击"保存"按钮，即可进行保存文件。

3. 3ds Max 导出模型

单击窗口左上角的应用程序图标按钮，在展开的下拉菜单中，选择"导出"命令。打开"选择要导出的文件"对话框，选择相应的保存目录，在"文件名"文本框中输入文件名，选择保存类型，如".fbx"类型，单击"保存"按钮,即可进行导出文件。

三、操作界面

3ds Max 的操作界面如图 11-3 所示,主要包括标题栏、菜单栏、主工具栏、视图区、命令面板、视图控制区、动画控制区、信息提示区及状态栏、时间滑块与轨迹栏。

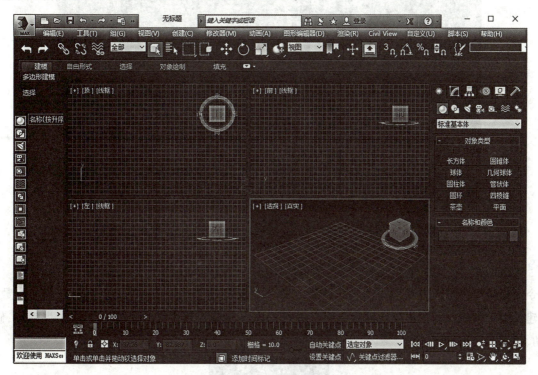

图 11-3　3ds Max 的操作界面

1.标题栏

3ds Max 窗口的标题栏用于管理文件和查找信息。其中包含应用程序按钮、快速访问工具栏和文档标题栏。应用程序按钮位于左侧,单击该按钮可展开文件处理命令的"应用程序"下拉菜单;快速访问工具栏位于应用程序按钮右侧,主要提供用于管理场景文件的常用命令,如新建场景、打开文件、保存文件、撤销等;文档标题栏位于上方,用于显示 3ds Max 文档标题。

2.菜单栏

3ds Max 菜单栏位于标题栏的下方,有"编辑(E)""工具(T)""组(G)""视图(V)""创建(C)""修改器(M)""动画(A)""图形编辑器(D)""渲染(的)"等选项。这些选项中的大多数命令都可以在相应的命令面板、工具栏或快捷菜单中找到。

3.主工具栏

菜单栏下方即为主工具栏,通过主工具栏可以快速访问 3ds Max 中很多常见任务的工具或对话框,如图 11-4 所示。执行"自定义(U)"→"显示 UI(H)"→"显示主工具栏(M)"命令,即可显示或关闭主工具栏,也可以按 Alt+6 组合键进行切换。

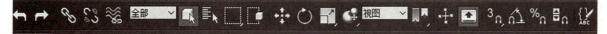

图 11-4　主工具栏

173

4.视图区

视图区位于操作界面的正中央,几乎所有的工作都要在此完成。当首次打开 3ds Max 中文版时,系统默认的视图区状态是以 4 个视图的划分方式显示的,分别为顶视图、前视图、左视图和透视图,如图 11-5 所示。这种视图方式是标准的划分方式,也是比较通用的划分方式。

图 11-5　默认的视图区

5.命令面板

命令面板位于视图区右侧,如图 11-6 所示。命令面板集成了 3ds Max 中大多数的功能与参数控制项目。创建及编辑物体或场景主要通过命令面板进行操作。命令面板中的 6 个选项卡依次为创建、修改、层次、运动、显示和实用程序。

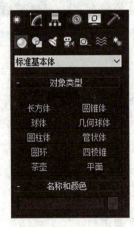

图 11-6　命令面板

6.视图控制区

视图控制区位于工作界面的右下角,如图 11-7 所示。其主要用于调整视图中物体的显示状态,通过缩放、平移、旋转等操作进行切换观察角度和方式。

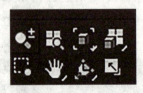

图 11-7　视图控制区

7.动画控制区

动画控制区主要用来控制动画的设置和播放,位于操作界面的下方,如图 11-8 所示。

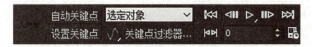

图 11-8　动画控制区

8.信息提示区与状态栏

信息提示区与状态栏位于操作界面的下方,用于显示 3ds Max 视图中物体的操作信息,如移动、旋转坐标及缩放比例等,如图 11-9 所示。

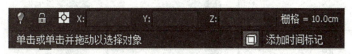

图 11-9　信息提示区与状态栏

9.时间滑块与轨迹栏

时间滑块与轨迹栏位于视图区的下方,用于设置动画、浏览动画及设置动画帧数等,如图 11-10 所示。

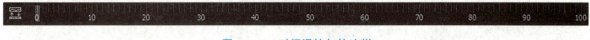

图 11-10　时间滑块与轨迹栏

四、视图区及其操作

在 3ds Max 系统默认的 4 个视图中,顶视图、左视图和前视图为正交视图,它们能够准确地表现物体的尺寸及各物体之间的相对关系,透视图则符合近大远小的透视原理。

1.激活视口

将鼠标指针放在视图区域内,单击鼠标即可激活该视图。被激活的视图边框会显示为黄色,如右下的透视图处于激活状态,如图 11-11 所示。

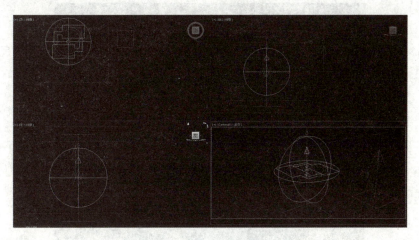

图 11-11　透视图处于激活状态

2.转换视图

系统默认的 4 个视图是可以相互转换的,默认转换的快捷键为:T——顶视图、B——底视图、L——左视图、U——用户视图、F——前视图、P——透视图。

3.视口快捷菜单

在激活的顶视图中,用鼠标左键或右键单击视图左上角的 3 个标识按钮,将弹出相应的视口快捷菜单,如图 11-12 所示。这些菜单可以改变场景中对象的明暗类型,更改模型的显示方式,更改最大化视口、显示栅格,将当前视图改变为其他视图等。

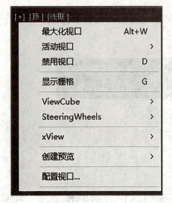
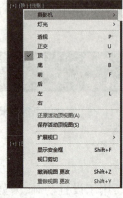
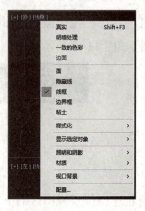

图 11-12 视口快捷菜单

其中一些常用操作也可以使用快捷键实现,如按 G 键可显示或隐藏栅格、按 Alt+W 组合键可将当前选择的视口最大化或还原。

五、工具栏常用工具

主工具栏中包含编辑对象常用的各种工具,以下介绍其中常用的一些工具。

1."选择对象"工具

单击工具栏"选择对象"图标按钮,在任意视图中将鼠标指针移到目标对象上,当指针变成小十字形时,单击鼠标即可选择该对象。选定的对象线框变成白色,如图 11-13 所示。

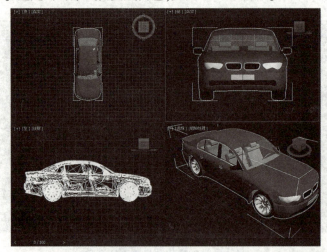

图 11-13 选定的对象线框变成白色

2. "选择并移动"工具

使用该工具,可以在选择物体的同时进行移动操作,且移动将沿着定义的坐标系和坐标轴的方向进行,如图 11-14 所示。如果鼠标指针置于操纵轴上,指针就变成移动形态,拖动即可沿相应的轴方向移动对象。如果指针置于轴平面上,轴平面就会变成黄色,拖动即可在相应平面上移动对象。

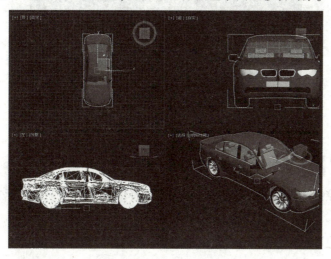

图 11-14　进行移动操作

3. "选择并旋转"工具

使用该工具,可以在选择物体的同时进行旋转操作,旋转将根据定义的坐标系和坐标轴的方向进行,如图 11-15 所示。鼠标指针置于操纵范围内变成旋转形态,用鼠标拖动即可实现相应旋转操作。红、绿、蓝 3 种颜色操纵轴分别对应 X 轴、Y 轴、Z 轴 3 个轴方向,当前操纵的轴向显示为黄色。外圈的灰色圆弧表示在当前视图角度的平面上进行旋转。指针在透视图的内圈灰色圆弧范围内拖动时,对象可在 3 个轴方向上任意旋转。

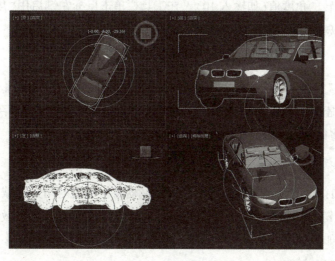

图 11-15　进行旋转操作

4. "选择并缩放"工具

使用该工具,可以在选择物体的同时进行缩放操作,缩放将根据定义的坐标系和坐标轴的方向进行。选择右下透视图,鼠标指针置于操纵范围内变成缩放形态,用鼠标拖动即可实现相应缩放操作,如图 11-16 所示。

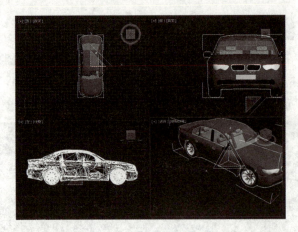

图 11-16　进行缩放操作

5."选择区域"工具

"选择区域"是用于控制与选择相关的工具。单击"选择区域"按钮,按着鼠标左键不放将弹出5种形状的选择区域。

(1)矩形选择区域:拖动鼠标,矩形框内对象被选择。

(2)圆形选择区域:拖动鼠标,圆形框内对象被选择。

(3)围栏选择区域:单击鼠标不断拉出直线,在末端双击鼠标左键,围成多边形区域,多边形框内对象被选择。

(4)套索选择区域:拖动鼠标左键绘制区域,选择所需对象。

(5)绘制选择区域:按下鼠标左键,此时鼠标处显示一小圆形区域,拖动鼠标过程中进入该圆形区域的对象均被选择。

6."角度捕捉切换"工具

在"角度捕捉切换"按钮上单击鼠标右键,则弹出"栅格和捕捉设置"对话框,选择"选项"选项卡,在"角度"数值框中输入每次旋转的角度值(如输入10)。在工具栏单击鼠标左键启用"角度捕捉切换"后,对所有对象的旋转变换操作将以输入的角度值递增或递减。

7."百分比捕捉切换"工具

在"百分比捕捉切换"按钮上单击鼠标右键,则弹出"栅格和捕捉设置"对话框,选择"选项"选项卡,在"百分比"数值框中输入缩放百分比(如输入10)。在工具栏单击鼠标左键启用"百分比捕捉切换"后,对所有对象的缩放变换操作将以输入的百分比递增或递减。

8."微调器捕捉切换"工具

"微调器捕捉切换"工具用于设置 3ds Max 中所有微调器每次单击时增加或减少的值。在"微调器捕捉切换"按钮上单击鼠标右键,弹出"首选项设置"对话框,选择"常规"选项卡,在"微调器"参数设置组中设置"精度"及"捕捉"的值。如设置"精度"为1,"捕捉"为10,则表示在微调器的编辑字段中显示的小数位为1位,每单击一次微调器增加或减少10。

9."镜像"工具

"镜像"工具的作用是模拟现实中的镜子效果,将把实物翻转或复制成对应的虚像。在视口中选择需要镜像的对象,用鼠标左键单击主工具栏中"镜像"按钮,弹出"镜像"对话框。"镜像轴"组用于设置镜像的轴或平面,其中的"偏移"数值框用于设定镜像对象偏移原对象轴心点的距离。

10. "对齐"工具

"对齐"工具用于调整视口中两个对象的对齐方式。假设当前视口中存在一个长方体和一个圆柱体。先选中长方体，单击"对齐"工具按钮，再选中圆柱体，将会弹出"对齐当前选择"对话框。此时，"当前对象"为长方体，"目标对象"为圆柱体，即长方体参照圆柱体位置对齐。

（1）"对齐位置（世界）："选区中的 X 位置、Y 位置、Z 位置复选框用于确定物体沿 3ds Max 世界坐标系中哪条约束轴与目标物体对齐。

（2）"对齐方向（局部）："选区中的 X 轴、Y 轴、Z 轴复选框用于确定如何旋转当前物体，以使其按选定的坐标轴与目标对象对齐。

（3）"匹配比例："选区中的 X 轴、Y 轴、Z 轴复选框用于选择匹配两个选定对象之间的缩放轴，将"当前对象"沿局部坐标轴缩放到与"目标对象"相同的百分比。如果两个对象之前都未进行缩放，则其大小不会更改。

第三节　模型制作

建模是三维模型制作的基本环节，也是材质、动画及渲染等环节的前提。应用 3ds Max 的基础建模方式有内置几何体建模、二维图形建模、复合对象建模等。

一、几何体建模

3ds Max 内置了一些基本模型，包括标准基本体、扩展基本体等。选择命令面板中的"创建"→"几何体"命令，在下拉列表中选择内置模型类型（如标准基本体），再在"对象类型"展卷栏中单击创建某类模型的按钮，然后在视口中用鼠标左键单击、移动、拖动等操作即可创建模型。选择命令面板中的"修改"选项卡可进入"修改"面板进行修改对象的参数。

标准基本体及扩展基本体的创建方法大致相同，各种模型的参数略有差别，以下介绍一些常用的重要模型参数含义。

1. 分段

所有的标准基本体都有"分段"属性。"分段"值的大小决定了模型是否能够弯曲及弯曲的程度。"分段"值越大，模型弯曲就越平滑，但同时也将增加模型的复杂程度，降低刷新速度。圆环"分段"值为 8 和 24 的效果如图 11-17 所示。

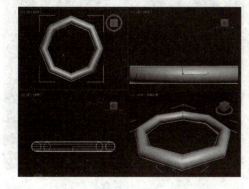 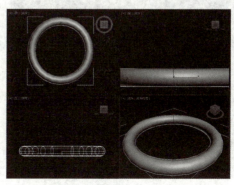

(a) 圆环"分段"值为 8　　　　(b) 圆环"分段"值为 24

图 11-17　圆环"分段"值为 8 和 24 的效果

2. 边数

标准基本体中的圆锥体、球体、圆柱体、管状体、圆环和茶壶,以及扩展基本体中的环形节、切角圆柱体、油罐、胶囊、纺锤体、球棱柱和环形波都有"边数"属性。该属性决定了弯曲曲面边的边数,其值越大,侧面越接近圆形。圆柱体"边数"值为 6 和 18 的效果如图 11-18 所示。

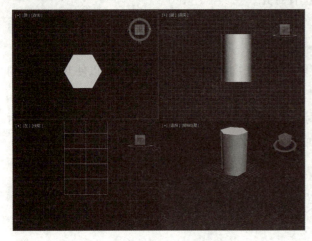
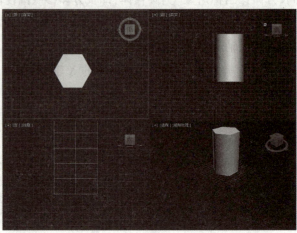

(a)圆柱体"边数"值为 6　　　　　　　　(b)圆柱体"边数"值为 18

图 11-18　圆柱体"边数"值为 6 和 18 的效果

3. 平滑

拥有"边数"属性的基本体一般也拥有"平滑"属性。该属性也用于平滑模型的弯曲曲面。当勾选"平滑"属性时,较小的边数即可获得圆滑的侧面。"边数"值为 6 的柱体"平滑"属性未勾选和勾选后的效果,如图 11-19 所示。

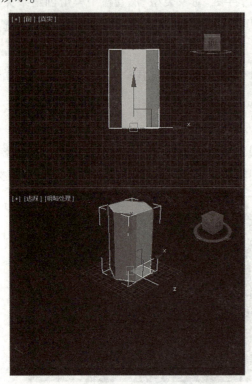
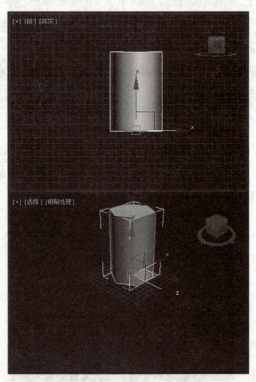

(a)"平滑"属性未勾选　　　　　　　　(b)"平滑"属性已勾选

图 11-19　"边数"值为 6 的柱体"平滑"属性未勾选和勾选后的效果

4. 切片

标准基本体中的圆锥体、球体、圆柱体、管状体和圆环,以及扩展基本体中的油罐、胶囊、纺锤体都有"切片起始位置"和"切片结束位置"属性。这两个属性用于设置从基本体 X 轴的 0 点开始环绕其 Z 轴的切割度数。两个参数设置无先后之分,负值按顺时针移动切片,正值按逆时针移动切片。圆柱体"切片起始位置"参数为 85,"切片结束位置"参数为 15 的效果如图 11-20 所示。

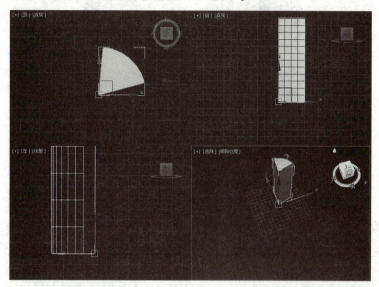

图 11-20　圆柱体"切片起始位置"参数为 85,"切片结束位置"参数为 15 的效果图

5. 应用几何体建模方式

DNA 模型制作的步骤如下。

(1)选择命令面板"创建"→"几何体"→"标准基本体"命令,再单击"圆柱体"按钮,在"参数"卷展栏输入参数半径和高度,然后在网格视图中可创建圆柱体,如图 11-21 所示。

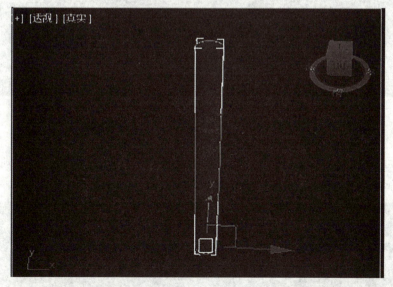

图 11-21　圆柱体的创建

(2)采用同样的操作方法,单击"球体"按钮,在"参数"卷展栏输入参数半径,然后在网格视图中可创建球体。

(3)将所有物体打组,可在菜单栏中选择"组"→"组(G)"命令,如图11-22所示,在弹出的"组"对话框输入组名,再单击"确定"按钮。

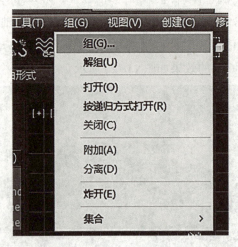

图11-22　将所有物体打组

(4)在菜单栏选择"工具"→"阵列"命令,弹出"阵列"对话框,在"增量"选区中更改阵列参数:移动X数值调节框填入10,旋转X数值调节框填入15;在"阵列维度"选区中更改:数量1D数值调节框填入30;在"对象类型"选区选中"实例"单选按钮,如图11-23所示。

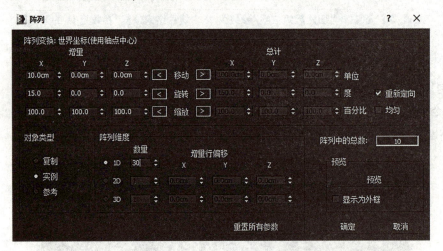

图11-23　更改阵列参数

设置好阵列后,可以在"预览"选区单击"预览"按钮查看效果。如果不符合要求,则可根据需要继续调节参数,最后单击"确定"按钮。DNA模型效果如图11-24所示。

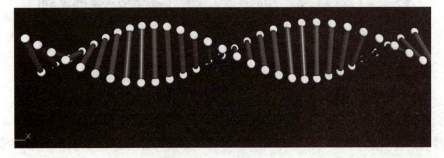

图11-24　DNA模型效果

二、二维图形建模

3ds Max 为用户提供了丰富的二维图形建模工具,利用这些工具可以快速地、准确地创建场景中所需的二维图形。同创建三维形体的方法一样,二维图形的创建也是通过调用"创建"面板中的创建命令来实现的。选择命令面板"创建"→"图形"命令,即可打开二维图形的创建命令面板,如图 11-25 所示。

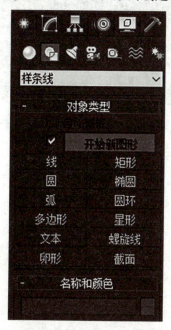

图 11-25　图形创建命令面板

3ds Max 2016 为用户提供了 12 种样条线类型,用户可通过单击"样条线"面板上的按钮,在视图中创建出线、矩形、圆、椭圆、弧、圆环、多边形、星形、文本、螺旋线、卵形、截面 12 种二维图形对象。

（1）线。它可以创建笔直或弯曲的线,此线可以是闭合的图形,也可以是非闭合的图形。

（2）矩形。它可以创建矩形图案。

（3）圆。它可以创建圆形图案。

（4）椭圆。它可以创建椭圆形图案。

（5）弧。它可以创建弧形图案。

（6）圆环。它可以创建两个圆形呈环形套在一起的图案。

（7）多边形。它可以创建多边形,如三角形、五边形、六边形等。

（8）星形。它可以创建星形图案,并且可以设置星形的点数和圆角效果。

（9）文本。它可以创建文字。

（10）螺旋线。它可以创建很多圈的螺旋线图案。

（11）卵形。它可以创建类似鸡蛋的图案。

（12）截面。截面是一种特殊类型的样条线,可以通过几何体对象基于横截面切片生成图形。

"线"工具是 3ds Max 中常用的二维图形绘制工具之一,用户利用该工具可以绘制任意的线效果,如 90°转折线、直线、曲线等,如图 11-26 所示。曲线的类型有角点、平滑和 Bezier 3 种。

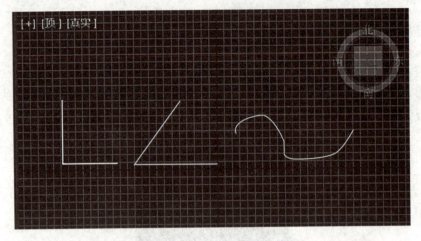

图 11-26　90°转折线、直线、曲线

三、复合对象建模

在命令面板中选择"创建"→"几何体"→"复合对象"命令,即可在"对象类型"卷展栏下显示复合对象创建工具。复合对象建模是指通过对两个或两个以上的对象执行特定的合成方法生成一个对象的建模方式。3ds Max 中提供了多种复合建模方式,以下对常用的方式进行介绍。

1. 布尔运算

布尔运算是指通过对两个对象进行运算,进而得到新的物体形态的运算。布尔运算需要两个原始的对象,设其为对象 A 和对象 B。在网格视图中创建一个圆柱体模型 A,同样再创建一个球体模型 B。

先选择操作对象 A,再在复合对象对应的命令面板下,展开"对象类型"卷展栏,再选择"布尔"命令,然后在展开的"拾取布尔"卷展栏中单击"拾取操作对象 B"按钮,在网格视图中单击对象 B,即可进行尔运算。

(1)并集。将对象 A、B 合并,相交部分删除,成为一个新对象。

(2)交集。保留对象 A、B 的相交部分,其余部分被删除。

(3)差集(A-B)。从对象 A 减去与对象 B 相交的部分。

(4)差集(B-A)。从对象 B 减去与对象 A 相交的部分。

当圆柱体为对象 A、球体为对象 B 时的布尔运算效果如图 11-27 所示。

2. 放样

放样操作是将一个或多个样条线(截面图形)沿着第三个轴(放样路径)挤出三维物体,即使用这种方法也可以实现二维图形到三维模型的转变。在视图中选取要"放样"的样条线,在"复合对象"面板中单击"放样"按钮,打开"放样"参数设置界面。

在"创建方法"卷展栏中通过单击"获取路径"按钮或"获取图形"按钮可确定已选择的样条线是截面路径还是图形。在"曲面参数"卷展栏中可设定放样曲面的平滑长度和宽度及是否沿放样对象应用纹理贴图。"路径参数"卷展栏用于设定路径在放样对象各间隔的图形位置等。"蒙皮参数"卷展栏用于控制放样对象网格的优化程度和复杂性。

创建放样复合对象后,通过"修改"选项卡中"变形"卷展栏提供的"缩放""扭曲""倾斜""倒角"和"拟合"变形工具可以轻松地调整放样对象的形状,单击任一按钮即可打开相应的操作对话框进行调整效果。

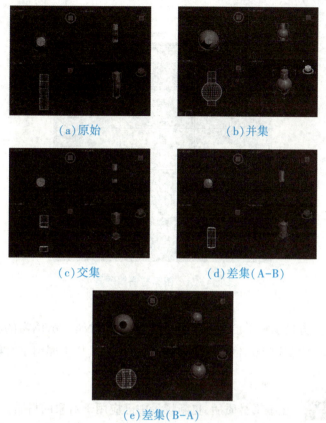

图 11-27　圆柱体 A 与球体 B 进行布尔运算的效果

3. 散布

3ds Max 支持两种类型的散布：一是将所选源对象散布为阵列，二是将所选源对象散布到分布对象的表面。要求源对象是网格对象或可以转换成网格的对象。通过散布可以制作大片的花草、树林、毛发等。

4. 连接

连接复合对象可以在两个表面有孔洞的对象之间创建连接的表面，填补对象间的空缺空间。执行此操作前，要先确保每个对象均存在被删除的面，这样令其表面产生一个或多个洞，然后使两个对象的洞面对面。

第四节　设 计 材 质

3ds Max 的材质与贴图主要用于对象表面的物质状态，构造真实世界中自然物质表面的视觉效果。材质用于物体的颜色、反光度、透明度等表面特性。贴图是将图片信息投影到曲面上的方法，当材质中包含一个或多个图像时，称为贴图材质。材质与贴图是减少建模复杂程度的有效手段之一。某些造型上的细节，如物体表面的线饰、凹槽等效果，完全可以通过编辑材质与贴图实现，这样将大大减少模型中的信息量，从而达到降低复杂度的目的。

一、材质编辑器

在主工具栏中单击"材质编辑器"按钮，打开材质编辑器窗口，有两种选择模式：一种是精简材质编辑器，另一种是 Slate 材质编辑器，可选择"模式"下拉菜单选项进行切换。这里以精简材质编辑器

(见图11-28)进行介绍。

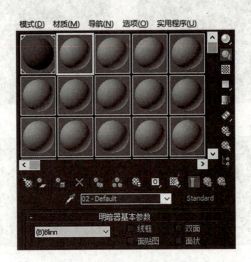

图11-28 精简材质编辑器

精简材质编辑器窗口上方显示材质的每一个示例代表一种材质。示例窗的右侧和下方是垂直工具栏和水平工具栏。垂直工具栏主要用于示例窗的显示设定,水平工具栏主要用于对材质球的操作。

1.常用工具栏按钮

(1)将材质放入场景。在编辑材质后,更新场景中已应用于对象的材质。

(2)将材质指定给选定对象。将当前材质指定给视口中选定的对象。

(3)重置材质/贴图为默认设置。将当前材质球恢复到默认值。

(4)生成材质副本。复制当前选定的材质,生成材质副本。

(5)使唯一。将两个关联的材质球的实例化属性断开,使贴图实例成为唯一的副本。

(6)材质ID通道。材质ID值等同于对象的G缓冲区值,范围为1~15。长按该按钮,选择弹出的数值按钮为当前材质设置ID,以便通道值可以在后期处理应用程序时使用。

(7)显示最终结果。当此按钮处于启用状态时,"示例窗"将显示材质树中所有贴图和明暗器组合的效果。当此按钮处于禁用状态时,"示例窗"只显示材质的当前层级。

(8)转到父对象。在当前材质中上移一个层级。

2.标准材质的"明暗器基本参数"卷展栏

3ds Max的默认材质是标准材质,它适用于大部分模型。设置标准材质首先要选择"明暗器",在"明暗器基本参数"卷展栏中提供了8种不同的明暗类型,每种明暗器都有一组用于特定目的的特性。例如,"(M)金属"明暗器用于创建有光泽的金属效果;"(A)各向异性"明暗器用于创建高光区拉伸并成角的物体表面,以模拟流线型的表面高光(如头发、玻璃等)。

在"明暗器基本参数"卷展栏中,除了可以选择"明暗器",还包含以下功能选项。

(1)线框,以线框模式渲染材质。用户可在"扩展参数"卷展栏中设置线框的大小。

(2)双面,使材质成为"双面"渲染对象的内外两面。

(3)面贴图,将材质应用到几何体的各个面。

(4)面状,就像表面是平面一样,渲染对象表面的每一面。

3.标准材质的构成

(1)颜色构成。标准材质选择不同明暗器时参数略有不同,但颜色主要通过环境光、漫反射、高光反射三部分色彩来模拟材质的基本色。环境光影响对象阴影区域的颜色;漫反射的色彩决定了对象本身的颜色;高光反射则控制了对象高光区域的颜色。

(2)反射高光。不同的明暗器对应的高光控制是不同的,反射高光决定了高光的强度和范围形状。常见的反射高光参数包括高光级别、光泽度和柔化。

(3)自发光。自发光模拟彩色灯泡从对象内部发光的效果。若采用自发光,实际就是使用漫反射颜色替换曲面上的阴影颜色。

(4)不透明度。不透明度用来设置对象的透明程度,其值越小越透明,0为全透明。设置不透明度后,可以单击"材质编辑器"右侧的"背景"按钮,使用彩色棋盘格图案作为当前材质"示例窗"的背景,这样更加便于观察效果。

二、常用贴图

3ds Max中材质是用来描述对象在光线照射下反射和传播光线的方式。而材质中的贴图则用来模拟材质表面的纹理、质地,以及折射、反射等效果。所有贴图都可以在"材质/贴图浏览器"窗口中找到,贴图包含多种类型,常用的有以下4类。

1.二维贴图

二维平面图像,常用于几何对象的表面,或者用于环境贴图来创建场景背景。最常用也是最简单的二维贴图是位图,其他二维贴图都是由程序生成的,如棋盘格贴图、渐变贴图、平铺贴图等。

2.三维贴图

此类贴图是程序生成的三维模板,拥有自己的坐标系统。赋予这种材质的对象切面纹理与外部纹理是相匹配的。3D贴图包括凹痕贴图、大理石贴图、烟雾贴图等。

3.合成器贴图

此类贴图用于混合处理不同的颜色和贴图,包括合成贴图、混合贴图、遮罩贴图及RGB倍增贴图4种类型。

4.反射和折射贴图

此类贴图用于具有反射或折射效果的对象,包括光线跟踪贴图、反射/折射贴图、平面镜贴图及薄壁折射贴图4种类型。

在"材质编辑器"窗口的"贴图"卷展栏中单击某一贴图通道的"None"按钮就会弹出"材质/贴图浏览器"对话框,在其中可以选择任何一种类型的贴图作为材质贴图。

三、贴图坐标

贴图坐标用于指定贴图在对象上放置的位置、大小比例、方向等。通常系统默认的贴图坐标就能达到较好的效果,而某些贴图则可以根据需要改变贴图的位置、角度等。

对于某些贴图而言,可以直接在"材质编辑器"中的"坐标"卷展栏中进行贴图的偏移、平铺、角度设置。另一种方法是在"材质编辑器"中为对象设置贴图后,在命令面板"修改"选项卡中添加"UVW贴图"修改器。在该修改器的"参数"卷展栏中可以选择贴图坐标类型。

（1）平面。以物体本身的面为单位投射贴图，两个共边的面将投射为一个完整贴图，单个面则会投射为一个三角形。

（2）柱形。贴图投射在一个柱面上，环绕在圆柱的侧面。柱形坐标系在造型近似柱体的对象时非常有效。默认状态下，柱面坐标系会处理顶面与底面的贴图。若选择了"封口"命令则会在顶面与底面分别以平面方式进行投影。

（3）球形。贴图坐标以球形方式投射在物体表面，但此种贴图会出现一个接缝。这种方式常用于造型类似球体的对象。

（4）收紧包裹。该坐标方式也是球形的，但收紧了贴图的四角，将贴图的所有边聚集在球的一点，这样可以使贴图不出现接缝。

（5）长方体。将贴图分别投射在6个面上，每个面都是一个平面贴图。

（6）面，即直接为对象的每块表面进行平面贴图。

（7）XYZ 到 UVW。贴图坐标的 XYZ 轴会自动适配物体模型表面的 UVW 方向。此类贴图坐标可自动选择适配物体模型的最佳贴图形式，不规则对象比较适合选择此种贴图方式。

第五节　摄影机与灯光

使用灯光的目的是对场景产生照明、烘托场景气氛和产生视觉冲击。产生照明是由灯光的亮度决定的，烘托气氛是由灯光的颜色、衰减和阴影决定的，产生视觉冲击需要结合建模和材质并配合灯光摄影机的运用来实现。

一、摄影机

摄影机用于从不同的角度、方向观察同一个场景，通过调节摄影机的角度、镜头、景深等设置，可以得到一个场景的不同效果。3ds Max 摄影机是为模拟真实的摄影机设计的，具有焦距、视角等光学特性，还能实现一些真实摄影机无法实现的操作，如瞬间更换镜头。要创建"摄影机"，可在菜单栏选择"创建"→"摄影机"命令。

1.摄影机的类型

3ds Max 提供了两种摄影机，即"自由"摄影机和"目标"摄影机。

"自由"摄影机在创建时仅创建了单独的摄影机。这种摄影机可以很方便地操控其进行推拉、移动、倾斜等操作，摄影机指向的方向即为观察区域。"自由"摄影机比较适合绑定到运动对象上进行拍摄，即拍摄轨迹动画，其主要用于流动拍摄、摇摄和轨迹拍摄。

"目标"摄影机在创建的时候就创建了两个对象，即摄影机本身和摄影目标点。将目标点链接到动画对象上，就可以拍摄视线跟踪动画，即拍摄点固定而镜头跟随动画对象移动。"目标"摄影机通常用于跟踪拍摄、空中拍摄等。

2.摄影机的主要参数

"镜头"数值框可设置摄影机的镜头焦距长度。镜头焦距决定了成像的远近和景深，其值越大，看得越远，但视野范围和景深也越小。

"视野"数值框可设置摄影机观察范围的宽度。"视野"与焦距是紧密相连的,焦距越短,视野越宽。

二、灯光

灯光对象用来模拟现实生活中不同类型的光源,通过为场景创建灯光可以增强场景的真实感、清晰程度和三维纵深度。在没有添加灯光对象的情况下,场景会使用默认的照明方式,这种照明方式根据设置由一盏或两盏不可见的灯光对象构成。

若在场景中创建了灯光对象,则系统默认的照明方式将自动关闭。若删除场景中的全部灯光,则系统默认的照明方式又会重新启动。在渲染场景中光源会被隐藏,系统只渲染发出光线产生的效果。3ds Max中提供了标准灯光和光度学灯光。要创建灯光对象,可在菜单栏选择"创建"→"灯光"→"标准灯光"命令。

1. 标准灯光的类型

(1) 平行光。

平行光的光线是平行的,分为目标平行光与自由平行光。目标平行光包含投射点和目标点两个对象,一般用于模拟太阳光。自由平行光则只包含投射点,只能整体地移动和旋转,一般用于对运动物体进行跟踪照射。

(2) 聚光灯。

聚光灯能产生锥形照射区域,有明确的投射方向。聚光灯分为目标聚光灯和自由聚光灯。目标聚光灯创建后产生两个可调整对象,投射点和目标点。这种聚光灯可以方便地调整照明的方向,一般用于模拟路灯、顶灯等固定不动的光源。自由聚光灯创建后仅产生投射点这一个可调整对象,一般用于模拟手电筒、车灯等动画灯光。

(3) 天光。

天光是一种圆顶形的区域光,可以作为场景中唯一的光源,也可以和其他光源共同模拟出高亮度、整齐的投影效果。

(4) 泛光。

泛光是一个点光源,没有明确的投射方向。它由一个点向各个方向均匀地发射出光线,可以照亮周围所有的物体。但需要注意,如果过多地使用泛光,则会令整个场景失去层次感。

2. 灯光的常用参数

选择创建好的"灯光",可在命令面板中对灯光的常用参数进行设置。不同类型的灯光,其参数设置略有不同,这里主要介绍常用的基本参数的设置方法。

(1) "常规参数"卷展栏。它主要用于确定是否启用灯光、灯光的类型、是否投射阴影及启用阴影时阴影的类型。

(2) "阴影参数"卷展栏。它用于设置场景中物体的投影效果,包括阴影的颜色、密度(密度越高阴影越暗)、设置阴影的材质、确定灯光的颜色是否与阴影颜色混合。除了设置阴影的常规属性,还可以让灯光在大气中透射阴影。

(3) "强度/颜色/衰减"卷展栏。"倍增"数值框用于指定灯光功率放大的倍数。"衰退"选区用于设置衰退算法,配合"近距衰减"和"远距衰减"能模拟距离灯光远近不同区域的亮度。

第六节　基础动画制作

动画是以人眼的"视觉暂留"现象为基础实现的。当一系列相关的静态图像在眼前快速通过时,人们就会觉得看到的画面是动态的,而其中的每一幅静态图像称为一帧。3ds Max 采用了关键帧的动画技术,创作者只需要绘制关键帧的内容即可,关键帧之间的信息则由 3ds Max 计算得出。

一、时间配置

(1)设置动画时长、帧频等参数。

在制作动画之前应对动画时长、帧频等参数进行设置。单击动画控制区中的"时间配置"按钮,将打开"时间配置"对话框,该对话框的"帧速率"选区用于设置帧频,帧频越高,动画的播放速度越快;"动画"选区用于设置动画的总帧数,总帧数越多动画的时间越长。

(2)制作场景及对象模型。

设计好动画情节后即可开始对场景及对象进行建模。在建模过程中要根据情节的要求设置相应参数,包括灯光和摄影机等。

二、自动关键点

在窗口主视图的下方是"动画控制区",在动画控制区中除了提供动画的播放控制按钮,还提供基础动画设置的控制按钮。

单击"自动关键点"按钮,可进行切换自动关键点模式:开启或关闭自动关键点模式。开启自动关键点状态后,时间轨迹变成红色,如图 11-29 所示。此时软件会自动将当前帧记录为关键帧,并记录对模型的任何修改,如移动、旋转、缩放等。

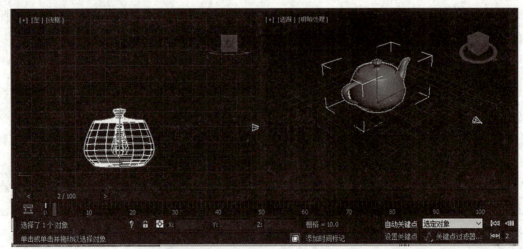

图 11-29　开启自动关键点模式

三、设置关键点

在"自动关键点"下方是"设置关键点",单击"设置关键点"按钮,可进行切换设置关键点模式:开启或关闭设置关键点模式。开启设置关键点模式后,时间轴都变成红色,此时软件会将当前帧记录为关键帧,并记录对模型的任何修改,如图 11-30 所示。

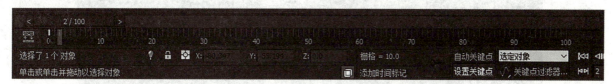

图 11-30　开启设置关键点模式

四、生成动画常规流程

3ds Max 的动画功能十分强大,几乎所有的参数变化都可以记录为动画。在 3ds Max 中既可以使用"自动关键点"和"设置关键点"创建动画,也可以使用动画控制器来生成动画,还可以使用轨迹视图、动力学系统、反向动力学系统、Character Studio 或第三方动画插件工具制作动画。在 3ds Max 中应用"设置关键点"创建动画的基本步骤如下。

1. 确定动画时间和帧率

单击动画控制区中的"时间配置"按钮,在弹出的对话框中对动画的时间长度、帧数和制式等参数进行适当设置。

2. 制作运动物体

设定动画时间属性后,在视图中建模,并根据实际需求对物体参数属性进行相应设置。

3. 开始记录动画

制作好物体模型后便可以开始记录动画。

首先,选中要移动的物体模型,单击"设置关键点"按钮,这时时间窗口变为红色,再单击钥匙按钮,时间轴的初始位置上就会记录物体在该时刻的位置,即在第 0 帧的位置,如图 11-31 所示。

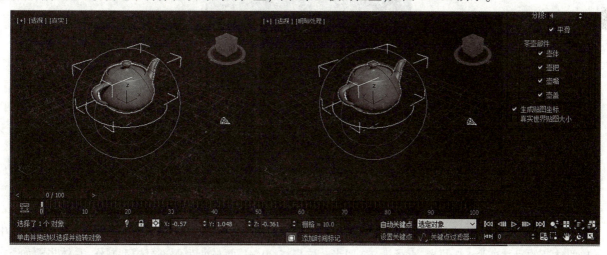

图 11-31　物体模型在第 0 帧的位置

然后,将时间滑块拖动到时间轴上其他位置(如在第 25 帧),此时对物体的任何修改(如移动一段距离、旋转一定角度、缩大放小等)都将被记录为动画,再次单击钥匙按钮,则在此帧添加一个关键帧,在该帧的位置如图 11-32 所示。

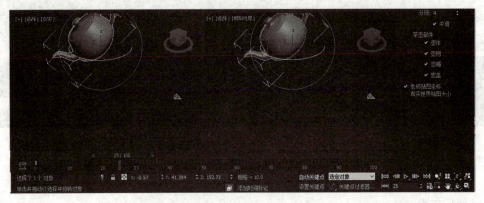

图 11-32　物体模型在第 25 帧的位置

4. 结束记录

修改完物体后再次单击"设置关键点"按钮,关闭动画记录开关。

5. 播放动画

单击动画控制区中的"播放"按钮,播放动画并观看效果。

案例一　西林瓶制作指南

关于 3ds Max 的一些操作步骤前文已讲述,以下两个案例中的某些操作步骤不再重述。

一、制作 20 mL 西林瓶模型

西林瓶模型参考图如图 11-33 所示。

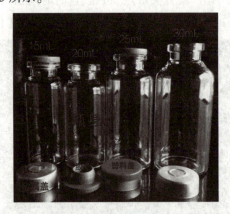

图 11-33　西林瓶模型参考图

西林瓶包括瓶身、胶塞、金属盖和塑料盖四部分,有 8 mL、10 mL、15 mL、20 mL、25 mL、30 mL 等型号,其中 20 mL 西林瓶的尺寸高为 5.9 厘米,直径为 2.2 厘米。这里以 20 mL 西林瓶为例进行模型制作,具体步骤如下。

1. 设置新建文件界面

(1)打开 3ds Max 2016,在菜单栏中选择"自定义"→"单位设置"命令,打开"单位设置"对话框,再单击"系统单位设置"按钮,然后在打开的"系统单位设置"对话框中将系统单位设置为厘米,如图 11-34 所示,再单击"确定"按钮。

第十一章 3ds Max三维建模

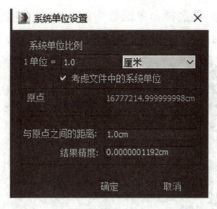

图 11-34　设置系统单位为厘米

（2）用鼠标右键单击工具栏 图标按钮，打开"栅格和捕捉设置"对话框，选择"选项"选项卡，可设置各项参数，如图 11-35 所示。选择"主栅格"选项卡，在"栅格间距"数值框中，修改数值为 1.0 cm，如图 11-36 所示。

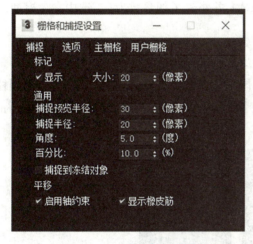

图 11-35　设置"选项"参数

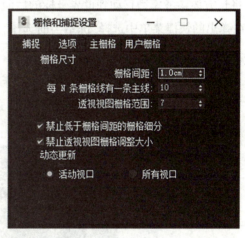

图 11-36　修改栅格间距

2.准备参考模型

（1）按 F 键（T 键顶视图，L 键左视图）切换到前视图，在命令面板中选择"创建"→"几何体"→"标准基本体"→"对象类型"→"长方体"命令，创建长方体，如图 11-37 所示。

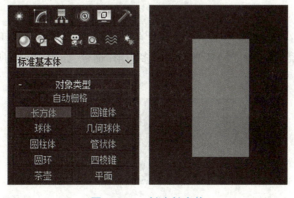

图 11-37　创建长方体

193

(2)在前视图中选中长方体模型,再选择命令面板中的"修改"选项卡,然后在"参数"卷展栏中修改长度、宽度和高度的参数分别为5.9 cm、2.2 cm和2.2 cm,如图11-38所示。

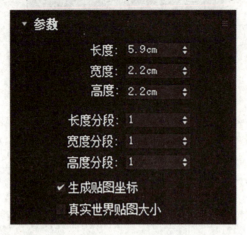

图11-38　修改长方体模型参数

(3)将长方体参考模型移动到世界坐标的后面,居中枢轴,并修改X的参数为0。选中参考模型,单击鼠标右键,在弹出的快捷菜单中选择"冻结当前选择"命令。

3. 制作瓶身

(1)在命令面板选择"创建"→"几何体"→"标准基本体"→"对象类型"→"圆柱体"命令创建圆柱体。

(2)选中圆柱体模型,在命令面板选择"修改"选项卡,在"参数"卷展栏中修改参数:半径为1.1 cm,高度为4.667 cm,如图11-39所示。

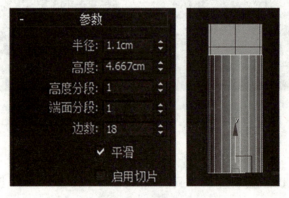

图11-39　修改圆柱体参数模型

(3)由于上面要制作瓶口,需留一段制作瓶口。选中圆柱体模型,单击鼠标右键,在弹出的快捷菜单中选择"转换为"命令,再在展开的子菜单中选择"转换为可编辑多边形"命令,如图11-40所示。将模型转化为可编辑多边形,以便于对模型进行调整。

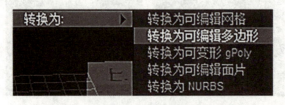

图11-40　选择"转换为可编辑多边形"命令

(4)应用选择多边形 命令,删除圆柱体的顶面与底面。

(5)应用选择边界 命令,按下 Shift 键拉伸边界,结合移动、旋转、缩放命令,制作瓶口,如图 11-41 所示。

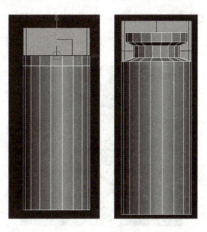

图 11-41 制作瓶口

(6)选择边 命令,单击鼠标右键,在弹出的快捷菜单中选择"切角"命令,使用切角命令使边界变圆滑,再单击"切角"左边的方块 切角 按钮,可以调整"切角"的参数。

(7)选择边界命令,选中瓶底边界,单击鼠标右键,在弹出的快捷菜单中选择"封口"命令,将瓶底封口;选择多边形命令,单击鼠标右键,在弹出的快捷菜单中选择"插入"命令,再使用"塌陷"命令,最后使用"倒角"命令,使瓶底圆滑,如图 11-42 所示。

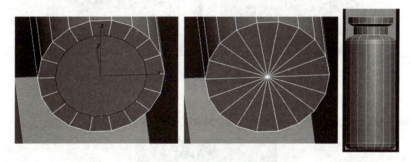

图 11-42 瓶底进行封口并使用"插入""塌陷""倒角"命令,使瓶底圆滑

(8)在命令面板选择"修改"选项卡,再选择"修改器列表"下拉列表框中的"壳"命令,制作瓶厚度,如图 11-43 所示。

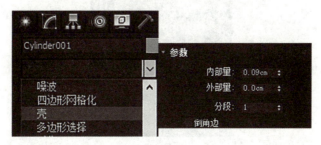

图 11-43 选择"壳"命令及设置参数

（9）选择"壳"命令，单击鼠标右键，在弹出的快捷菜单中选择"塌陷到"命令，将"壳"塌陷掉以方便制作模型其余的部分。

4. 制作胶塞

由于胶塞的尺寸要与瓶身匹配，因此直接从瓶身提取需要的面来制作胶塞。

（1）选择多边形命令，再选出需要的面，然后按下 Shift 键移动复制出面，在弹出的对话框中选择"克隆到对象"命令，最后删除多余的面（按下 Shift 键可以选择循环边），如图 11-44 所示。

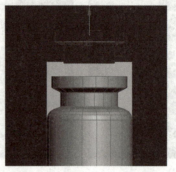

图 11-44 复制出面，制作胶塞

（2）在"编辑元素"卷展栏中，选择"翻转"命令进行处理，如图 11-45 所示。

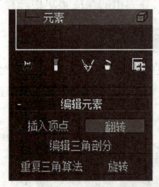 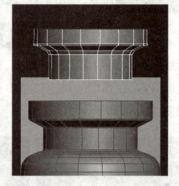

图 11-45 选择"翻转"命令

（3）在命令面板选择"层次"选项卡，然后修改坐标轴的位置，如图 11-46 所示。

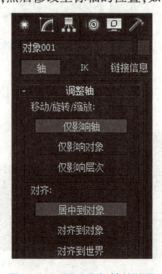

图 11-46 修改坐标轴的位置

(4)使用点、线、面、边界、切角、壳、挤出等命令调整模型,如图11-47所示。

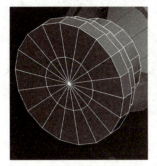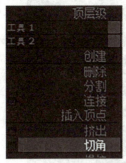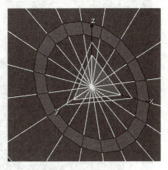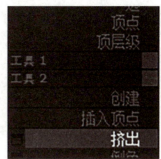

图11-47　使用命令调整模型

(5)选择"切换场景资源管理器"　命令,打开"场景资源管理器"窗口,隐藏其余模型,单独调整胶塞模型,其效果如图11-48所示。

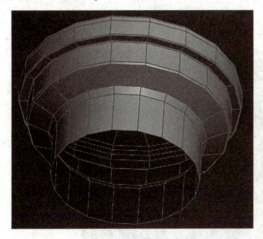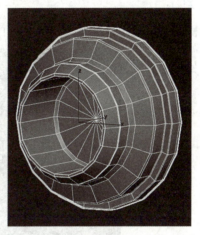

图11-48　对胶塞进行调整后的效果

5.制作金属盖

(1)应用上述步骤,从胶塞上复制需要的面制作金属盖,如图11-49所示。

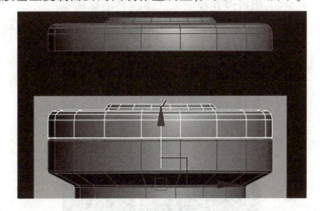

图11-49　制作金属盖

(2)将金属盖居中枢轴,使其能套住瓶口与胶塞,选中一圈线,单击鼠标右键,在弹出的快捷菜单中选择"连接"命令,将金属盖与胶塞连接,如图11-50所示。

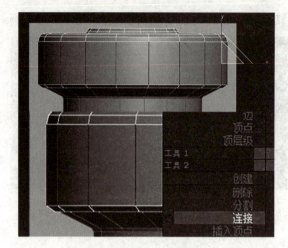

图 11-50　选择"连接"命令

6.制作塑料盖

用上述同样的方法制作塑料盖,效果如图 11-51 所示。

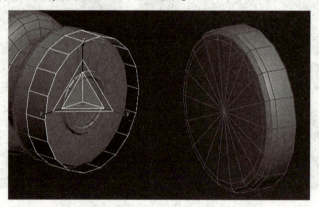

图 11-51　制作塑料盖的效果

7.制作瓶内液体

瓶内的液体是无法直观可见的,但可以在线框模式下调整液体模型。
(1)用上述同样的方法,复制瓶身的面进行制作瓶内液体模型,如图 11-52 所示。

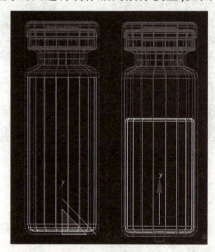

图 11-52　液体模型的制作

(2)在命令面板选择模型中的"元素"命令,再应用"平滑组"命令,重新分配平滑组,效果如图 11-53 所示。

图 11-53　重新分配平滑组后的效果

(3)选中模型,调整坐标轴位置,居于物体中心,瓶身的坐标轴置于模型的最低处,重置变换。

(4)在命令面板选择"实用程序"选项卡,再选择"重置变换"命令,选中视图中的模型,然后在"重置变换"卷展栏中,单击"重置选定内容"按钮。最后在"修改"选项卡界面下,将出现的"X 变换"塌陷掉。

二、准备模型材质

(1)选择工具栏中的"材质编辑器"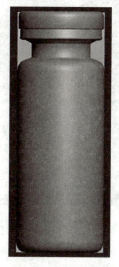命令,打开材质编辑器窗口,如图 11-54 所示。为西林瓶准备金属、胶塞、塑料、液体、玻璃材质,并为每种材质命名及准备合适的颜色。

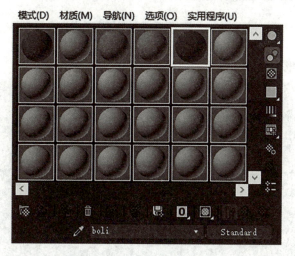

图 11-54　打开材质编辑器窗口

(2)选择相应的材质并应用到对应的模型,如图 11-55 所示。

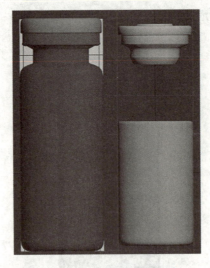

图 11-55　为模型赋予材质

(3) 调整材质的颜色、高光级别、光泽度、漫反射颜色和不透明度。

调整金属材质的参数,如图 11-56 所示。

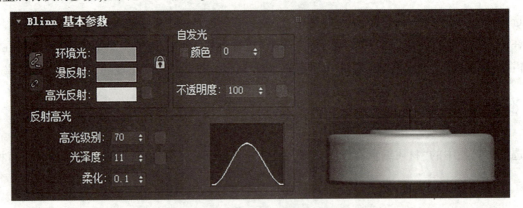

图 11-56　调整金属材质的参数

调整液体材质的参数,如图 11-57 所示。

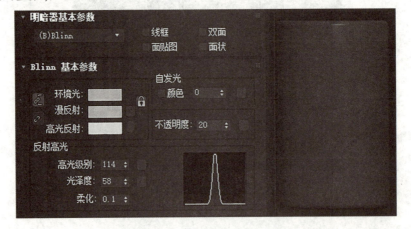

图 11-57　调整液体材质的参数

调整玻璃材质的参数,如图 11-58 所示。

第十一章 3ds Max三维建模

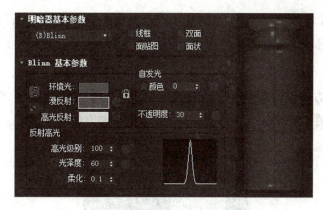

图 11-58　调整玻璃材质的参数

制作好的西林瓶的最终效果图如图 11-59 所示。

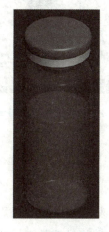

图 11-59　西林瓶的最终效果图

案例二　注射器制作指南

一、制作注射器模型

注射器参考模型及其构造图如图 11-60 所示。

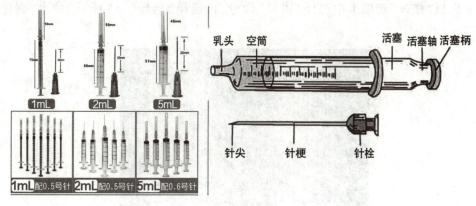

（a）常见的注射器　　　　　　　　　　（b）注射器构造图

图 11-60　注射器参考模型及其构造图

201

注射器大体上分为3个部分:针筒部分、活塞部分与针头部分。这里以 5 mL 注射器为例,制作注射器的模型。5 mL 注射器的结构参数为:内径为 13 毫米,外径为 14 毫米。

1. 制作参考模型

(1)在前视图,创建长方体作为参考模型,如图 11-61 所示。调整参考模型相应参数,并将其居于世界坐标中心。调整参考模型的位置,放在世界坐标轴后边(Y 轴正轴方向)。

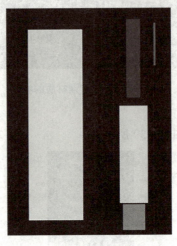

图 11-61　制作注射器的参考模型

(2)选中参考模型,单击鼠标右键,在弹出的快捷菜单中选择"冻结当前选择"命令。

2. 制作针筒部分

(1)同创建西林瓶一样,创建圆柱体并修改相应的参数。添加"壳"命令,调整"参数"卷展栏中的"内部量"为 0.1 cm,"外部量"为 0 cm,"分段"为 1,制作针筒外壳,如图 11-62 所示。

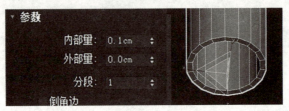

图 11-62　制作针筒外壳

(2)在命令面板"修改"选项卡中选择"边界"命令,再选择"选择"→"环形"命令,创建环形线,如图 11-63 所示。

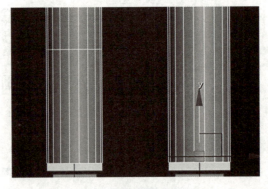

图 11-63　创建环形线

(3)在命令面板"修改"选项卡中选择"面"命令,按 Shift 键选中环形面,单击鼠标右键,在弹出的快捷菜单中选择"挤出"命令,进行调整。

(4)使用缩放工具调整其形状,调整模型不合理的结构,使用倒角工具处理边缘,处理后的效果如图 11-64 所示。

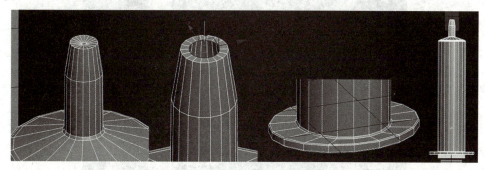

图 11-64　针筒经过处理后的效果

3.制作活塞部分

(1)复制针筒内部的面,按 F3 键打开线框模式,移动到指定位置,活塞线框图如图 11-65 所示。

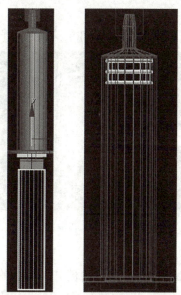

图 11-65　活塞线框图

(2)使用连接、挤出等命令,制作活塞轴和活塞柄,如图 11-66 所示。

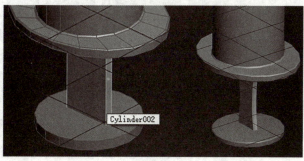

图 11-66　制作活塞轴和活塞柄

(3)复制并旋转中间的部分,其最终效果如图11-67所示。

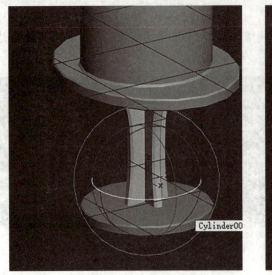
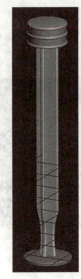

图 11-67　最终效果图

4.制作针头的部分

(1)通过复制针筒的面来制作针头的部分,其方法如前文所述。针头分解示意图如图11-68所示。

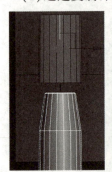
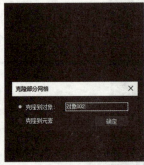
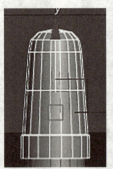
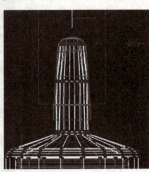
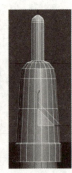

图 11-68　针头分解示意图

(2)运用"栅格和捕捉设置"中的命令对针栓进行格栅分解,再将轴置于针筒中心,将分解部分进行旋转复制3份,制作针栓的效果如图11-69所示。

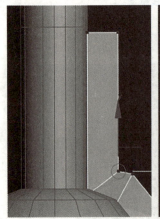
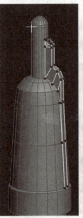
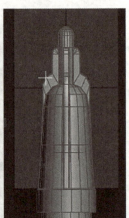

图 11-69　制作针栓的效果

(3)选中针头部分,再选择"修改器列表"下拉列表框中的"FFD 2×2×2"命令,进行针头的制作,如图11-70所示。

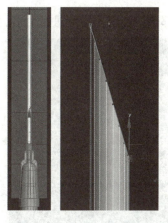

图11-70 进行针头的制作

5.制作注射器内液体

(1)同西林瓶中液体模型的制作一样,复制针筒内部面,再翻转面,将坐标轴居中到模型中心,修改模型,进行注射器内液体模型的制作,如图11-71所示。

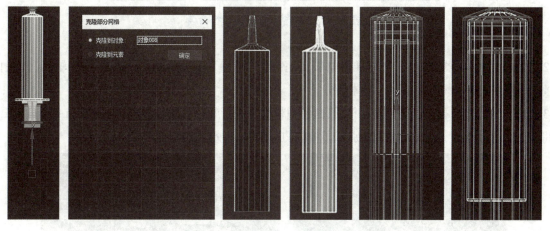

图11-71 进行注射器内液体的制作

(2)应用"平滑组"命令重新分配平滑组,完成的注射器最终效果图如图11-72所示。

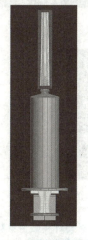

图11-72 注射器最终效果图

二、准备材质球

(1) 按照针头、针筒、活塞、液体等部分对注射器模型进行命名,如图11-73所示。

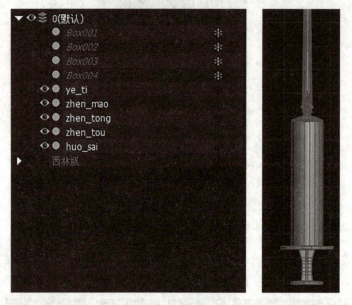

图11-73 对注射器模型进行命名

(2) 打开材质编辑器,按照参考图准备材质,设置材质的各个部分为:针头金属、针头塑料、针头白色部分、针筒、活塞黑色部分和白色部分、液体部分。

(3) 分别对针头金属材质、蓝色塑料材质、白色塑料材质进行颜色参数设置,分别如图11-74(a)、图11-74(b) 和图11-74(c) 所示。将材质选中分别赋予相应的对象,最终效果如图11-74(d) 所示。

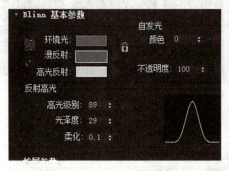

(a) 针头金属材质

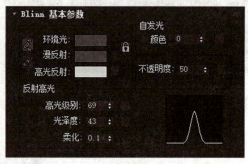

(b) 蓝色塑料材质

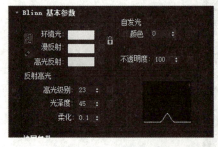

(c) 白色塑料材质

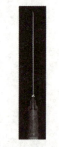

(d) 针头最终效果

图11-74 针管针头颜色参数及最终效果

(4)针筒的材质设置。单击"漫反射"右侧方块按钮,在打开的"材质/贴图浏览器"对话框中选择"刻度位图"命令,再单击"确定"按钮。在贴图不透明通道中添加刻度图,在单通道输出中选择"Alpha"命令。返回父对象,选择"视口中显示明暗处理材质"命令,单独选中内侧的面重复上述步骤,可对针筒内侧赋予材质。针筒材质被赋予相应对象后的效果图如 11-75 所示。

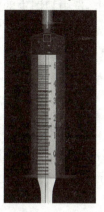

图 11-75　针筒材质被赋予相应对象后的效果图

如果发现针筒的刻度位置不对,则可在"修改器列表"下拉列表框中选择"UVW 贴图"命令,调整刻度位置。
(5)同样,可进行活塞的材质设置,并将材质赋予对象,其效果如图 11-76 所示。

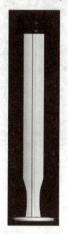

图 11-76　对活塞进行材质设置并将材质赋予对象后的效果

(6)同样,可进行液体的材质设置,并将材质赋予对象,其效果如图 11-77 所示。

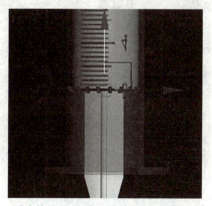

图 11-77　对液体进行材质设置并将材质赋予对象后的效果

三、制作动画

1.调整模型

(1)在命令面板中选择"实用程序"选项卡,选中视图中的所有模型,然后在"重置变换"卷展栏中,单击"重置选定内容"按钮,最后在"修改"选项卡界面下将"X变换"塌陷掉。

(2)在命令面板"层次"选项卡中,调整每个模型的坐标轴。使用"连接"命令将模型连接到针筒上。当移动针筒时,整个模型都会随之移动。

2.模型动画的制作

分别为注射器制作抽取液体的动画,为液体模型制作变形器动画,为活塞制作位移的动画。

(1)0—30帧抽取药液,30—90帧注入药液。在动画控制区打开"自动关键点",滑动时间滑块到第30帧,再移动活塞到5 mL位置,如图11-78所示。复制第0帧关键帧到第90帧(按Shift键移动关键帧),移动时间滑块可检查动画。

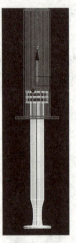

图11-78 移动活塞到5 mL位置

(2)制作液体变形动画。关闭"自动关键点",复制ye_ti模型,取名为ye_ti_A。选择针筒上刻度点,制作液体的变形器初始状态,如图11-79所示。

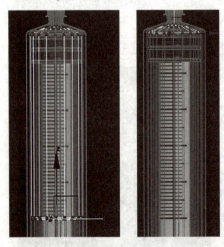

图11-79 液体变形器的制作

打开"自动关键点",制作液体变化动画,时间滑块移动到 30 帧,数值调为 0;时间滑块移动到 90 帧,数值调为 100,如图 11-80 所示。

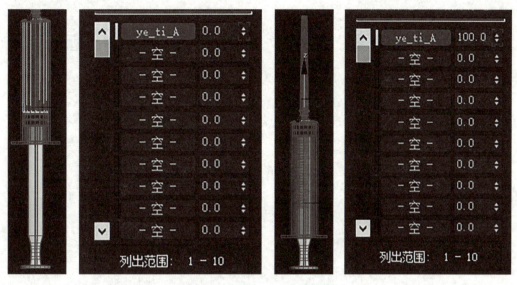

图 11-80　液体变化动画的制作

至此,注射器抽取药液动画制作完成。

本章小结

本章简要介绍了 3ds Max 的基础知识、常用工具的用法、常用的建模方法、材质编辑器的用法与常用贴图的基本知识,以及灯光、摄影机的基本知识。其中重点介绍了西林瓶的制作和注射器的制作两个案例。学生通过学习本章能动手制作实例,并能够运用本章介绍的知识。

练一练

1.简述对 3ds Max、Rhino、Maya 软件的认识。
2.简述 3ds Max 操作界面包括哪些内容。
3.简述复合对象建模常用的方法有哪些。
4.应用所学知识,依照案例对某一物体进行模型制作。

第十二章 Unity 3D 三维开发平台

思维导图

```
                              ┌─ Unity 3D 的基本功能 ─┬─ Unity 3D 的概念与特色
                              │                      ├─ Unity 3D 的界面
                              │                      ├─ Unity 3D 的菜单
                              │                      └─ Unity 3D 的操作工具
                              ├─ Unity 3D 的对象与脚本 ┬─ Unity 3D 的对象
                              │                      └─ Unity 3D 的脚本
                              ├─ 脚本调试 ───────────┬─ 显示脚本信息
                              │                      └─ 设置断点调试
Unity 3D 三维开发平台 ────────┼─ 场景布置 ───────────┬─ 光源类型
                              │                      ├─ 环境光与雾
                              │                      ├─ 地形
                              │                      └─ 天空盒
                              ├─ 物理引擎 ───────────┬─ 物理引擎概述
                              │                      ├─ 刚体
                              │                      ├─ 碰撞体
                              │                      ├─ 角色控制器
                              │                      └─ 关节
                              └─ 动画系统 ───────────┬─ 案例一：球体碰撞检测
                                                     └─ 案例二：心脏分离项目
```

学思小课堂

党的二十大报告指出，加快建设"数字中国"。虚拟现实是新一代信息技术的重要前沿方向，是数字经济的重大前瞻领域。以虚拟现实为代表的新型技术，正在成为工业数字孪生、沉浸式教学等传统行业转型升级的重点发展路径。作为新时代的青年，要具备虚拟现实和增强现实项目交互功能设计与开发、软硬件平台设备搭建和调试的能力，开辟发展新领域、新赛道，不断塑造发展新动能、新优势，为数字经济发展和中国现代化贡献力量。

第一节 Unity 3D 的基本功能

Unity 3D 拥有强大的编辑界面，游戏开发者在创建游戏过程中可以通过可视化的编辑界面创建游戏。虚拟现实产品可采用 Unity 3D 引擎来开发。

一、Unity 3D 的概念与特色

1.Unity 3D 的概念

Unity 3D 也称 Unity，是由 Unity Technologies 公司开发的，能让程序开发者轻松创建诸如三维视频游戏、

建筑可视化、实时三维动画等类型的游戏引擎开发工具。Unity 的意思为"团结",其含义是程序开发需要在团队合作基础上相互配合。

Unity 3D 因其强大的跨平台特性与绚丽的 3D 渲染效果而闻名。目前,很多商业游戏及虚拟现实产品都可采用 Unity 3D 引擎来开发。Unity 3D 制作的游戏如图 12-1 所示。

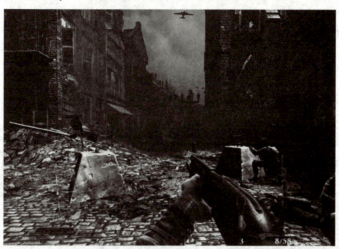

图 12-1　Unity 3D 制作的游戏

Unity 1.0 发布于 2005 年,主要针对 WEB 项目和 VR 的开发。目前发布了多个版本,如 Unity 2.0、Unity 3.0、Unity 4.0、Unity 5.0。本书运用的版本是 Unity 5.6.5,也是 Unity 2017 系列。Unity 的各个版本可以从 Unity 中国官网进行下载,网址为 https://unity.cn/。

2.Unity 3D 的特色

Unity 3D 开发引擎之所以炙手可热,与其完善的技术及丰富的个性化功能密不可分。Unity 3D 开发引擎易于掌握,降低了对开发人员的要求。Unity 3D 开发引擎的特色如下。

(1)跨平台。Unity 3D 开发者可以通过不同的平台进行项目开发。项目制作完成后,不需要任何修改即可直接一键发布到常用的主流平台上,包括 Windows、Linux、MacOS X、iOS、Android、Xbox360、PS3 和 Web 等。

(2)资源导入。项目可以自动导入资源,并根据资源的改动自动更新。Unity 3D 支持几乎所有主流的三维格式,如 3ds Max、Maya、Blender 等,贴图材质能自动转换为 U3D 格式,并能和大部分相关应用程序协调工作。

(3)综合编辑。Unity 3D 的用户界面具备视觉化编辑、详细的属性编辑器和动态游戏预览特性。Unity 3D 创新的可视化模式让游戏开发者能够轻松构建互动体验。当游戏运行时,可以实时修改参数值,方便开发,为游戏开发节省大量时间。

(4)脚本语言。Unity 3D 集成了 MonoDeveloper 编译平台,支持 C#、JavaScript 等脚本语言。这些脚本语言是游戏开发中最常用的语言。

(5)着色器。Unity 3D 着色器系统整合了易用性、灵活性、高性能。

(6)地形编辑器。Unity 3D 内置强大的地形编辑系统,该系统可使开发者实现场景中任何复杂的地形,支持地形创建和植被贴图,支持自动的地形 LOD、水面特效,尤其是低端硬件亦可流畅运行广阔茂盛的植被景观,能够方便地创建场景中所用到的各种地形。

(7)物理特效。物理引擎是模拟牛顿力学模型的计算机程序,其中使用了质量、速度、摩擦力和空气阻力等变量。Unity 3D 内置 NVIDIA 的 PhysX 物理引擎,开发者能以高效、逼真、生动的方式复原和模拟真实世界中的物理效果,如碰撞检测、弹簧效果、布料效果、重力效果等。

(8)光影。Unity 3D 提供了具有柔和阴影和高度完善的烘焙效果光影渲染系统。

(9)联网。Unity 3D 支持单机应用和大型多人联网游戏的开发。

二、Unity 3D 的界面

Unity 3D 的基本界面非常简单,主要包括菜单栏、工具栏及五大视图操作面板,几个窗口就可以实现几乎全部的编辑功能。Unity 3D 的主界面如图 12-2 所示。

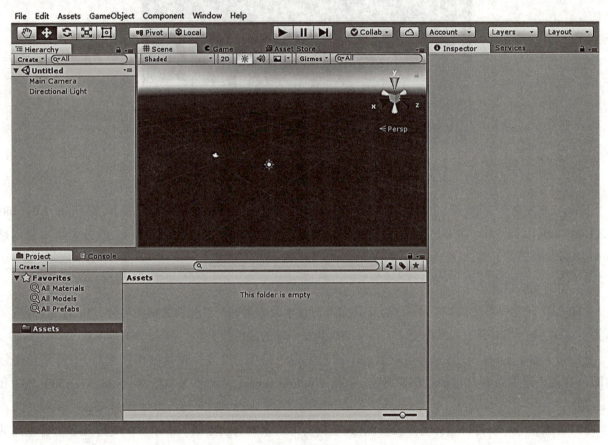

图 12-2 Unity 3D 的主界面

在 Unity 3D 中,视图操作面板有 Hierarchy、Project、Inspector、Scene 和 Game。

(1)Hierarchy(层次面板)。它显示置于场景面板中所有的物体对象。

(2)Project(项目面板)。其主要功能是显示该项目文件中的所有资源列表,除了模型、材质、脚本等,还包括该项目的场景文件。

(3)Inspector(检视面板)。该面板栏会呈现出任何对象的所固有的属性,包括三维坐标、旋转量、缩放大小、脚本的变量和对象等。

(4)Scene(场景面板)。Unity 3D 的编辑面板可以将所有的模型、灯光,以及其他材质对象拖放到该场景中,构建游戏中所能呈现的景象。

(5)Game(游戏面板)。它用来渲染场景的景象,该面板不能用来编辑,但可以呈现完整的动画效果。

三、Unity 3D 的菜单

菜单栏是 Unity 3D 操作界面的重要组成部分之一,其主要用于汇集分散的功能与板块,并且其友好的设计能够使游戏开发者以较快的速度查找到相应的功能内容。

Unity 3D 菜单栏包含 File(文件)、Edit(编辑)、Assets(资源)、GameObject(游戏对象)、Component(组件)、Window(窗口)和 Help(帮助),如图 12-3 所示。

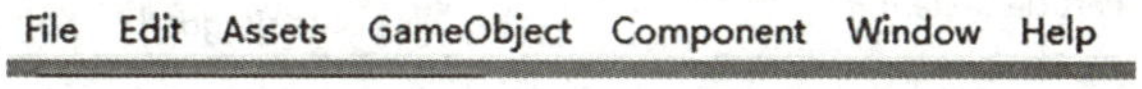

图 12-3 菜单栏

(1)File 菜单。它主要用于打开和保存场景项目,同时也可以创建新场景等。
(2)Edit 菜单。它用于场景对象的基本操作(如撤销、重做、复制、粘贴)及项目的相关设置等。
(3)Assets 菜单。它主要用于资源的创建、导入、导出及同步相关等功能。
(4)GameObject 菜单。它主要用于创建、显示游戏对象等。
(5)Component 菜单。它主要用于在项目制作过程中为游戏物体添加组件或属性等。
(6)Window 菜单。它主要用于在项目制作过程中显示 Layout(布局)、Scene(场景)、Game(游戏)和 Inspector(检视)等窗口。
(7)Help 菜单。它主要用于帮助用户快速学习和掌握 Unity 3D,提供当前安装的 Unity 3D 的版本号。

四、Unity 3D 的操作工具

Unity 3D 的工具栏提供的操作工具如图 12-4 所示。

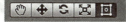

图 12-4 工具栏

(1)拖动工具。它表示在 Scene 面板可以拖动空间。
(2)移动工具。它表示在 Scene 面板可以移动物体与视角。
(3)旋转工具。它表示在 Scene 面板可以旋转视角与物体。
(4)缩放工具。它表示可以对空间中的物体进行缩小或放大。
(5)UI 缩放工具。它表示可以对空间中的物体沿任意坐标轴(X 轴、Y 轴、Z 轴)进行缩小或放大。

第二节 Unity 3D 的对象与脚本

一、Unity 3D 的对象

Unity 3D 包含的基本 3D 图形对象有立方体、球体、胶囊、圆柱体、平面、四边形、地形、树等。如果要创建 3D 图形对象,则可在菜单栏选择"GameObject"→"3D Object"命令,如图 12-5 所示,再选择各个对象命令,在场景中进行对象的创建。

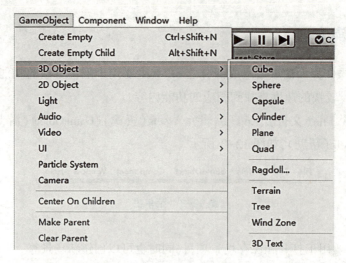

图 12-5　选择各个对象命令进行创建对象

运用 Unity 3D 中的 3D 图形对象创建的胶囊、圆柱体、立方体、球体如图 12-6 所示。

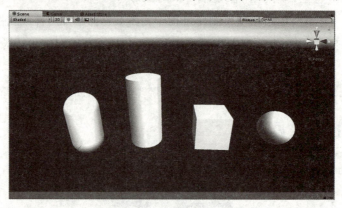

图 12-6　运用 Unity 3D 图形对象创建的胶囊、圆柱体、立方体、球体

创建 3D 对象后,可通过 Inspector 面板调整对象的各项属性,如对象的位置、大小、旋转角度及碰撞属性等。其中,Transform 组件是每个对象都有的组件,Transform 组件主要包括对象的 Position(位置)、Rotation(旋转角度)及 Scale(缩放比例)等信息,通过调整这些参数值能改变对象相应的属性,如图 12-7 所示。

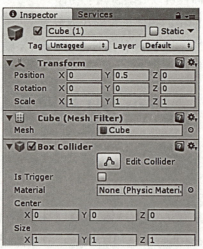

图 12-7　Inspector 面板中 3D 对象的属性

创建好的对象可以应用材质球赋予材质。创建 Unity 3D 材质球,可以在菜单栏选择"Assets"→"Create"→"Material"命令,如图 12-8 所示。

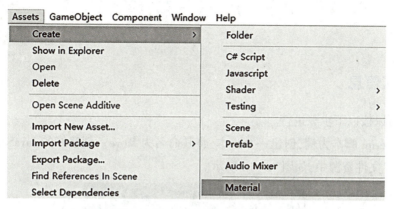

图 12-8　选择"Assets"→"Create"→"Material"命令

在左下 Project 面板中的"Assets"文件资源找到创建好的材质球,并选择材质球,然后可以在右侧的 Inspector 面板中进行属性设置,或者修改材质球的颜色等属性。选择材质球直接拖曳到 Scene 面板创建好的物体对象中,即可得到材质效果。

二、Unity 3D 的脚本

脚本是一款游戏的灵魂,Unity 3D 脚本可以用来界定用户在游戏中的行为,是游戏制作中不可或缺的一部分。它能实现各个文本的数据交互并监控游戏运行状态。

Unity 3D 主要支持 C#、JavaScript 和 Boo 3 种语言。但是选择 Boo 作为开发语言的使用者非常少,而 Unity 公司还需要投入大量的资源来支持它,这显然非常浪费。因此在 Unity 5.0 后,Unity 公司放弃对 Boo 的技术支持。

目前,官方网站上的教程及示例基本上都是关于 JavaScript 和 C# 语言的。使用 JavaScript 语言更容易上手,建议初学者可以选择 JavaScript 作为入门阶段的脚本编辑语言。到了进阶阶段,可以改用 C# 语言编辑脚本,因为 C# 语言在编程理念上更符合 Unity 3D 引擎原理。

要创建脚本,可以在菜单栏中选择"Assets"→"Create"→"Javascript"命令,如图 12-9 所示。

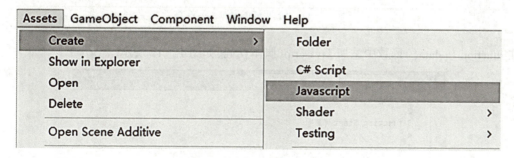

图 12-9　选择"Assets"→"Create"→"Javascript"命令

第三节 脚本调试

一、显示脚本信息

显示脚本信息可以按以下步骤进行。

(1) 以创建 JavaScript 脚本为例,创建一个脚本,将其命名为 Move。创建好的 JavaScript 脚本显示在 Project 面板中的"Assets"文件资源中,如图 12-10 所示。

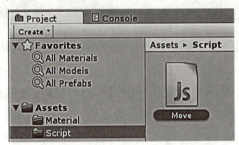

图 12-10　创建 Move 脚本

(2) 双击"Move"文件打开脚本,进入 Unity 3D 自带的脚本编辑工具 MonoDevelop 界面,如图 12-11 所示,然后可以进行脚本代码的编写。

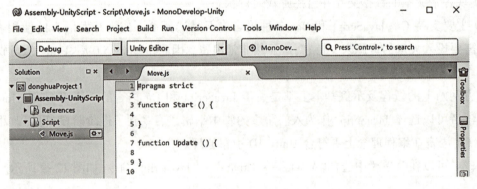

图 12-11　进入 MonoDevelop 界面

(3) 在 function Update( ) 函数中添加 Javascript 脚本代码,如图 12-12 所示。

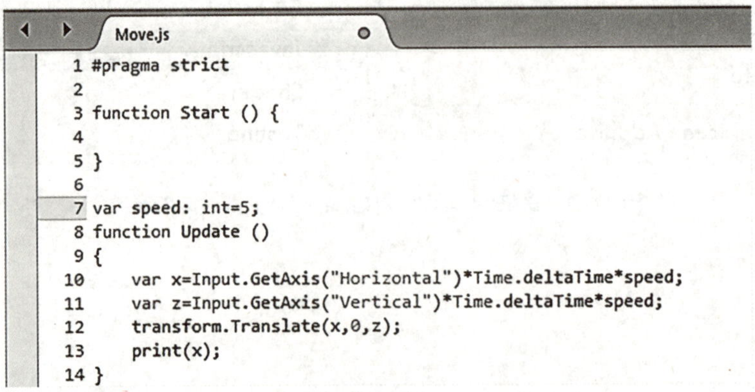

```
Move.js
1 #pragma strict
2
3 function Start () {
4
5 }
6
7 var speed: int=5;
8 function Update ()
9 {
10    var x=Input.GetAxis("Horizontal")*Time.deltaTime*speed;
11    var z=Input.GetAxis("Vertical")*Time.deltaTime*speed;
12    transform.Translate(x,0,z);
13    print(x);
14 }
```

图 12-12　添加 JavaScript 脚本代码

将编辑完成的脚本添加到对应的物体中,用鼠标左键单击脚本"Move"文件图标直接拖曳到"Main Camera"中即可。选择"Main Camera",在右侧的 Inspector 面板中可以查看到已添加的脚本"Move"的信息,如图 12-13 所示。

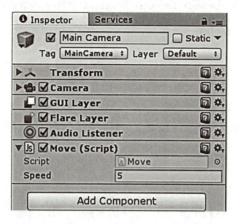

图 12-13　脚本"Move"的信息

二、设置断点调试

脚本编辑断点调试在编程调试过程中是一项非常重要的功能。Unity 自带的脚本编辑器 MonoDevelop 提供了断点调试的功能,这里使用 MonoDevelop 进行断点调试。

首先,打开 MonoDevelop 脚本编辑器,选择"Run"→"Attach to Process"命令。打开连接对话框,在连接对话框中选择 Unity 项目进程,如图 12-14 所示,再单击"Attach"按钮。

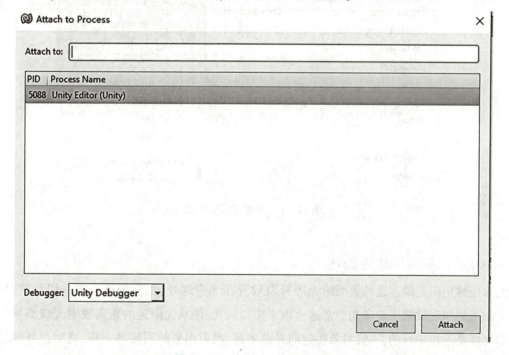

图 12-14　选择 Unity 项目进程

连接成功后,MonoDevelop 编辑器断点调试的操作按钮会处于激活状态。要设置断点,可以在脚本编辑区代码行的最左侧用鼠标左键单击一下,会出现一个圆点,即设置了一个断点,如图 12-15 所示。

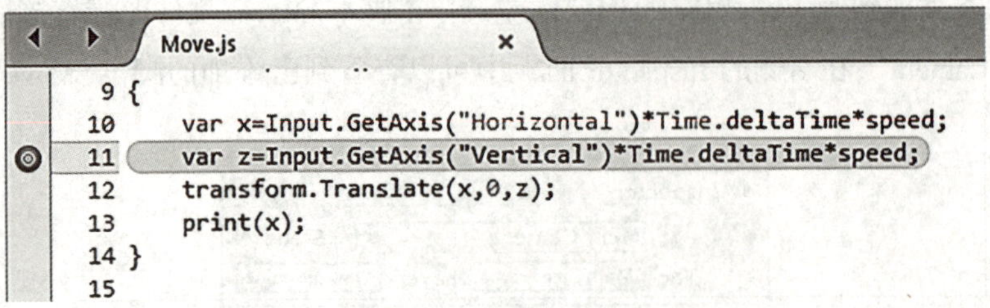

```
  9 {
 10     var x=Input.GetAxis("Horizontal")*Time.deltaTime*speed;
 11     var z=Input.GetAxis("Vertical")*Time.deltaTime*speed;
 12     transform.Translate(x,0,z);
 13     print(x);
 14 }
 15
```

图 12-15　设置断点

然后返回到 Unity 场景编辑器,开始运行场景。当程序运行到代码断点的位置时,便会停在断点处,此时可追踪当前断点的数据信息进行调试。

第四节　场景布置

一、光源类型

光源(Light)是每个场景的重要组成部分。网格和纹理决定了场景的形状和外观,而光源则决定了三维环境的颜色和氛围。Unity 3D 中的光源类型有"Directional Light""Point Light""Spotlight""Area Light"4 种类型。创建光源的方式同创建其他对象的方式相似,如图 12-16 所示。

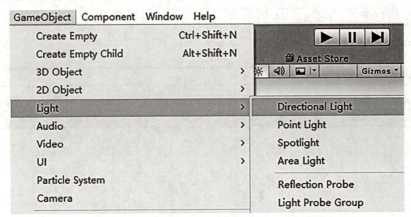

图 12-16　创建光源的方式

1.Directional Light——方向光源。

方向光源也称定向光源。这种类型的光源可以放置在无穷远处,影响场景中的一切游戏对象,类似于自然界中太阳光的照明效果。定向光非常适合用来模拟阳光,能从无限远的距离投射光线到场景。从定向光发出来的光线是互相平行的,不管对象距定向光源多远,投射出来的阴影都一样,这对户外场景的照明很有利。定向光没有真正的光源坐标,放置在场景任何地点都不会影响光的效果。只有旋转,才会影响定向光的照射结果。

2.Point Light——点光源

点光源从一个位置向四面八方发射光线,能影响其范围(Range)内的所有对象,类似灯泡的照明效果。

点光源是比较耗费图像处理器资源的光源类型。点光源可以想象为在3D空间里一个向所有方向发射光线的点,适合用来制作灯泡、武器发光或是从物体发射出来的爆炸效果。点光源的亮度从中心最强一直到范围属性设定的距离递减到0为止。

3.Spotlight——聚光灯。

聚光灯是从一点发出,在一个方向按照一个锥形的范围照射,该锥形是由聚光灯角度(Spot Angle)和范围界定的。聚光灯是比较耗费图形处理器资源的光源类型。

聚光灯投射一个锥体在其Z轴前方,这个锥体的宽度由投射角度属性控制着,光线会从光源到设定的范围慢慢衰减到0,同时越靠近锥体边缘,光线也会衰减得越快。投射角度的值增大,锥体宽度也会增大,同时边缘淡化的力度也会变大。

聚光灯有许多用途,可以用来模拟路灯、壁灯等,由于其投射区域能被精确地控制,因此很适合用来模拟照射在角色身上的光或是模拟舞台灯光效果。

4.Area Light——区域光

区域光光源无法应用于实时光照,仅适用于光照贴图烘焙(Lightmap Baking)。区域光可以作为摄影用的柔光灯,目前只能和烘焙GI一起使用。区域光能均匀地照亮作用区域,没有范围属性可以调整,但是光的强度会随着距离光源越来越远而越衰减。

二、环境光与雾

1.环境光

在菜单栏选择"Window"→"Lighting"→"Settings"命令,弹出"Lighting"对话框,选择"Scene"选项卡,可进行环境光参数设置,如图12-17所示。

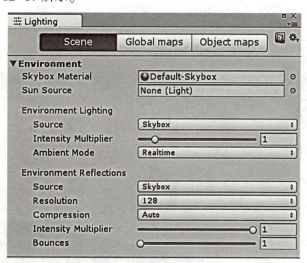

图12-17 设置环境光参数

"Environment"卷展栏包含了与光照有关的设置和控件,这些设置和控件适用于当前场景中的环境光照,如天空盒、漫射光照和反射。

"Skybox Material"是天空盒材质,它出现在场景中的所有其他对象后方,用于模拟天空或其他遥远的背景。使用此属性可选择要用于场景的天空盒。默认值是内置的默认天空盒(Default-Skybox)。

"Sun Source"是太阳光源,当"Skybox Material"是"Default-Skybox"时,使用此设置来指定具有方向光的

游戏对象。如果"Skybox Material"设置为"None"时,场景中最亮的方向光则被指定为太阳光。

此外,还有 Environment Lighting 与 Environment Reflections 的属性设置。

2.雾

场景中雾效的开启方式与环境光的开启方式一样,都是打开"Lighting"对话框,进行参数设置。在菜单栏选择"Window"→"Lighting"→"Settings"命令;在弹出的"Lighting"对话框窗口中选择"Scene"选项卡;在"Other Settings"卷展栏中勾选"Fog"复选框,可在其下参数中设置雾的模式、雾的颜色和雾的浓度。

在 Unity 3D 集成开发环境中的雾有 3 种模式,分别为 Linear(线性模式)、Exponential(指数模式)和 Exponential Squared(指数平方模式),不同之处在于雾效的衰减方式不同。

开启雾效通常用于优化性能,这种性能优化方案需要配合摄像机对象的远裁切面设置。通常先调整雾效,得到正确的视觉效果,然后调小摄像机的远裁切面,使场景中距离摄像机较远的游戏对象在雾效变淡前被裁切掉。

三、地形

地形是虚拟场景中必不可少的元素,作用非常重要。Unity 3D 有一套功能强大的地形编辑器,支持以笔刷方式精细地雕刻出山脉、峡谷、平原、盆地等地形,同时还包含了材质纹理等功能。Unity 3D 可以让开发者实现虚拟场景中任何复杂地形的创建。

1.创建地形

在菜单栏选择"GameObject"→"3D Object"→"Terrain"命令,窗口内会自动生成一个平面,这个平面是地形系统默认使用的基本原型。

在 Hierarchy 面板中选择主摄像机(Main Camera),可以在 Scene 面板中观察到场景地形。如果要调节地形的显示区域,则可以调整摄像机或地形的位置与角度,也可以通过鼠标右键和滚轮键调节显示区域。创建的场景地形如图 12-18 所示。

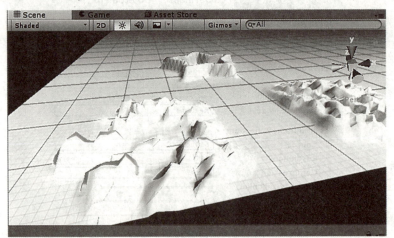

图 12-18 创建的场景地形

2.设置地形参数

Unity 3D 创建地形采用了默认的地形大小、宽度、厚度、图像分辨率、纹理分辨率等,这些数值是可以修改的。选择创建的地形,在 Inspector 面板中选择"Terrain"卷展栏,可以进行属性参数设置,如图 12-19 所示。

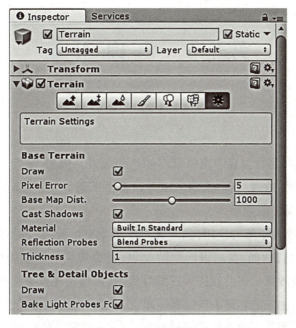

图 12-19 "Terrain"卷展栏属性参数的设置

四、天空盒

Unity 3D 中的天空盒实际上是一种使用了特殊类型 Shader 的材质。这种类型的材质可以笼罩在整个场景之外,并根据材质中指定的纹理模拟出类似远景、天空等效果,使游戏场景看起来更加完整。Unity 3D 中提供了六面天空盒和系统天空盒两种天空盒,供开发人员使用。这两种天空盒都会将游戏场景包含在其中,用来显示远处的天空、山峦等。

在 Unity 3D 场景中已有默认的天空盒,如若更改天空盒的材质,则可在菜单栏选择"Window"→"Lighting"→"Settings"命令,在弹出的"Lighting"对话框中选择"Scene"选项卡,然后在"Environment"卷展栏中单击"Skybox Material"最右侧的选项设置按钮,打开"Select Material"窗口,选择材质,如图 12-20 所示。

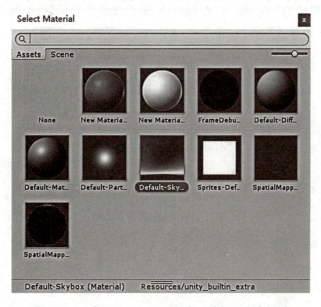

图 12-20 在"Select Material"窗口选择天空盒材质

第五节 物 理 引 擎

一、物理引擎概述

物理引擎(Physics Engine)是在游戏中模拟真实的物理效果。例如,场景中有一个立方体和一个球体,球体在空中,立方体在地面倾斜放置,在空中的球体开始自由下落,然后与地面上的立方体对象发生碰撞。物理引擎就是用来模拟真实碰撞的效果。

早期的游戏并没有强调物理引擎的应用,当时无论哪种类型的游戏,都是用极为简单的计算方式做出相应的运算即完成物理表现的,例如,在超级玛丽游戏中,较为常见的物理处理是在跳跃之后再次落到地上,并没有特别注重物理表现效果。当游戏进入三维时代后,物理表现效果的技术演变开始加速,三维呈现方式拓宽了游戏的种类,越来越好的物理表现效果需求在短时间内大幅提升。如何制作出逼真的物理互动效果,而又不需要花费大量时间撰写物理公式,是物理引擎重点要解决的问题。

在 Unity 3D 内的物理引擎设计中,使用了硬件加速的物理处理器 PhysX 专门负责物理方面的运算。因此,Unity 3D 的物理引擎速度较快,可以减轻 CPU 的负担,目前很多游戏及开发引擎都选择物理引擎来处理物理部分。

在 Unity 3D 中,物理引擎主要包含刚体、碰撞、物理材质及关节运动等。物理引擎的作用是模拟当有外力作用到对象时对象间的相互影响。例如,在赛车游戏中,驾驶员驾驶赛车和墙体发生碰撞,出现被反弹的效果。物理引擎能模拟真实碰撞的效果。

二、刚体

在场景中创建一个物体(如 Cube),然后运行,Cube 是不会往下落的。为了使其具有物理特性,可增加组件刚体(Rigidbody)。选中创建的对象,在菜单栏选择"Component"→"Physics"→"Rigidbody"命令,然后可在 Inspector 面板中查看对应的"Rigidbody"卷展栏项,进行属性参数设置,如图 12-21 所示。

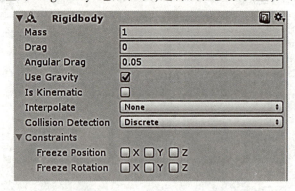

图 12-21 Rigidbody 属性参数的设置

(1) Mass:物体的质量。

(2) Drag:阻力。当受力移动时,物体受到的空气阻力,0 表示没有空气阻力,极大时可使物体停止运动,如砖头为 0.001,羽毛为 10。

(3) Angular Drag:角阻力。当受扭力旋转时物体受到的空气阻力。0 表示没有空气阻力,极大时使物体停止旋转。

(4) Use Gravity:使用重力。若激活,则物体受重力影响。

(5) Is Kinematic:是否打开运动学。若激活,则该物体不再受物理引擎控制,而只能通过变换组件来操作。

(6) Interpolate:内插值。它用于缓解刚体运动时的抖动。

(7) Collision Detection:碰撞检测。碰撞检测模式用于避免高速物体穿过其他物体却未触发碰撞。碰撞模式包括 Discrete(不连续)、Continuous(连续)、Continuous Dynamic(动态连续)。

(8) Constraints:约束。关于对刚体运动的约束,其中,Freeze Position(冻结位置),刚体在世界中沿所选轴的移动将无效;Freeze Rotation(冻结旋转),表示刚体在世界中沿所选轴的旋转将无效。

三、碰撞体

在给物体对象添加刚体后,物体能够自由下落,但是若在物体下方放置一个面板,则会发现物体直接穿透面板继续下落。这时,就需要添加碰撞体,物体才会落于面板上。

在对不规则物体添加碰撞器时,可以使用 Mesh Collider(网格碰撞体),此碰撞体的大小是按原物体网格进行生成的。当使用此碰撞体时,需要将 Convex 选项勾上(会将网格大致合成一个大网格),物体才能有碰撞效果。

在使用 Unity 3D 的物理组件过程中,碰撞体需要与刚体一起添加到游戏对象上才能触发碰撞。值得注意的是,刚体一定要绑定在被碰撞的对象上才能产生碰撞效果,而碰撞体则不一定要绑定刚体。

1.Box Collider 的属性

为物体对象添加碰撞体,首先选中创建的对象,再在菜单栏选择"Component"→"Physics"→"Box Collider"命令,然后可在 Inspector 面板中查看对应的"Box Collider"卷展栏项,进行属性参数设置,如图 12-22 所示。

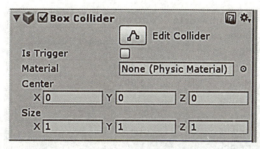

图 12-22 "Box Collider"碰撞体属性参数的设置

(1) Is Trigger:触发器。勾选该项,则该碰撞体可用于触发事件,并将被物理引擎所忽略。如果 Is Trigger 选项被勾选,该对象一旦发生碰撞动作,则会产生3个碰撞信息并发送给脚本参数,分别是 OnTriggerEnter、OnTriggerExit、OnTriggerStay。

(2) Material:材质。为碰撞体设置不同类型的材质。

(3) Center:中心。碰撞体在对象局部坐标中的位置。

(4) Size:大小。碰撞体在 X、Y、Z 方向上的大小。

Box Collider 是比较常用的基本碰撞体,Unity 3D 还提供了一些基本碰撞体,如 Sphere Collider、Capsule Collider、Mesh Collider、Wheel Collider、Terrain Collider 等。

2.触发器

在 Unity 3D 中,检测碰撞发生的方式有两种,一种是利用碰撞体,另一种则是利用触发器(Trigger)。触发器用来触发事件,应用于很多游戏引擎或工具中。例如,在角色扮演游戏里,玩家走到一个地方会触发出现 Boss 的事件,这时可以用触发器来实现。

当绑定了碰撞体的游戏对象进入触发器区域时,会运行触发器对象上的 OnTriggerEnter 函数,同时需要在 Inspector 面板中的碰撞体组件中勾选 IsTrigger 复选框。

触发信息检测使用以下 3 个函数。

(1) MonoBehaviour.OnTriggerEnter(Collider collider),当进入触发器时触发。

(2) MonoBehaviour.OnTriggerExit(Collider collider),当退出触发器时触发。

(3) MonoBehaviour.OnTriggerStay(Collider collider),当逗留在触发器中时触发。

Unity 3D 中的碰撞体和触发器的区别在于:碰撞体是触发器的载体,而触发器只是碰撞体的一个属性。如果既要检测到物体的接触又不想让碰撞检测影响物体移动,或者要检测一个物体是否经过空间中的某个区域,这时就可以应用触发器。碰撞体适合模拟汽车被撞飞、皮球落在地上又弹起的效果,而触发器适合模拟人站在靠近门的位置时门自动打开的效果。

四、角色控制器

在 Unity 3D 中,游戏开发者可以通过角色控制器来控制角色的移动,角色控制器允许游戏开发者在受制于碰撞的情况下发生移动,而不用处理刚体。角色控制器不会受到力的影响,在游戏制作过程中,游戏开发者通常在任务模型上添加角色控制器组件进行模拟模型的运动。

Unity 3D 中的角色控制器用于第一人称或第三人称游戏主角的控制操作。添加角色控制器,要选择实现控制的游戏对象,在菜单栏选择"Component"→"Physics"→"Character Controller"命令,然后可在 Inspector 面板中查看对应的"Character Controller"卷展栏项,进行属性参数设置,如图 12-23 所示。

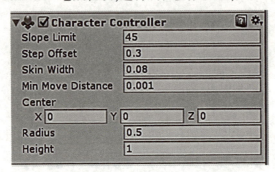

图 12-23 角色控制器属性参数的设置

(1) Slope Limit:坡度限制。此项用于设置所控制角色对象爬坡的高度。

(2) Step Offset:台阶高度。此项用于设置所控制角色对象可以迈上的最大台阶高度值。

(3) Skin Width:皮肤厚度。此项决定两个碰撞体碰撞后相互渗透的程度。

(4) Min Move Distance:最小移动距离。此项用于设置角色对象最小移动值。

(5) Center:中心。此项用于设置碰撞体在世界坐标中的位置。

(6) Radius:半径。此项用于设置碰撞体的横截面半径。

(7) Height:高度。此项用于设置碰撞体的高度。

五、关节

在 Unity 3D 中,物理引擎内置的关节组件能够使游戏对象模拟具有关节形式的连带运动。关节对象可以添加至多个游戏对象中,添加了关节的游戏对象,通过关节连接在一起,并具有连带的物理效果。

需要注意的是,关节组件的使用必须依赖刚体组件。Unity 3D 中的关节有铰链关节(Hinge Joint)、固定关节(Fixed Joint)、弹簧关节(Spring Joint)、角色关节(Character Joint)、可配置关节(Configurable Joint)等。

这里以铰链关节为例来介绍关节的添加。

Unity 3D 中的两个刚体能够组成一个铰链关节,并且铰链关节能够对刚体进行约束。为对象添加铰链关节,可在菜单栏选择"Component"→"Physics"→"Hinge Joint"命令,然后可在 Inspector 面板中查看对应的"Hinge Joint"卷展栏项,进行属性参数设置,如图 12-24 所示。

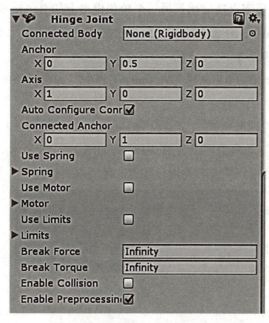

图 12-24 铰链关节属性参数的设置

(1) Connected Body:连接刚体。它用于指定关节要连接的刚体。

(2) Anchor:锚点。它用于设置应用于局部坐标的刚体所围绕的摆动点。

(3) Axis:轴。它用于定义应用于局部坐标的刚体摆动的方向。

(4) Use Spring:使用弹簧。它能使刚体与其连接的主体物形成特定高度。

(5) Spring:弹簧。它用于勾选使用弹簧选项后的参数设定。

(6) Use Motor:使用马达。它能使对象发生旋转运动。

(7) Motor:马达。它用于勾选使用马达选项后的参数设定。

(8) Use Limits:使用限制。它可以限制铰链的角度。

(9) Limits:限制。它用于勾选使用限制选项后的参数设定。

(10) Break Force:断开力。它用于设置断开铰链关节所需的力。

(11) Break Torque:断开转矩。它用于设置断开铰链关节所需的转矩。

第六节 动画系统

Unity 3D 引入了全新的 Mecanin 动画系统,它提供了更强大的功能,使用一个名为状态机的系统控制动画逻辑,更容易实现动画过渡等功能。Unity 公司计划采用 Mecanim 动画系统逐步替换直至完全取代旧版动画系统。

Unity 5.x 版本针对 Mecanim 动画系统的底层代码进行了升级优化,提升了动画制作的效果。Mecanim 动画系统提供的功能有:通过不同的逻辑连接方式控制不同的身体部位运动的能力;将动画之间的复杂交互作用可视化地表现出来,是一个可视化的编程工具;针对人形角色的简单工作流及动画的创建能力进行制作;具有能把动画从一个角色模型直接应用到另一个角色模型上的 Retargeting(动画重定向)功能;具有针对 Animation Clips 动画片段的简单工作流及它们之间的过渡和交互过程的预览功能。

实现 Mecanim 动画系统的步骤如下。

(1)将从 3D 动画软件中导出的 FBX 文件导入 Unity 工程中。一个模型可以拥有多小动画,模型与动画一定要有相同的骨骼层级关系。

(2)默认导入的 FBX 文件的动画格式会自动设为 Generic,如果需要使用 Mecanim 提供的 1 K 或动画 Retargeting 等功能,那么还需要将动画类型设为 Humanoid,如图 12-25 所示。这是专门针对人类动作的一种动画系统。Mecanim 提供的大部分高级功能均只针对这种动画类型。

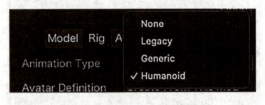

图 12-25 动画类型的设置

(3)当将带有动画的 FBX 文件导入 Unity 工程后,如果需要循环播放该动画,则只需要选中 Loop Time 即可使其成为一个循环播放的动画,如图 12-26 所示。

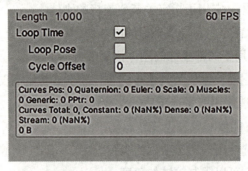

图 12-26 循环播放动画的设置

(4)当动画导入后,在 Project 面板展开动画文件层级,选择动画,在 Preview 窗口预览动画。如果动画文件本身没有模型,则只需将模型文件拖到预览窗口即可。

(5)创建动画控制器可在菜单栏选择"Assets"→"Create"→"Animator Controller"命令,即可创建"Animator Controller"。

(6)将包含绑定信息的模型制作成一个 Prefab(预制体),在 Animator 组件的 Controller 中为其指定动画控制器。如果需要使用脚本控制模型位置,则取消勾选"Apply Root Motion"复选框。

(7)确定动画控制器处于选择状态,在菜单栏选择"Window"→"Animation"→"Animation"命令,打开 Animation 窗口,如图 12-27 所示。

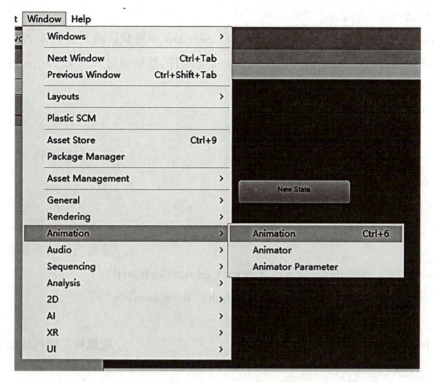

图 12-27 选择"Window"→"Animation"→"Animation"命令

(8)如果需要分层动画,如角色的上半身和下半身分别播放不同的动作,则可选择左上方 Layers 上的"+"号添加动画层。

(9)将与当前模型相关的动画拖入 Animator 窗口(注意这是与不同的动画层对应的)。

(10)在 Animator 窗口用鼠标右键单击,在弹出的快捷菜单中选择"Set As Default"命令,使选中的动画成为默认初始动画。

(11)分别选择不同的动画,用鼠标右键单击,在弹出的快捷菜单中选择"Make Transition"命令(见图 12-28),使动画之间产生过渡,由一个动画过渡到另一个动画取决于游戏的逻辑需求。

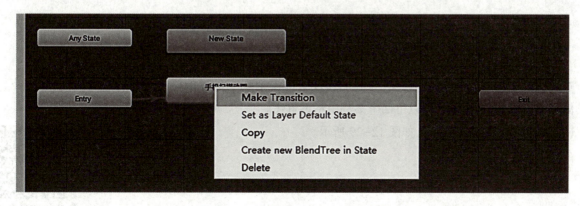

图 12-28 选择"Make Transition"命令

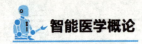

当播放动画时,动画会自动从默认动画一直播放到设置的最后一个动画,但游戏中的动画播放往往是由逻辑或操作控制的。例如,按一下鼠标左键,可播放某个动画。

(12)在 Animator 窗口有一个 Parameters 选项,选择"+"命令可创建 Vector、Float、Int 和 Bool 类型的数值,每个数值还有一个名字。如果从一个 idle 的动画过渡到一个 run 的动画,则可以创建一个 Bool 类型的值,命名为 idle,默认的状态是 false。

(13)选择 idle 动画到 run 动画之间的过渡线,在 Conditions 中将默认的 Exit Time 改为 run。

(14)在控制动画播放的代码中,首先要获得 Animator 组件,然后通过 SetBool 将 run 的值设为 true,即从 idle 动画过渡到 run 动画,示例代码如下。

```
Animator m_ani;
void Start( )
{                                                      //获得动画组件
    m_ani=this.GetComponent<Animator>( );
}
void Update( )
{                                                      //获取当前动画状态
    AnimatorStateInfo stateInfo=m_ani.GetCurrentAnimatorStateInfo(0);
    if(stateInfo.nameHash = = Animator.StringToHash("BaseLayer.idle"))
    {
        if(Input.GetMouseButtonUp(0))                  //按鼠标左键可播放 run 动画
        {
            m_ani.SetBool("run",true);
        }
    }
    else
        m_ani.SetBool("idle",false);
}
```

Unity 3D 还提供了一个 Animator Override Controller(动画覆盖控制器),它可以继承其他 Animator Controller 的设置,但使用的是不同的动画,这样可以不用重新设置动画的逻辑关系。

案例一 球体碰撞检测

本案例通过脚本实现球体的运动,并添加物理组件模拟现实世界的碰撞场景,具体操作步骤如下。有些具体操作步骤前文已叙述,在以下两个案例中不再重述。

(1)新建"pengzhuang"项目,如图 12-29 所示。

球体碰撞检测资源

228

第十二章 Unity 3D 三维开发平台

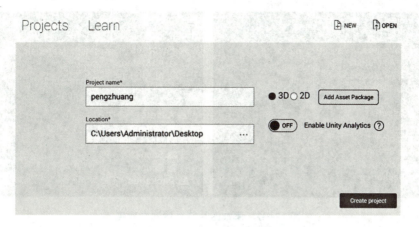

图 12-29　新建"pengzhuang"项目

（2）对项目文档进行归类，新建 Materials、pic、Script 等文件夹，分别存放相应的材质、图片、脚本等内容，如图 12-30 所示。

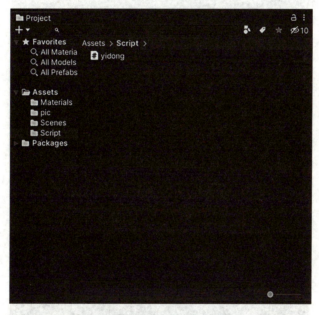

图 12-30　对项目文档进行归类

（3）布置场景，在 Hierarchy 面板中新建地面、球体、墙体，如图 12-31 所示。

图 12-31　在 Hierarchy 面板中新建对象

（4）添加材质，可将素材（详见"球体碰撞检测资源"）中的 dimian.jpg、qiangti.jpg 导入 pic 文件夹中，在 Material 文件夹中添加材质球，如图 12-32 所示。将相应材质分别赋予场景中的对象，其效果如图 12-33 所示。

229

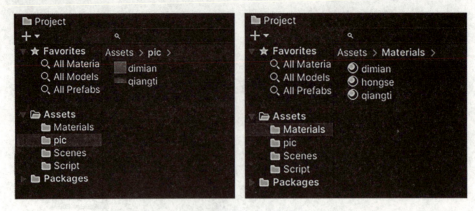

图 12-32　添加图片与材质到文件夹

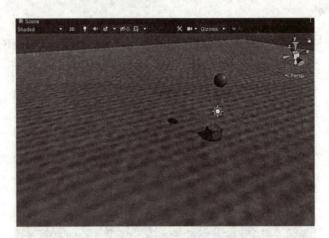

图 12-33　将材质赋予相应对象的效果

（5）在 Script 文件夹中添加脚本，名为 yidong，如图 12-34 所示。

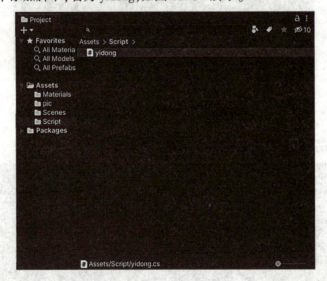

图 12-34　添加 yidong 脚本

脚本代码如下。

using System.Collections；

using System.Collections.Generic；

```csharp
using UnityEngine;
public class yidong : MonoBehaviour
{
    public GameObject zx;
    public GameObject ad;
    public GameObject ws;                        //定义物体
    public float speed = 0.1f;
    public float Angels = 1;                     //定义移动速度和旋转速度

    void FixedUpdate()                           //用FixedUpdate函数每0.02秒更新一次
    {
        if (Input.GetKey(KeyCode.Z))
        {
            zx.transform.localPosition = new Vector3(zx.transform.localPosition.x,
            zx.transform.localPosition.y + Time.deltaTime * speed, zx.transform.localPosition.z);
        }                                        //物体的局部坐标改变,X不变,Y方向改变的时间
                                                 //乘以speed的值是移动的位移,Z不变
        if (Input.GetKey(KeyCode.X))
        {
            zx.transform.localPosition = new Vector3(zx.transform.localPosition.x,
            zx.transform.localPosition.y - Time.deltaTime * speed, zx.transform.localPosition.z);
        }
        if (Input.GetKey(KeyCode.A))
        {
            ad.transform.localPosition = new Vector3(ad.transform.localPosition.x -
            Time.deltaTime * speed, ad.transform.localPosition.y, ad.transform.localPosition.z);
        }
        if (Input.GetKey(KeyCode.D))
        {
            ad.transform.localPosition = new Vector3(ad.transform.localPosition.x +
            Time.deltaTime * speed, ad.transform.localPosition.y, ad.transform.localPosition.z);
        }
        if (Input.GetKey(KeyCode.W))
        {
            ws.transform.localPosition = new Vector3(ws.transform.localPosition.x,
            ws.transform.localPosition.y, ws.transform.localPosition.z -
            Time.deltaTime * speed);
        }
        if (Input.GetKey(KeyCode.S))
```

```
            }
            ws.transform.localPosition = new Vector3(ws.transform.localPosition.x,
                ws.transform.localPosition.y, ws.transform.localPosition.z + Time.deltaTime * speed);
        }
    }
}
```

（6）在 Hierarchy 面板中新建空集，并命名为 yidong，如图 12-35 所示。再将步骤（5）中的脚本 yidong 拖至空集 yidong 上，如图 12-36 所示。

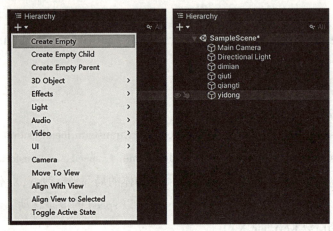

图 12-35　新建空集

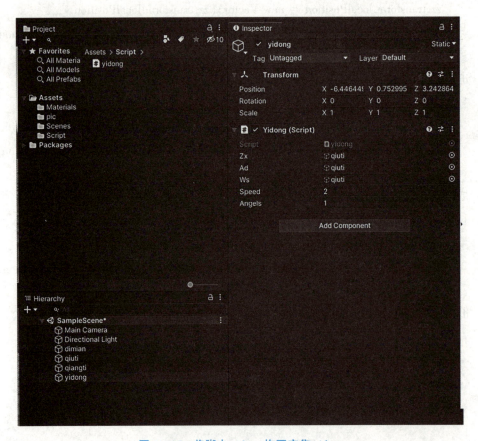

图 12-36　将脚本 yidong 拖至空集 yidong

(7)同样,依据步骤(6)创建相应的空集 qiuti,将 qiuti 拖至 yidong 对象的脚本中。添加成功后,单击运行按钮,同时检测键盘上的 A、W、S、D、Z、X 按键是否起到左、前、后、右、上、下移动的效果,并判断程序是否报错。运行效果图如图 12-37 所示。

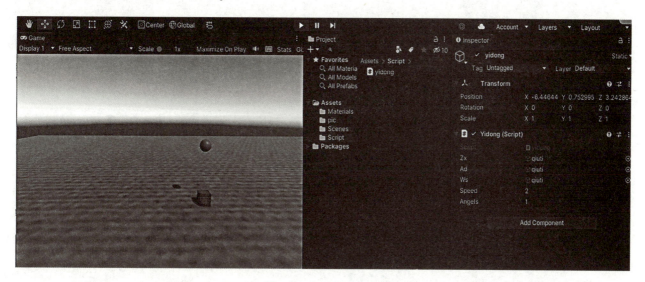

图 12-37　运行效果图

(8)为 Hierarchy 面板中的 qiuti 与 qiangti 添加刚体(Rigidbody)组件,如图 12-38 所示。

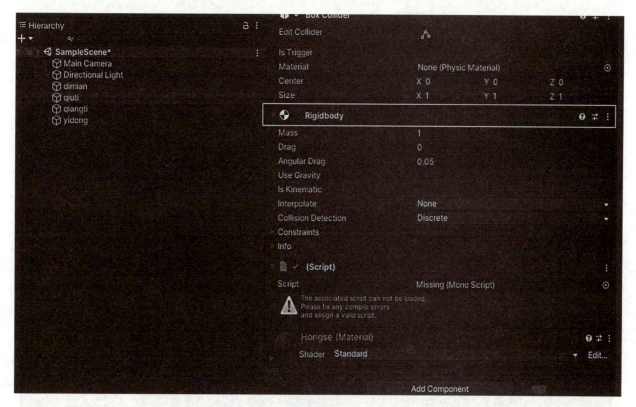

图 12-38　添加刚体(Rigidbody)组件

(9)运行程序,通过键盘按键控制球体运动,并与墙体发生碰撞,检测产生效果。

案例二 心脏分离项目

此案例的主要任务是分离心脏内部构造，便于学生学习心脏各个组成部分及其作用，具体操作步骤如下。

（1）新建"xinzang"项目，如图12-39所示。

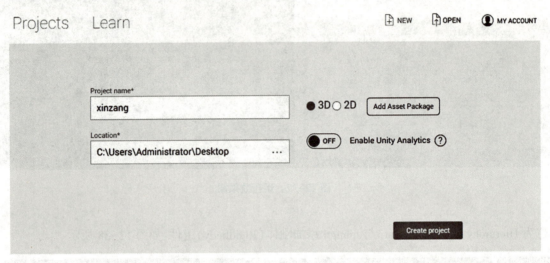

图12-39 新建"xinzang"项目

（2）创建项目后，进入软件操作界面，如图12-40所示。

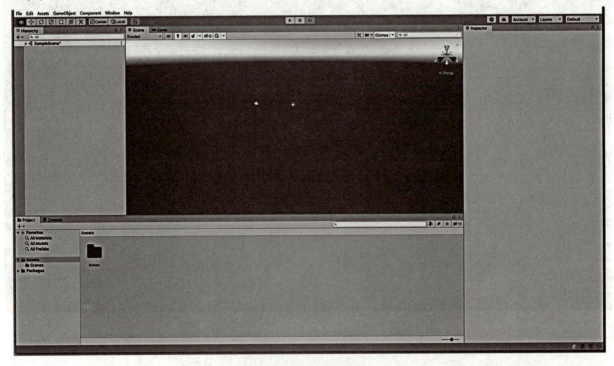

图12-40 软件操作界面

234

(3) 在 Project 面板中的"Assets"文件夹中,创建"Folder"并命名为 Fbxs,如图 12-41 所示。

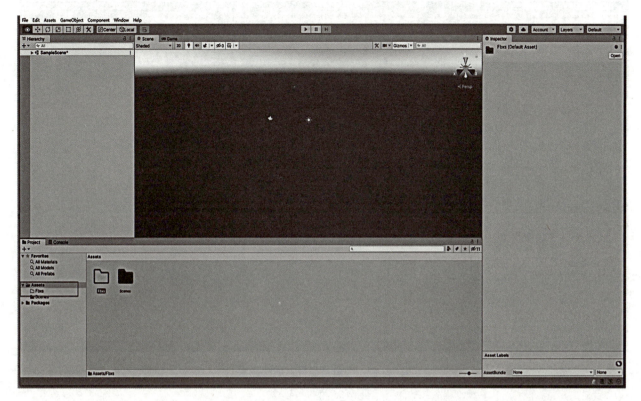

图 12-41　新建 Fbxs 文件夹

(4) 将创建好的心脏模型(详见"心脏分离资源")导入 Fbxs 文件夹,在弹出的对话框中单击"Fix now"按钮,如图 12-42 所示。模型导入后,显示结果如图 12-43 所示。

心脏分离资源

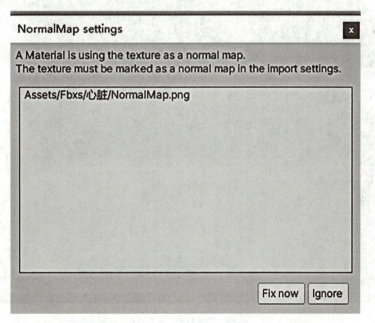

图 12-42　导入心脏模型

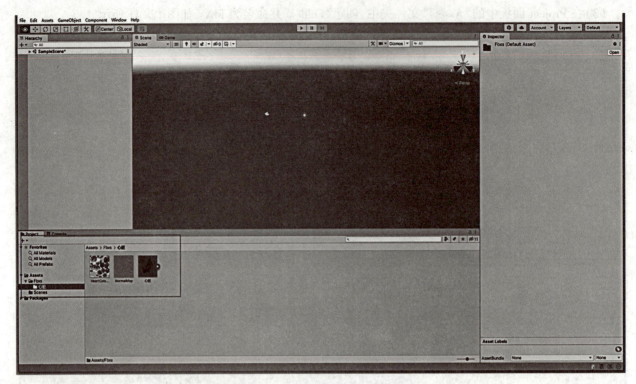

图 12-43　心脏模型导入后的界面

(5) 拖动心脏模型文件至 Hierarchy 面板，如图 12-44 所示。

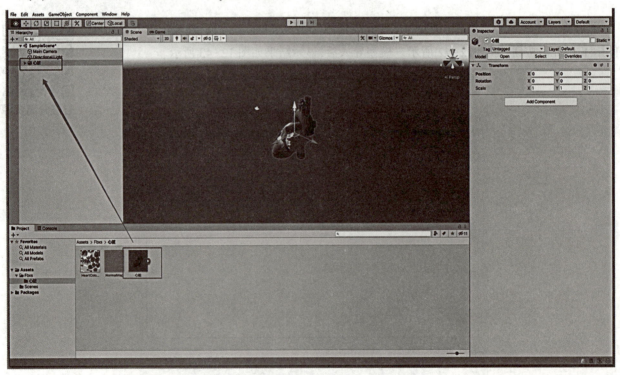

图 12-44　拖动心脏模型文件至 Hierarchy 面板

(6) 同样在 Project 面板中的"Assets"文件夹中，创建"Folder"并命名为 Scripts。再用鼠标右键单击 Scripts 文件夹创建"C# Script"脚本文件，并命名为 Baozha，如图 12-45 所示。

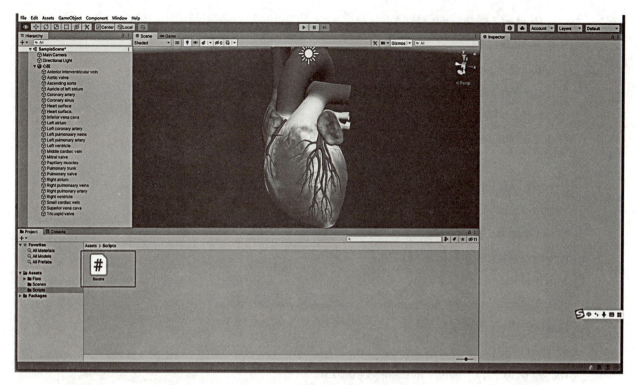

图 12-45　创建 Baozha 脚本文件

(7) 双击 Baozha 脚本文件,进入代码编写(可将"心脏分离资源"中的代码进行复制)界面,具体代码如下。

```
using System.Collections;
using System.Collections.Generic;
using UnityEngine;
using System;
using System.Linq;

public class Baozha : MonoBehaviour
{                                                //各个部件在爆炸前和爆炸后的位置和方向信息
    [Serializable]
    public class goPositions
    {
        [Header("物体")]
        [SerializeField]
        public GameObject go;
        [Header("爆炸前的位置")]
        [SerializeField]
        public Vector3 positionStart;
        [Header("爆炸前的旋转")]
        [SerializeField]
        public Quaternion rotationStart;
```

```csharp
    [Header("爆炸后的位置")]
    [SerializeField]
    public Vector3 positionEnd;
    [Header("爆炸后的旋转")]
    [SerializeField]
    public Quaternion rotationEnd;
}
[Header("部件的根物体")]
[SerializeField]
public GameObject root;
[Header("部件及方位信息列表")]
[SerializeField]
public List<goPositions> GoPositions = new List<goPositions>();
[Header("散开的速度")]
[SerializeField]
[Range(0, 0.15f)] public float speed=0.075f;

private float stepValue;
bool ControlKey;
bool SwellKey;                          //膨胀开关
bool ShrinkKey;                         //收缩开关

void Update()
{                                       //测试代码========begin
    if(Input.GetKeyDown(KeyCode.Q))
        SwellFunction();
    if(Input.GetKeyDown(KeyCode.E))
        ShrinkFunction();
    if(Input.GetKeyDown(KeyCode.A))
        LeftFunction();
    if(Input.GetKeyDown(KeyCode.D))
        RightFunction();
    if(Input.GetKeyDown(KeyCode.W))
        CloseFunction();
    if(Input.GetKeyDown(KeyCode.S))
        AwayFunction();

    stepValue += speed;
    if(ControlKey)
```

```csharp
        {
            GoPositions.ForEach(item =>
            {
                if (SwellKey)
                {
                    item.go.transform.localPosition =
                    Vector3.Lerp(item.go.transform.localPosition,
                    item.positionEnd, stepValue);

                    item.go.transform.localRotation =
                    Quaternion.Lerp(item.go.transform.localRotation,
                    item.rotationEnd, stepValue);
                }
                if (ShrinkKey)
                {
                    item.go.transform.localPosition =
                    Vector3.Lerp(item.go.transform.localPosition,
                    item.positionStart, stepValue);

                    item.go.transform.localRotation =
                    Quaternion.Lerp(item.go.transform.localRotation,
                    item.rotationStart, stepValue);
                }
            });
        }
        if (stepValue >= 1 && ControlKey)
        {
            ControlKey = false;
            ShrinkKey = false;
            SwellKey = false;
        }
    }
    void SetToStartTransform()            // 物体摆放到初始位置
    {
        GoPositions.ForEach(x =>
        {
            x.go.transform.localPosition = x.positionStart;
            x.go.transform.localRotation = x.rotationStart;
        });
```

```csharp
    }
    void SetToEndTransform()
    {
        GoPositions.ForEach( x =>
        {
            x.go.transform.localPosition = x.positionEnd;
            x.go.transform.localRotation = x.rotationEnd;
        });
    }
    public void SwellFunction()              // 收缩方法
    {
        Debug.LogError("收缩");
        stepValue = 0;
        ControlKey = true;
        ShrinkKey = true;
        SwellKey = false;
    }
    public void ShrinkFunction()             // 膨胀方法
    {
        Debug.LogError("膨胀");
        ControlKey = true;
        SwellKey = true;
        ShrinkKey = false;
        stepValue = 0;
    }
    public void LeftFunction()               // 向左旋转方法
    {
        this.transform.Rotate(Vector3.up, 5f);
    }
    public void RightFunction()              // 向右旋转方法
    {
        this.transform.Rotate(Vector3.up, -5f);
    }
    public void CloseFunction()              // 拉近方法
    {
        if (this.transform.position.z>3 && this.transform.position.z<=5)
        {
            this.transform.position = new Vector3(this.transform.position.x,
```

```csharp
            this.transform.position.y, this.transform.position.z-1);
        }
    }

    public void AwayFunction()                    // 拉远方法
    {
        if (this.transform.position.z < 5)
        {
            this.transform.position = new Vector3(this.transform.position.x,
            this.transform.position.y, this.transform.position.z +1);
        }
    }
#if UNITY_EDITOR                                   // Editor 的非 running 状态使用
    [ContextMenu("记录【开始位置】")]
#endif
    public void InitTransformStart()
    {
        GoPositions.Clear();
        root.transform.GetComponentInChildren<Transform>().Cast<Transform>().ToList().
        ForEach(item =>
        {
            goPositions gp = new goPositions();
            gp.go = item.gameObject;
            gp.positionStart = item.gameObject.transform.localPosition;
            gp.rotationStart = item.gameObject.transform.localRotation;
            GoPositions.Add(gp);
        });
        Debug.Log("初始方位记录完毕");
    }
#if UNITY_EDITOR                                   // Editor 的非 running 状态使用
    [ContextMenu("记录【结束方位】")]
#endif
    public void InitTransformEnd()
    {
        var allGos = root.transform.GetComponentInChildren<Transform>().Cast<Transform>().ToList();
        GoPositions.ForEach(x =>
        {
            x.positionEnd = allGos.Where(go => go.gameObject.name == x.go.name).
            ToList()[0].localPosition;
```

```csharp
            x.rotationEnd = allGos.Where(go => go.gameObject.name == x.go.name).
                ToList()[0].localRotation;
        });
        Debug.Log("结束方位记录完毕");
    }
#if UNITY_EDITOR
    [ContextMenu("还原【还原到初始位置】")]
#endif
    public void ResetTransformStart()
    {
        GoPositions.ForEach(item =>
        {
            item.go.transform.localPosition = item.positionStart;
            item.go.transform.localRotation = item.rotationStart;
        });
    }
#if UNITY_EDITOR
    [ContextMenu("初始位置【部件放置收缩位置】")]
#endif
    public void MoveStart()
    {
        GoPositions.ForEach(item =>
        {
            item.go.transform.position = item.positionStart;
            item.go.transform.rotation = item.rotationStart;
        });
    }
#if UNITY_EDITOR
    [ContextMenu("结束位置【部件放置膨胀位置】")]
#endif
    public void MoveEnd()
    {
        GoPositions.ForEach(item =>
        {
            item.go.transform.position = item.positionEnd;
            item.go.transform.rotation = item.rotationEnd;
        });
    }
}
```

(8)挂载脚本组件,如图 12-46 所示。

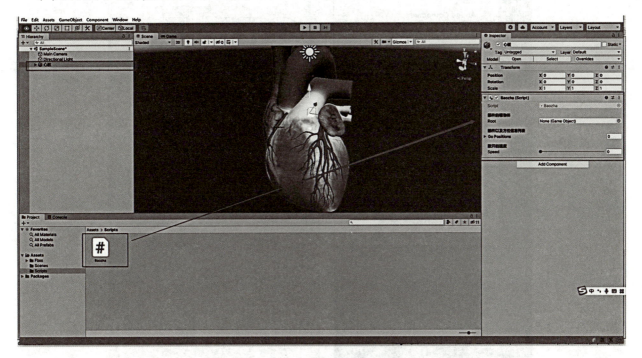

图 12-46　挂载脚本组件

(9)对脚本的变量进行赋值,如图 12-47 所示。

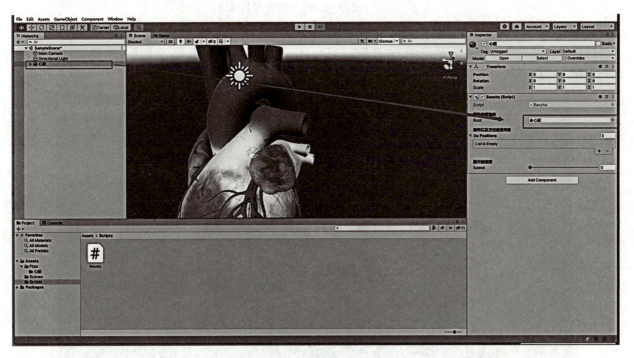

图 12-47　对脚本的变量进行赋值

(10)用鼠标右键单击挂载的脚本,在弹出的快捷菜单中选择"记录【开始位置】"命令,如图 12-48 所示。

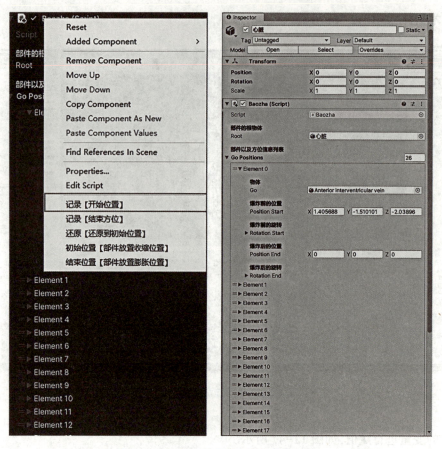

图 12-48 选择"记录【开始位置】"命令

(11)选择心脏中需要分解的组织,放置到适当的位置(默认可以分成 26 个组织,可根据情况进行分解),如图 12-49 所示。

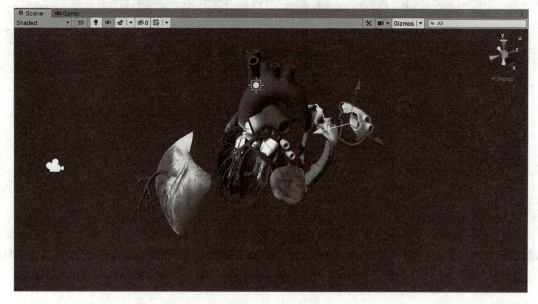

图 12-49 心脏分解

(12)用鼠标右键单击挂载的脚本,在弹出的快捷菜单中选择"记录【结束方位】"命令,如图 12-50 所示。

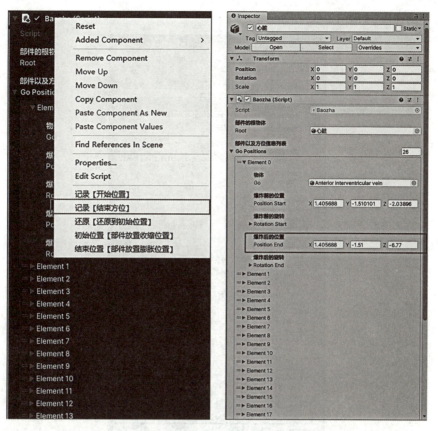

图 12-50　选择"记录【结束方位】"命令

（13）用鼠标右键单击挂载的脚本，在弹出的快捷菜单中选择"还原【还原到初始位置】"命令，如图 12-51 所示。

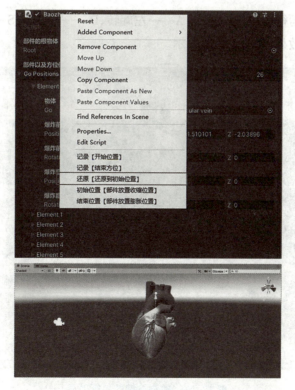

图 12-51　选择"还原【还原到初始位置】"命令

(14)调节分解的速度,如图 12-52 所示。

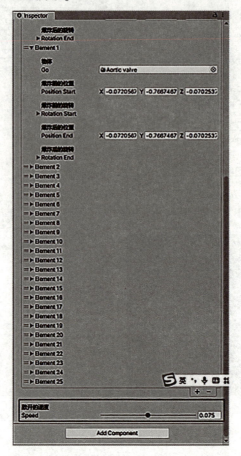

图 12-52　调节分解的速度

(15)保存文件后,单击运行按钮,通过按键 A——左旋转、D——右旋转、S——远离、W——靠近、E——散开、Q——恢复,检测具体效果,如图 12-53 所示。

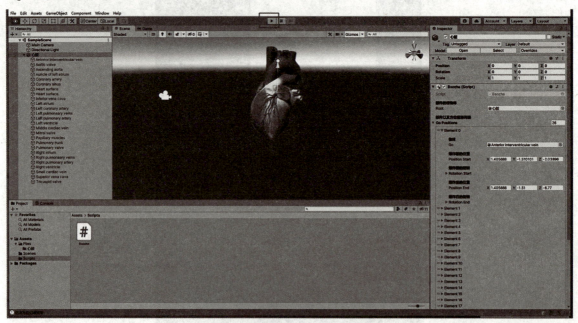

图 12-53　检测按键的执行效果

本章小结

本章介绍了目前主流的三维开发工具 Unity 3D,首先介绍了 Unity 的用途和基本功能;其次逐步介绍了每个模块的基本使用方法与特点,通过案例讲解了光照系统、地形和天空盒及物理引擎;最后通过综合案例了解 3ds Max 与 Unity 3D 两款软件在项目中开发中如何相互结合,掌握 VR 项目开发的整个流程,以及 C#和 Scripts 脚本语言在项目开发中的应用。本章主要以案例的方式讲解 Unity 3D 开发工具及其在智能医学方面的应用,学生通过学习并实践案例内容,能够更好地理解并运用对本章介绍的知识,进而达到举一反三的目的。

练一练

1.简述 Unity 3D 基本功能及界面布局。
2.简述物理引擎的作用及类型。
3.简述 Unity 3D 项目开发的步骤。
4.参考本章案例,导入从 3ds Max 导出的模型文件,通过编程实现相应功能。

展 望 篇

本模块为智能医学展望篇,主要讲解智能医学伦理存在的风险和问题,智能医学发展面临的问题与挑战,智能医学的研究方向及发展方向,包括以下两章内容。

第十三章　智能医学伦理
第十四章　智能医学发展

通过本模块的学习,学生应了解医学伦理的概念、研究对象及基本原则、智能医学伦理中存在的风险和问题,以及虚拟现实技术对社会伦理的挑战;了解我国智能医学产业的发展趋势、智能医学发展面临的问题与挑战、智能医学的研究方向及发展方向等。

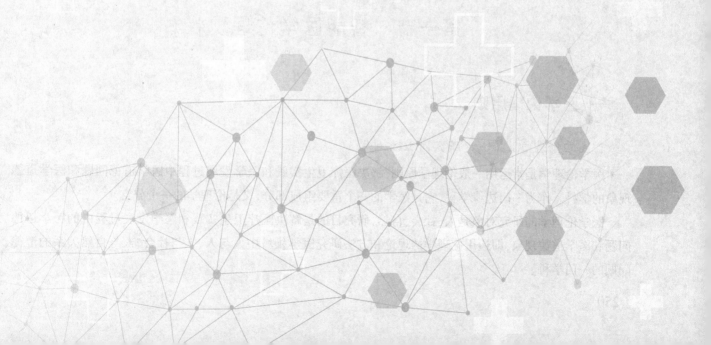

第十三章　智能医学伦理

思维导图

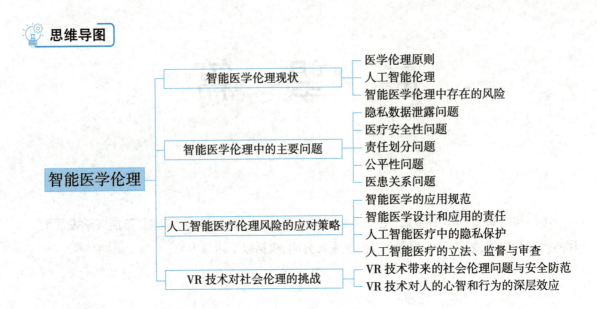

学思小课堂

党的二十大报告指出,"我们要善于通过历史看现实、透过现象看本质,把握好全局和局部、当前和长远、宏观和微观、主要矛盾和次要矛盾、特殊和一般的关系,不断提高战略思维、历史思维、辩证思维、系统思维、创新思维、法治思维、底线思维能力,为前瞻性思考、全局性谋划、整体性推进党和国家各项事业提供科学思想方法"。如今,以人工智能为首的智能技术正在高速发展,医疗系统也在这种环境下趋向于智能化。智能医疗的研发与应用为患者能够获得更优质的服务做出了巨大贡献,同时也暴露出一些伦理问题。作为新时代的医学创新人才,我们应该具备辩证思维,坚持问题导向和系统观念,正视并解决问题。

第一节　智能医学伦理现状

一、医学伦理原则

1.医学伦理学的概念、研究对象及目的

医学伦理学是指运用一般伦理学原则,解决医疗卫生实践和医学发展过程中医学道德问题和医学道德现象的学科。作为一门边缘学科,它是医学的一个重要组成部分,又是伦理学的一个分支。

医学伦理学的研究对象是人、社会、自然,研究目的是解决医疗卫生实践和医学发展过程中的医学道德问题和医学道德现象,即运用伦理学的理论和方法研究医学领域中人与人、人与社会、人与自然关系的道德问题的一门学科。

2.医学伦理学的基本原则

医学伦理学的基本原则是指在医学实践活动中调节医务人员人际关系,以及医务人员、医疗卫生保健机构与社会关系的最基本出发点和指导原则,也是衡量医务人员职业道德水平的最高尺度。

医务人员应平等尊重患者及其家属的人格和尊严;尊重患者知情同意和选择的权利,对丧失知情同意或选择能力的患者,应尊重其家属或监护人的知情同意和选择的权利;要履行帮助、劝导,以及限制患者进行不当选择的责任。

为了使患者行使知情同意和选择的权利,医务人员应为患者提供正确、适量、适度的信息,并让患者能够理解。在此前提下,患者可以自由地同意和选择,如果患者的选择不当,则应劝导患者,不能采取听之任之、出问题自负的态度,劝导无效仍应尊重患者或家属的自主权。

医学伦理学的基本原则主要有不伤害原则、有利原则、尊重原则和公正原则。

(1)不伤害原则。

不伤害原则是指在诊治、护理过程中避免使患者的身心受到损伤,这是医务工作者应遵循的基本原则。不伤害原则要求医务人员以患者为中心,坚决杜绝有意和责任伤害;防范无意但可知的伤害,把可控伤害降到最低程度;不滥用辅助检查、药物及实施手术。

(2)有利原则。

有利原则是指把有利于患者的健康放在第一位,切实为患者谋利益的伦理原则。有利原则要求医务人员的行动与解除患者的疾苦有关;医务人员的行动可能解除患者的疾苦;医务人员的行为对患者而言利大于弊;患者受益,则不会给别人带来太大的损害。

(3)尊重原则。

尊重原则是指医患双方要尊重对方的人格尊严,强调医务人员在诊疗、护理实践中尊重患者的人格尊严及其自主性。尊重原则要求医务人员平等尊重患者及其家属的人格与尊严;尊重患者知情同意和选择权利;履行帮助、劝导,甚至限制患者不当选择的责任。

(4)公正原则。

公正原则是指在医疗服务中公平、正直地对待每一位患者的原则。公正原则要求医务人员尽力实现患者基本医疗和护理的平等;态度上平等对待一切患者;当出现医患纠纷及医护差错事故时,坚持实事求是。

二、人工智能伦理

当人工智能日益渗透到人们日常生活的方方面面,人类社会正在加速走向智能化和数字化时,科技伦理问题也随之而来。例如,机器人击败了人类围棋的世界冠军,自动驾驶事故频繁发生,虚拟人引发工作焦虑,人脸识别泄露隐私、危及个人安全等。

人工智能时代已悄然到来,但人们对人工智能伦理的研究才刚刚开始。与以往的技术革命不同,人工智能有望在许多领域取代人类,但它也有伤害人类的潜在风险。为了防止人工智能技术的滥用,我们必须在复杂情况变得无法控制之前预测和分析其中最糟糕的情况。

2018年,百度公司创始人在贵阳大数据博览会上指出,所有的人工智能产品、技术都需要大家共同遵循如下的理念和规则。

第一,人工智能的最高原则是安全可控。

第二,人工智能的创新愿景是促进人类更加平等地获得技术能力。

第三,人工智能存在的价值是教人学习、让人成长,而不是取代人、超越人。

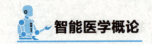

第四,人工智能的终极理想是为人类带来更多的自由和可能。

2018年,微软发表了《未来计算》(The Future Computed)一书,其中提出了人工智能开发的六大原则,即公平、可靠、安全、隐私和保障、包容、透明、责任。

2019年,欧盟委员会在《可信赖人工智能的伦理指南》中提出人工智能系统全生命周期应遵守合法性、合伦理性和稳健性3项要求。

2020年,《人工智能伦理罗马倡议》中提出7项主要原则——透明、包容、责任、公正、可靠、安全和隐私。

关于透明度原则,有这样一个事例。20世纪90年代,卡耐基梅隆大学的学者在做有关肺炎方面的研究时,其中一个团队做基于规则的分析,帮助患者决定是否需要住院。研究结果显示,基于规则的分析准确率不高,但是由于基于规则的分析都是人类能够理解的一些规则,因此透明性好。

三、智能医学伦理中存在的风险

与传统医疗服务技术相比,人工智能的医学应用在提高医疗质量、降低医疗成本、优化治疗方案及提高医疗效率方面都有较多优势。

在大力发展智能医学的同时,必须高度重视可能带来的安全风险挑战,加强前瞻预防与约束引导,充分规划智能医学研究和应用中的医学伦理学问题,最大限度降低风险,确保智能医学安全、可靠、可控并且健康发展。

根据医学伦理学患者利益第一、尊重患者及公正等原则,人工智能在医疗领域中可能存在的伦理与道德风险包括隐私问题、公平问题、安全问题、责任问题、算法问题及对医护职业带来的挑战。

随着医药卫生体制改革的纵深推进,信息共享、大数据的应用已经成为卫生决策、医院管理、优化医疗卫生服务等方面不可或缺的一环。在大数据背景下,医院信息共享的优势日益凸显,告别了人工统计、纸质记录和传统医疗服务模式,医院整体运行效率得到显著提高、医院综合服务机制愈加健全,展现了现代化医院发展的全新面貌。然而,在医院信息共享逐渐成为人们共识的同时,医学伦理中的一些风险也日益显现。

第二节 智能医学伦理中的主要问题

由于医疗卫生事业的发展,医学已经从医生与患者之间一对一的私人关系发展为以医患关系为核心的社会性事业。作为一种社会性事业,医疗卫生事业就要考虑收益和负担的分配及分配是否公正的问题,尤其是卫生资源的公正分配和尽可能利用这些资源使最大多数人得到最佳医疗服务等涉及卫生政策、体制和发展战略的问题。人工智能在医疗应用中的伦理问题,既有人工智能应用的常规问题,也有与医疗相关的特殊伦理问题。智能医学伦理中的主要问题有以下5个方面。

一、隐私数据泄露问题

隐私数据泄露问题是指由于人工智能(AI)涉及数据,总是会引起个人隐私和数据安全方面的问题。医疗数据包括患者的身份信息、健康状况、疾病诊疗情况、生物基因信息等,不仅涉及患者隐私,还可能涉及个别具有重要价值的敏感性问题。这些数据一旦泄露,可能给患者带来身心困扰和财产损失,甚至对社会稳定和国家安全造成负面影响。

然而,医疗AI的研发与应用需要大量的医疗数据进行算法训练,数据量越大、越多样,其分析和预测的结果将越精准。但数据收集、分析处理、云端存储和信息共享等大数据技术的应用也加大了数据泄露的风险。

事实上,近年来医疗行业已经成为数据泄露的重灾区。2017年,全球15%的数据泄露事件来自医疗保健行业,仅次于金融业,我国医疗数据泄露事件也不鲜见。据《法制日报》2017年9月报道,某部委医疗信息系统遭到黑客入侵,被泄露的公民信息多达7亿多条,8 000多万条公民信息被贩卖。2018年,多家医疗机构计算机系统被勒索病毒攻击。2020年4月,某AI医学影像公司遭黑客入侵,其AI辅助系统和训练数据被窃取,并以4比特币(约18万元)的价格在暗网上公开出售。这也是国内首家被曝数据泄露的AI医疗公司案例。

医疗数据泄露的途径主要包括黑客渗透入侵、未授权访问等网络攻击,以及掌握数据的内部人员窃取、丢失数据。分析其原因,主要有以下4个方面。

(1)医疗数据具有较高的研究和商业价值,一旦获取并贩卖,意味着拥有可观的收益,因而容易引起黑客关注,而一些掌握数据的医疗机构或AI公司"内部人"也可能铤而走险出卖数据。

(2)医疗机构技术力量有限,难以保证数据安全。目前,国内大医院普遍实现了医疗数据信息化,并通过手机应用程序、网站、第三方医疗服务平台等形式提供线上医疗服务,越来越多的医疗数据被存储于云端或第三方服务器。但由于医疗机构属于传统行业,在信息技术、人才等方面相对薄弱,大部分医疗机构的信息化系统安全性较低,且有的数据未进行脱敏、加密处理,第三方平台也存在漏洞多、敏感端口开放多等问题,给黑客入侵和未授权访问带来了极大便利。

(3)一些医疗机构工作人员隐私保护意识不强,未按规定传输、共享数据,存在泄密隐患。例如,2020年4月,某医院将出入该院人员名单信息发到微信群,导致6 000余人的个人身份信息外泄,造成了不良社会影响。

(4)相应法律制度尚未健全,致使医疗数据在采集、使用、隐私保护等方面缺乏有效监管和约束。因此,在医疗数据共享与患者隐私保护之间寻求平衡点,将是医疗AI应用中面临的最大伦理问题。

二、医疗安全性问题

安全性是指人工智能使用起来是安全的、可靠的。尽管医疗AI被赋予了准确、高效、安全等优点,但医疗活动本身具有一定的风险性和不确定性,加上手术机器人等医疗AI在应用中需要密切接触患者身体或直接作用于人体某些器官,不可避免地面临潜在风险。其主要包括技术和人为两方面的因素。

从技术来看,国内医疗AI的发展在当前还处于起步阶段,产品性能还不稳定,也缺乏相应的标准和规范,安全性还有待考证,需要在实践中不断地调试和改进。即使是较为成熟的进口产品,也存在诸多问题。据美国媒体报道,使用沃森肿瘤解决方案的医生发现,沃森经常会推荐不准确甚至错误的治疗建议。如果医生据此决策,则后果难以想象。据披露,沃森"出错"的根源在于训练数据有问题。用于沃森算法训练的并非真实患者的数据,而是虚拟患者的假想数据,且训练数据不足,在8种癌症中,训练数据量最高的肺癌只有635例,最低的卵巢癌仅有106例。同时,沃森向虚拟患者推荐的治疗方案,都是基于斯隆-凯特琳癌症中心专家的方案,并非医疗指南或真实证据。这些数据不能反映真实的、复杂的临床环境,就势必会影响机器学习的准确性和普适性。而数据质量不佳、数据量过小、标注不规范等问题,也是国内医疗AI应用中普遍面临的问题。

人为因素主要是医生操作不当。在现阶段,医疗AI只是机器或程序,不能根据实际情况调整自己的行为,必须依赖医生对机械进行操控或做最终决策。在应用之初,医生可能因操作不熟练、经验不足而引发机器故障,有的甚至会造成严重后果。例如,2015年2月,英国首例机器人心脏手术过程中出现"机器失控",

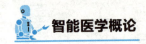

主刀医生在慌忙中应对失当,最终导致手术失败,患者一周后死亡。这起事故的原因除机器故障外,与主刀医生操作经验不足、未充分估计手术风险有很大关系。

三、责任划分问题

人工智能系统采取了某个行动,做了某个决策,就必须为自己带来的结果负责。人工智能的问责制是一个非常有争议的话题,它还涉及一个法律或立法的问题。例如,国外已经出现多例因为自动驾驶系统导致的车祸。如果机器代替人来进行决策,那么出现了不好的结果到底由谁来负责?我们的原则是要采取问责制,当出现了不好的结果时,不能让机器或人工智能系统当替罪羊,人必须要承担责任。

四、公平性问题

公平性是指对人而言,不同区域、不同等级的人在人工智能面前是平等的,不应该有人被歧视。

人工智能数据的设计始于训练数据的选择,这是可能导致不公正的第一个环节。训练数据应该足以代表我们生活的多样化世界,以人脸识别和情绪检测的人工智能系统为例,如果只对成人人脸图像进行训练,系统则可能无法准确识别儿童的特征或表情。仅仅确保数据的"代表性"是不够的,种族主义和性别歧视也可能潜入社会数据。假如我们设计了一个人工智能系统来帮助雇主筛选求职者,如果我们使用公共就业数据进行筛查,则系统可能会"学习"到大多数软件开发人员都是男性。尽管实施该系统的公司希望通过招聘来改善员工的多样性,但在选择软件开发人员职位的候选人时,该系统可能还会偏向男性。

五、医患关系问题

据医患纠纷解析数据统计,在不断增多的医患纠纷中,真正由医疗事故引起的纠纷不到5%,而80%的医疗冲突是由医患沟通不当引起的,一些因医疗技术引发的医患纠纷也大都由医患交流不畅所致。

医患沟通是医患间传达意愿、发表见解不可或缺的方式。作为医护人员,有责任重视并做好医患沟通。医患间成功的交流沟通往往会取得患者对医者的信任和对诊疗的顺应性、主动性,不但能互相理解,互相合作,取得良好的临床疗效,而且利于消除隔阂,化解分歧。只要改变和创新沟通方式,就可以与患者很好地交流。因为工作繁忙就减少与患者的接触,这与医生治病的本职是相违背的。

医务人员的忙碌本质上是为患者,医学职责与医患沟通并不对立,在两者间实现平衡是医务人员要思考和正视的问题。例如,利用手机短信传递温情语言,可让处于治疗期的患者感受到医务人员的关心,这虽不及面对面的医患沟通,但也有一定效果。

第三节 人工智能医疗伦理风险的应对策略

人工智能医疗伦理治理是社会治理的重要组成部分。我国应在"共建共治共享"治理理论的指导下,以"包容审慎"为监管原则,以"系统论"为治理进路,逐渐建设形成多元主体参与、多维度、综合性的治理体系。

一、智能医学的应用规范

医学人工智能是人工智能技术在医学领域的应用,在应用的过程中需要具有一定的应用规范。医学人工智能应用于诊断、治疗和康复过程中进行管理的基本要求,适用于经卫生健康主管部门登记备案的医疗卫生机构。组织开展医学人工智能应用的机构，应建立审核制度、使用管理制度、故障处理制度、应急预案制度、培训考核制度等，全面履行相应管理职责。

在医学人工智能应用过程中，涉及治疗、侵入性操作等存在潜在风险的问题，应严格履行告知义务，并充分尊重患者及其监护人的意愿。告知事项包括应用目的、潜在风险因素、可能造成的后果及应对方案等。

医学人工智能设备（系统）应纳入应用机构信息化建设的总体规划和合理部署。部署在风险可控的基础设施上，确保服务器性能满足设备（系统）运行要求。应充分实现与原有信息系统的互联，以满足数据交互和共享的实际需要。在部署过程中，数据库的建设应满足完整性、一致性、准确性、稳定性和兼容性的要求。

医学人工智能应用信息系统及其运行环境应满足《信息安全技术 网络安全等级保护基本要求》，要求制定安全保卫制度、突发性事件应急处置预案，以及网络信息安全制度，同时对功能做了详细要求。医学人工智能应用机构应建设与实际需求相适应的大数据算法工作平台，如临床科研大数据平台、慢病管理大数据平台、临床辅助决策大数据平台、互联网医院大数据平台、云上医共体大数据平台、传染病防控大数据平台等。

在数据管理方面，医学人工智能应用应建立健全数据安全保障体系和安全评估体系，完善数据安全管理规范和措施，明确数据采集、传输、存储、使用等环节的责任主体和相关工作要求，建立规范的工作流程，切实加强基础设施安全防护，做好可靠性及安全性测评，落实监测预警和风险评估。

二、智能医学设计和应用的责任

据2018年7月报道，某国政府将完善关于人工智能（AI）医疗设备的一系列规则，规定诊断的最终责任由医生承担。由于AI存在误诊的可能，因此把AI医疗设备定位为辅助设备，基于该国相关法律规定"作出最终诊断和决定治疗方针的责任由医生承担"。通过明确这样的责任范围，对厂商在AI医疗设备的开发方面进行鼓励。此新闻引起了巨大争议。世界卫生组织发布的指南指出，从整体上看，如果基础数据既准确又具有代表性，那么AI可能会降低误诊率。然而当误诊发生时，由医生承担责任是否合理？世界卫生组织给出的答案是否定的。

首先，临床医生不会控制AI技术。

其次，由于AI技术往往不透明，医生可能不理解AI系统如何将数据转换为决策。

最后，使用AI技术，或者因为医院系统或其他外部决策者的偏好，而非临床医生的选择。

世界卫生组织发布的《医疗卫生中AI使用的伦理和管治》指南指出，AI技术的某些特征影响了责任和问责概念，可能会造成"责任缺口"的问题：因为AI会进行自我发展，并非每一步都是人为设定的，开发人员和设计师会宣称自己不对其负责任，这样就把伤害患者的风险全都加在离AI更近的医护工作者身上，而这是不合理的。

"可追溯性"也长期困扰着医疗决策系统。由于AI的发展涉及许多部门的贡献，从法律和道德上都很难分配责任。伦理指南常常由技术公司发布，缺乏权威或具有法律约束力的国际标准。监督企业是否遵守自己的指导方针往往是在内部进行的，几乎没有透明度，也没有第三方执行，不具有法律效力。

针对这样的问题，世界卫生组织发布的《医疗卫生中AI使用的伦理和管治》指南给出了应对措施。如果临床医生在使用AI技术时犯了错误，那么应该检视他们的医疗培训中是否有人需要承担责任。如果有一个错误的算法或数据用于训练AI技术，那么责任可能落到开发或测试AI技术的人身上。但是临床医生不应该完全免除责任，他们不能简单地在机器建议下盖章，而忽视自己的专业知识和判断。

当AI技术的医疗决定伤害个人时，问责程序应明确制造商和临床医生的相对作用。将责任分配给开发

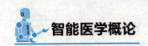

人员,可以鼓励他们尽量减少对患者的伤害。包括药品和疫苗生产商、医疗器械公司和医疗设备制造商在内的其他生产商也需要明确自己的责任。

当决定在整个医疗系统中使用 AI 技术时,开发人员、机构和医生在医疗伤害中可能都有作用,但没有一个人是"全责"。在这种情况下,责任可能不是由技术的提供者或开发人员承担,而是由选择、验证和部署该技术的政府机构承担。

三、人工智能医疗中的隐私保护

在智能医疗使用过程中,怎样才能具有安全性、可靠性,以及涉及个人隐私和医疗数据安全等方面的问题,应该引起相关部门的重视。

数据清洗技术在智能医学领域中的应用与其他环境中有所不同,主要是医学图像不同于其他信息,其中涉及患者隐私等诸多伦理问题。因此,开展基于医学图像的数据研究和分析必须关注数据是否脱敏,即对涉及隐私等方面的数据进行处理,以保护患者隐私,并满足相关法律和条例规定与尊重患者隐私权的要求。

在数据隐私保护方面,美国曾经颁布了《健康保险流通与责任法案》,规定建立国家电子医疗交易保障监督制度,创建医疗信息安全和隐私。该法案通过让医疗服务商和医疗保险行业接触健康信息,控制、监督医疗健康信息的正当使用,以最大限度地保护患者的隐私。随后,美国颁布《安全和创新法案》《个人可识别健康信息的隐私标准》《移动医疗应用程序指南》等互联网时代下电子医疗信息更全面的规定。

除了涉及医学数据的电子化、标准化、共享机制和隐私保护的问题,就是医学本身的问题。临床上很多疾病会呈现相同的症状,同一症状会对应不同的疾病,临床诊断的复杂性加大了医疗人工智能诊断的难度。同时,现代医学还有很多未突破的医学难题,而医学人工智能主要基于全人类现有的知识,对于人类当前未知的问题不能提供相关的建议。

四、人工智能医疗的立法、监督与审查

智能医学应用于医疗领域的伦理挑战包括公平受益、失业、患者隐私、医疗安全、责任划分和监管等问题。其原因可能有未遵守基本伦理原则、技术缺陷、立法和监管缺失、隐含算法偏见、数据质量欠佳等。

人工智能、大数据、3D 打印等技术应用于医疗领域需要有效的监管机制,包括政府、组织及公众的监管。这不仅需要相关组织如中国医学伦理学杂志、国际医学科学组织委员会等树立行业道德规范,同时还需要国家出台更多的相关法律法规,从法律层面处理科学技术带来的伦理难题。

加强人工智能相关法律、伦理和社会问题的研究,建立保障人工智能健康发展的法律法规和伦理道德框架。开展与人工智能应用相关的民事与刑事责任确认、隐私和产权保护、信息安全利用等法律问题研究,建立追溯和问责制度,明确人工智能法律主体及相关权利、义务和责任等。重点围绕自动驾驶、服务机器人等应用基础较好的细分领域,加快研究制定相关安全管理法规,为新技术的快速应用奠定法律基础。

开展人工智能行为科学和伦理等问题研究,建立伦理道德多层次判断结构及人机协作的伦理框架。制定人工智能产品研发设计人员的道德规范和行为守则,加强对人工智能潜在危害与收益的评估,构建人工智能复杂场景下突发事件的解决方案。积极参与人工智能全球治理,加强机器人异化和安全监管等人工智能重大国际共性问题研究,深化在人工智能法律法规、国际规则等方面的国际合作,共同应对全球性挑战。

2017 年 1 月,来自全球的人工智能领域专家在 Beneficial 人工智能会议上联合签署了"阿西洛马人工智能原则",明确了安全性、利益共享等 23 条原则,并呼吁人工智能领域的工作者遵守这些原则,共同保障人

类未来的利益和安全。

2017年7月,国务院印发的《新一代人工智能发展规划》明确提出了有关人工智能的保障措施,制定了促进人工智能发展的法律法规和伦理规范。该规划围绕推动我国人工智能健康快速发展的现实要求,妥善应对人工智能可能带来的挑战,形成适应人工智能发展的制度安排,构建开放包容的国际化环境,夯实人工智能发展的社会基础。

2021年6月,世界卫生组织发布了《医疗卫生中AI使用的伦理和管治》指南,阐述了人工智能发展在医疗领域中的应用、适用的法律和政策、关键的伦理原则和相应的伦理挑战、责任机制和治理框架等。世界卫生组织表示,这是医疗人工智能领域首份根据道德规范和人权标准制定的综合国际指南。

安全保障、隐私保护、明晰权属是医疗人工智能发展的基础,否则医疗人工智能必将成为脱缰的野马。当下,亟待完善医疗人工智能产品应用的准入标准和监管法规。例如,对医疗数据的权属问题、医疗互联网执业主体的认证、医疗隐私权的保护、知情同意权的实现,以及远程医疗、移动医疗、基因歧视等问题,都需要重新制定相关的法律规范。同时,对医疗人工智能带来的伦理问题,如算法在分析数据过程中会获得类似于人类偏见的思想,导致出现算法歧视等,必须加以规避和矫正,不可回避。

法律规制层面需要逐步发展数字人权、明晰责任分配、建立监管体系、实现法治与技术治理有机结合。在当前阶段,应积极推动《中华人民共和国个人信息保护法》《中华人民共和国数据安全法》的有效实施,对重点领域的算法监管制度加强研究,区分不同的场景,探讨人工智能伦理风险评估、算法审计、数据集缺陷检测、算法认证等措施适用的必要性和前提条件,为下一步的立法做好理论和制度的建议准备。

第四节 VR技术对社会伦理的挑战

随着虚拟现实(VR)技术的产业化特别是商业化应用的发展,虚拟环境的逼真性、现场感和可操纵感将给使用者带来全新的体验,虚拟现实会对人们产生极大的吸引力,基于虚拟现实的虚拟生活将成为一种日益重要的社会生活方式。不难想象,以虚拟现实场景、虚拟现实游戏、虚拟现实影视等为切入点,在虚拟现实基础上将出现比基于互联网和移动互联网的游戏或社交媒介更具有沉浸性的虚拟生活形态。

一、VR技术带来的社会伦理问题与安全防范

值得指出的是,现实与虚拟现实的不可分离性和等同替代性是由人特定的感知觉所决定的。尽管虚拟现实技术本质上属于建立在对人的感知觉及感知觉对象与环境的技术仿真之上的虚拟错觉,但这种虚拟错觉本身表明,人对自身的物理感觉、生理感知和心理感受实际上是模糊不清和边界含混的,这使得人在物理、生理和心理的感知觉层面难于区分现实和虚拟现实。同时,我们也要看到,人的这种虚实不分的感知觉特征可能使人容易沉浸于虚拟现实,在虚拟现实中获得等同于现实的感受,但也难免导致虚实莫辨、沉溺于虚拟现实等问题。

作为新兴科技的虚拟现实技术方兴未艾,将与之相关的社会生活和日常生活卷入一系列新的社会伦理试验之中,出现了很多值得关注的伦理问题,主要包括以下6个方面。

(1)虚拟生活对真实生活的过度替代,即特定群体沉溺于虚拟的社会生活而逃避真实世界的社会生活。由此可能出现"宅"现象更加严重的情况。

(2)对个人数据隐私的侵犯,即虚拟现实系统对人的知情同意过程的数据采集使人的行为成为数据分析的对象,如果不对相关数据进行分析加以适当的规制,则将使个人的隐私和意志受到不应有的披露和

干预。

(3) 虚拟沉迷和成瘾,即尤为强烈的现场感和逼真的角色体验可能使虚拟现实比网络和电子游戏更容易让人上瘾,特别是青少年对虚拟影视、虚拟游戏的成瘾问题应该优先展开对策和研究,虚拟赌博的沉迷和成瘾也应及早防范。

(4) 虚拟现实的色情传播问题。虚拟色情内容更具诱惑力和吸引力,特别是虚拟现实技术所营造的沉浸感。利用虚拟现实技术制作的色情内容在视觉冲击力上比普通视频更强,对未成年人的影响不容忽视,而且这种新型色情传播方式往往呈现去中心化的特征,监管难度极大。

(5) 虚拟现实在感官控制和意识控制上的滥用。虚拟现实技术比文字、影视等更易于影响和塑造人的主观意识和对事物的认知,具有较强的洗脑效果,以传销、虚假宣传为不良目的的"虚拟现实洗脑"技术具有更大的危害性。

(6) 基于虚拟现实技术的虚拟生活所带来的新的伦理冲突,其中涉及借助虚拟现实伤害他人身心、虚拟生活与现实生活的冲突与协调等。

由于虚拟现实技术能够对现实世界进行仿真,在社会安全乃至国家安全具有潜在的风险,因此,值得预先考量以下问题。

一是具有国家安全意义的数据安全问题。鉴于"虚拟现实技术的实质是世界和人的感知与行为的数据化模拟和仿真",从国家安全的角度来看,对我国具有国家安全意义的重要数据的采集、存储和使用必须建立其相应的数据安全制度。这些数据包括重要的国土地理信息、军事、政治敏感区域的物理空间数据等。

二是人的深层次心理、生理及行为精确数据的安全问题。虚拟现实技术可以采集个人的心理、生理和行为反应数据,其中一些深层次的数据可能涉及对个人行为和意识的调控,有些数据的不良使用可能对社会和国家安全造成潜在威胁。因此,应将其中涉及个人自主行为能力控制的深层次精确数据纳入国家安全管理的范围,制定相应的数据安全法规,引入数据安全管控机制。

三是对虚拟现实的军事和其他超强体能和脑力训练的安全管控。虚拟现实技术使得武器、航空器等军事训练更加简单易行,也使得一些特殊超强体能和脑力训练的效率大为提升,由于这些能力的掌握可能对社会和国家安全造成潜在威胁,因此应对相关应用加以必要的安全规制,引入相应的安全准入和规范管理机制。

二、VR技术对人的心智和行为的深层效应

面对虚拟现实在社会伦理和安全层面可能带来的复杂影响,为尽可能克服其对个人和社会的负面效应,应该构建相应的规制体系。一般而言,针对科技应用和研究的完整规制体系主要包括技术标准、伦理规范和法律规定3个层面。虚拟现实属于新兴科技,客观上具有技术超前和法律滞后的特征,这使得伦理规范成为规制体系的关键环节:一方面,追赶技术发展,使伦理规范嵌入技术标准并与之相互整合,以实现负责任的研究与创新;另一方面,为后续法律规定划定价值底线与权益边界。

虚拟现实技术既是科技领域的研究实践,也是社会伦理层面的探索性实验。因此,虚拟现实技术伦理规范的确立,不应该简单地套用一般的道德理论和伦理规范,而应该像科学实验那样,从把握相关事实出发。鉴于虚拟现实的研究与应用可能影响相关主体的价值、利益与权利,对其展开伦理考量的前提是廓清虚拟现实技术对相关主体的权益影响及可能给个人和社会带来的风险等事实。

第十三章 智能医学伦理

📋 本章小结

智能医疗的快速发展引发了公平受益、失业、患者隐私、医疗安全、责任划分和监管等伦理问题,但对于这项正在快速发展中的新技术所带来的伦理问题不必过度担心或恐慌。

本章主要从智能医学伦理现状进行讲述,让学生了解医学伦理原则、人工智能伦理及智能医学应用中的伦理风险;阐述了智能医学伦理中的主要问题,如隐私数据泄露问题、医疗安全性问题、责任划分问题、公平性问题、医患关系问题等;接着介绍了人工智能医疗伦理存在的风险所应采取应对策略;最后阐述了虚拟现实技术的产业化特别是商业化应用带来的社会伦理问题和虚拟现实技术对人的心智和行为的深层效应分析。

练一练

1. 医学伦理学概念、研究对象及目的是什么?
2. 医学伦理学基本原则主要有哪几个方面?
3. 人工智能伦理应当遵循的理念和原则有哪些方面?
4. 智能医学伦理主要有哪些方面的问题?
5. 虚拟现实技术带来的社会伦理问题有哪些?

第十四章 智能医学发展

思维导图

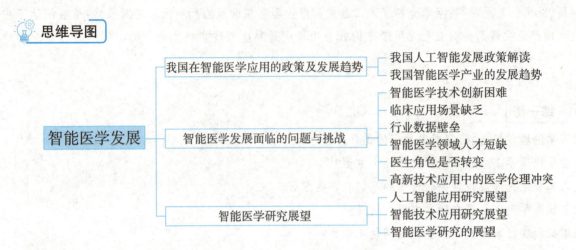

学思小课堂

党的二十大报告指出,"必须坚持问题导向。问题是时代的声音,回答并指导解决问题是理论的根本任务"。作为新时代青年,在新医科和新工科培养体系的学习中,应当奋发向上,努力研习新兴技术,踊跃提出创新观点,积极完成现有挑战,为智能医学的发展添砖加瓦,为全面建设社会主义现代化国家、全面推进中华民族伟大复兴而努力奋斗。

第一节 我国在智能医学应用的政策及发展趋势

一、我国人工智能发展政策解读

2015年以来,人工智能在国内获得快速发展,国家相继出台一系列政策支持人工智能的发展,推动了中国人工智能步入新阶段。

2015年7月,国务院发布《关于积极推进"互联网+"行动的指导意见》,将"互联网+人工智能"列为其中11项重点行动之一。

2016年3月,"人工智能"一词写入国家"十三五"规划纲要;同年5月,《"互联网+"人工智能三年行动实施方案》发布,提出到2018年的发展目标。

2017年3月,"人工智能"首次写入政府工作报告。同年7月,国务院正式印发《新一代人工智能发展规划》,确立了新一代人工智能发展三步走战略目标,人工智能的发展至此上升到国家战略层面。同年10月,人工智能写入党的十九大报告。同年12月,《促进新一代人工智能产业发展三年行动计划(2018—2020年)》发布,作为对《新一代人工智能发展规划》的补充,从各个方面详细规划了人工智能在未来三年的重点发展方向和目标,每个方向到2020年的目标都做了非常细致的量化,足以看出国家对人工智能产业化的重视。该计划提出重点扶持神经网络芯片,实现人工智能芯片在国内实现规模化应用。

2018年11月,工信部发布《新一代人工智能产业创新重点任务揭榜工作方案》,遴选掌握核心技术、创新能力较强的企业,重点突破人工智能标志性产品、服务、平台。

2019年3月,科技部网信办发布《关于促进人工智能和实体经济深度融合的指导意见》,探索人工智能创新成果应用转化路径和方法,构建智能经济。同年8月,科技部发布《国家新一代人工智能开放创新平台建设工作指引》,鼓励人工智能细分领域领军企业搭建开源、开放平台,推动行业应用。

2020年7月,中央网信办等五部门发布《国家新一代人工智能标准体系建设指南》并指出,到2021年,明确人工智能标准化顶层设计,研究标准体系建设和标准研制的总体规则,明确标准之间的关系,指导人工智能标准化工作的有序开展,完成关键通用技术、关键领域技术、伦理等20项以上重点标准的预研工作;到2023年,初步建立人工智能标准体系,重点研制数据、算法、系统、服务等重点急需标准,并率先在制造、交通、金融、安防、家居、养老、环保、教育、医疗健康、司法等重点行业和领域进行推进。建设人工智能标准试验验证平台,提供公共服务能力。

2021年7月,工业和信息化部发布《新型数据中心发展三年行动计划(2021—2023年)》,推动新型数据中心与人工智能等技术协同发展,构建完善新型智能算力生态体系。同年9月,国家新一代人工智能治理专业委员会发布《新一代人工智能伦理规范》,旨在将伦理道德融入人工智能全生命周期,为从事人工智能相关活动的自然人、法人和其他相关机构等提供伦理指引。

2022年7月,科技部、教育部和工信部印发了《关于加快场景创新以人工智能高水平应用促进经济高质量发展的指导意见》的通知,指出场景创新成为人工智能技术升级、产业增长的新路径,场景创新成果持续涌现,推动新一代人工智能的发展。同时鼓励在制造、农业、物流、金融、商务、家居等重点行业深入挖掘人工智能技术应用场景,促进智能经济高端高效发展。

国务院发布的《新一代人工智能发展规划》是中国在人工智能领域进行的第一个部署文件,确定了人工智能产业发展的总体思路、战略目标和任务,规划确定了人工智能产业在2020年、2025年及2030年的"三步走"发展目标。我国人工智能产业的"三步走"战略如图14-1所示。

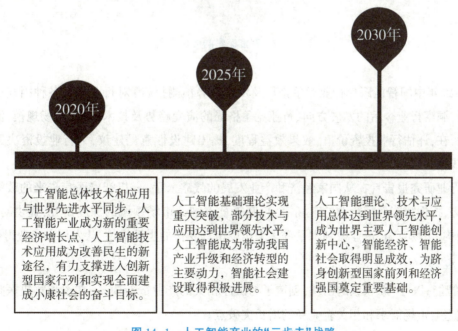

图14-1 人工智能产业的"三步走"战略

二、我国智能医学产业的发展趋势

我国许多企业机构受到了国家政策鼓励和科技发展趋势的影响,不断致力于人工智能的开发研究。2017年11月,我国确定了首批4家国家创新平台,分别依托百度、阿里云、腾讯和科大讯飞4家企业开发自动驾驶、城市大脑、医疗影像、智能语音等技术。

医学人工智能对整个医疗产业领域的影响无疑是革命性的。医疗人工智能公司在各种应用场景下开发的产品和服务,不但降低了传统医疗生产活动的成本,增强了效果,而且给医疗相关产业链带来了新的变化,甚至革命性的变化。医疗人工智能产业的整体发展趋势向前迈出了一大步,算法模式将继续成熟,应用场景将继续完善和丰富,应用产品的迭代速度将继续加快,产业投融资将进一步聚集,创新创业将进一步活跃。

1.应用场景发展趋势

尽管智能医学的应用场景已较为丰富,但是我国的智能医疗依旧处于起步阶段,或者是上升阶段,依旧有巨大的产值潜力可以挖掘。智能医学的应用场景如图14-2所示。

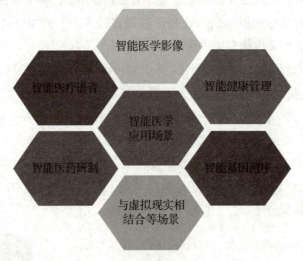

图14-2 智能医学的应用场景

《2022—2026年中国智能医疗行业竞争格局及发展趋势预测报告》对行业相关各种因素进行了具体调查、研究和分析,洞察行业今后的发展方向、行业竞争格局的演变趋势及技术标准、市场规模、潜在问题与行业发展的症结所在,评估行业投资价值、效果效益程度,提出建设性意见建议,为行业投资决策者和企业经营者提供参考依据。

智能医疗行业研究报告旨在从国家经济和产业发展的战略入手,分析智能医疗未来的政策走向和监管体制的发展趋势,挖掘智能医疗行业的市场潜力,基于重点细分市场领域的深度研究,提供对产业规模、产业结构、区域结构、市场竞争、产业盈利水平等多个角度市场变化的生动描绘,让发展方向变得更清晰。

2.市场发展趋势

(1)"人工智能+医疗"新领域的出现,创造了与医疗相关的产业链新模式,在逐步解决医疗产业各大痛点的同时,也创造着市场需求和相关企业新的增长突破点。

(2)医疗人工智能企业目前主要以B端业务为主,极少健康类产品面向C端市场。医疗人工智能公司因其刚性技术与服务需求,也为解决方案提供商带来了新的服务方案和商业机会。

以 3D 打印市场为例，中国在 3D 打印技术方面的研究起步早，发展迅速。截至 2017 年，全球 3D 打印发明专利申请数量前三名的国家是中国、美国和日本。我国 3D 打印技术在医疗领域的应用占所有领域的 13.1%，具有广阔的研究前景和市场潜力。此外，3D 打印技术作为一项潜力巨大的新兴技术，得到了国家的大力支持。在国务院发布的《中国制造 2025》中，3D 打印、移动互联网、大数据等新兴技术的发展已被纳入国家战略层面，更提出了要实现生物 3D 打印技术的突破。

综合来看，医疗人工智能拥有广阔市场需求、多元业务方向和更多发展机会。

3. 技术发展趋势

在算法模型方面，国外具有较多的成熟算法模型，其产品化和产品落地速度普遍趋于领先。今后国内人工智能公司将进一步拓宽与海外公司的战略合作，携手进行基于中国市场环境的模型训练和产品研发。另外，资金雄厚的行业巨头也可以通过战略投资、资产并购等方式，直接获得整个技术与产品研发部门。

4. 投融资趋势

目前，国内投资界对医疗人工智能的未来发展前景和市场表现仍然非常乐观。"人工智能+医疗"领域的投融资在未来几年仍将保持一定增长。应该说，只有尽快将研究成果投入临床实践，进行大规模应用，切实改善医疗，才能实现该领域企业的估值。

5. 创业发展趋势

一些高校大学生正在人工智能相关专业进行深造，这些人才将有较大可能进入人工智能创业浪潮，未来几年，"人工智能+医疗"创业公司的数量将会不断增长。同时，可以预见 Google、腾讯等企业巨头对初创企业甚至中型企业形成的压制会越来越明显，在今后，竞争会非常激烈。

第二节　智能医学发展面临的问题与挑战

医疗是人工智能较好的落地场景之一。近几年，随着人工智能政策的出台，资本的接连涌入，医疗人工智能公司如雨后春笋般出现。目前，人工智能已在医学影像、医院管理、健康管理、药物挖掘等全医疗产业链均有应用。同时，智能医学发展在现阶段面临着部分问题与挑战。

一、智能医学技术创新困难

在一些政策的推动下，人工智能与医学领域的结合成为医疗领域发展热点，一批医疗人工智能企业应运而生。同时，影响智能医学技术创新存在着医疗数据获取、数据标注、"人工智能+医疗"跨学科人才积累等方面的问题。

1. 数据获取来源不统一

数据是深度学习算法所需的核心资源，仅掌握算法而缺乏数据是无法获得较好的训练效果的。现阶段，我国的医疗影像仍处于从传统胶片向电子数据过渡的阶段，大量影像资料尚未数字化，且医院之间的数据共享和互通程度较低，获取大规模的数据对业内公司是一个考验。

目前，"人工智能+医疗"最大的问题在于数据的来源和质量，因为中国的医疗数据在医院和医院之间，医院和家庭之间往往存在信息孤岛，即使在同一个医院内部，要提取和利用数据仍涉及很多手工操作。

除了来源、获取和利用方式，医疗数据的监管也是未来"人工智能+医疗"发展中的一大隐忧。我国对医疗卫生数据的采集、利用尚未形成系统化法规要求,而此类数据往往又含有许多个人隐私,种种原因导致目前获取医疗数据困难,技术无法推展。

近几年,大量家用血糖仪、血压计、手环等设备已经进入普通人的生活,收集了大量数据。而医院也意识到医疗数据的价值,纷纷开始把医疗数据"上云"(存入云存储器中),云计算能力的升级也让以前耗时费力的数据处理变得更容易。而以深度学习为代表的新一代人工智能技术对医疗影像、医疗数据的处理能力也有了很大变化。

2. 数据标注训练难

在获取数据的基础上,深度学习结合先验知识对模型进行训练,训练集需要事先标注。由于大多数标注依赖人工识别,因此数据标注将耗费大量人力和时间,在医疗影像领域获取具有高可靠性的标注数据也成为一大挑战。

3. "人工智能+医疗"跨学科人才积累

在较为专业的诊疗领域,应用及平台开发者不仅要研究人工智能算法,还要对医疗影像识别建立深入了解,"人工智能+医疗"的复合背景人才构成核心竞争力之一。

另外,医疗人工智能的核心技术发展仍存在瓶颈,例如,基础算法有明显的局限,算法的透明度较低,无法在行业内取得广泛共识和认可,缺乏对算法安全性、有效性的权威评估标准,因此使其在医疗领域很难取得充分的信任。在考虑大数据、大样本的发展过程中,没有考虑小数据、小样本的个性算法。医疗人工智能产品应用落地存在障碍,其原因在于主导应用建模及产品研发的技术专家是以人工智能方面的专家为主,缺乏医疗专家的广泛参与,设计的产品往往存在较大的偏差。很多医疗人工智能产品并不能融入现有工作流程,对解决临床实际问题帮助也不大。

二、临床应用场景缺乏

从当前来看,智能医疗行业针对肺结节、糖网病检查等场景的医疗人工智能产品诊断准确率普遍很高,但真实情况并不乐观。企业在训练自己模型时通常都有自己的数据库,各自的算法都是按照自己的数据进行训练,然后以自己的数据来验证准确性。在没有得到临床验证前,基于标准或特定数据集的实验室测试结果并不具备较大的意义,因为实际临床应用的场景是非常复杂的。临床应用场景的缺乏具体有以下 3 个方面。

(1)数据采样。

以糖网病筛查为例,瞳孔较小、晶状体浑浊等人群的免散瞳眼底彩照,图像质量往往达不到筛查的要求。此外,受限于成本因素,很多基层医疗机构使用的是手持眼底照相机,成像质量堪忧。

(2)数据格式。

在病理方面,数据缺少通用的国际标准,各医院使用的病理切片扫描仪厂家也不一致,各扫描仪厂商的扫描文件数据格式多数为私有格式,数据的标准化需要各厂家与医院积极配合,开放自己的数据存储格式。

(3)诊断标准。

目前,图像识别技术在医疗影像辅助诊断上已经取得了比较好的应用,技术上也取得了较大的突破,但是医疗影像辅助诊断产品应当完善自己的算法,避免"就图论图"。以甲状腺结节诊断为例,医生诊断的依据不仅是彩超的拍片结果,还要结合甲状腺功能化验,查看抗体的相关表现。因此,将临床表征信息、患者基本信息、LIS 指标、随访记录等都作为预测模型的因子,实现多模态的诊断体系将是医疗影像辅助诊断产品重点突破的方向。

没有应用场景的滋养，技术就如同无根的浮萍。如果医疗人工智能产品缺少临床应用场景的支撑，那么也是走不远的，这需要实现从试验向临床应用的突破。

三、行业数据壁垒

1.行业数据现状

在当前大数据技术时代，医疗机构之间、政府部门之间、医疗机构和服务企业之间仍然存在不同程度的数据壁垒，以致患者在就医时，难以充分实现数字化治疗，医疗数据的价值不能有效挖掘。实现精准医疗、个性化医疗、全方位全周期健康服务的数字化基础依然薄弱。

我国目前的大数据发展仍处于初级阶段，存在数据大量匮乏、质量不高、数据共享开放不畅、应用水平低下等问题。特别是医疗数据因产业链较长，涉及医、患、药等多个方面，大量数据散落于各个环节。另外，医疗数据涉及结构化、非结构化、半结构化等各种类型，亟需有效治理和统一标准。

例如，目前"人工智能+医学影像"公司主要以科研合作的方式从医院获取影像数据，而众多医院并不愿意进行数据共享，这造成了影像数据的短缺和科学研究成本的升高。

2.打破行业壁垒

从医疗行业数据现状可知，"人工智能+医疗"产业需要构建开放共享的医疗大数据，打破医疗机构间数据壁垒。这需要建立一个跨部门、跨领域健康医疗机构间的数据共享机制，搭建健康医疗大数据的规范采集、集成共享和合规应用平台。充分发挥相关管理部门的职能，不断完善线上病历、电子诊疗记录等数据的共建共享，使各级、各类医疗机构的数据整合不断加强、联系更加密切，从而实现传统的医疗卫生机构体系网向新型的医疗信息数据网升级转化，更好为人工智能辅助医疗提供数据基础。

将智能医疗设备的数据纳入医疗数据库。通过这种便携性、简易性的数据采集与记录，实现对个人健康数据的长期有效管理，不仅能够丰富人工智能医生的个体、群体双重数据库，还能根据个人实时健康信息做到疾病早期诊疗与预防，使数据更具针对性，推动智能医疗向因人制宜的个体化方向发展。

另外，也可成立国家层面平台，使用市场化手段协调和整合人工智能产业资源，打破产业发展政策、标准、法规和技术壁垒，建立政府、学术科研机构和企业之间的协同机制。

四、智能医学领域人才短缺

人才在"人工智能+医疗"的快速发展中，具有极其重要的位置。目前，人工智能技术人才极其短缺，产业人才培养将着眼于产业公司，以及与人工智能研究相关的国内外高等院校进行科研合作共同培养。通过在产品技术应用方面研发算法模型，在公司产品化过程中培养未来的算法人才。

人工智能在医学领域的应用需要生物医学、生物信息与临床医学、数据统计分析、医学管理等学科背景的跨界人才。现阶段，我国在国家层面尚未形成对该类人才的培养战略，主要依赖部分高校自主的探索实践，没有建立与产业、行业需求相适应的跨学科复合型人才培养体系，对现有人才的职业发展路径不够明确，没有形成稳定的人才队伍。人才流动频繁，人才供给和存量严重不足，对医疗人工智能当下和未来的发展形成严重制约。

根据教育部目前本科专业目录的设置，与医疗人工智能相关的专业有生物医学工程（医学信息方向）、电子信息类（医学信息工程专业）、医学技术类（智能医学工程专业），以及生物学学科下设的生物信息学专业，分别在工科、医科、理科院校开设，并初步形成了本科—硕士—博士人才培养体系。

未来国家层面创新人工智能人才培养体制机制建设迫在眉睫，要编制人工智能人才培养规划，兼顾人

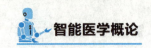

才培养的层次性和连续性,既要集中培养一大批有国际影响力,具备信息技术、生物信息、统计学、数学、自动化和管理学等知识结构和能力的人工智能行业领军人才,更要培养符合企业和医疗机构需要的应用型人才。

当务之急,要制订跨学科复合型人才培养方案,编写高质量的人工智能教材,建立高水平的实践基地;同时,秉持多元化、开放性的原则,吸收医学等不同专业背景的本科生,通过研究生教育、企业实践等方式,培养其成为跨学科复合型人才。在条件成熟时,可以开设国家层面的医疗人工智能专业人员执业资格考试,推动医疗人工智能的职业化、专业化发展。

可以预见,"人工智能+医疗"产业人才数量将在未来几年内呈现爆发式增长。将会有一大批"人工智能+医疗"产业人才走向"成才之路",这些人才包括正在高等院校进行深造的青年学生,还包括已经具备一定算法开发工作经验的或正在接受人工智能相关培训与学习的算法工程师。

五、医生角色是否转变

尽管人工智能在医学领域的应用越来越广泛,但人工智能毕竟不能取代医生。人工智能技术最大的功能是整合海量信息,筛选出有价值的数据,作为医生诊断的辅助手段。在真正的治疗阶段,医生需要与患者进行面对面的沟通、交流,以及确定合适的治疗方案。患者也需要医生的悉心照料,这是一种有血有肉的交流方式,而不是机器冰冷的问答。

人工智能在医学领域的作用还取决于当前的医学研究水平,即人类医学水平有多高及人工智能的有效性有多高。未来,机器还将为医生的诊断提供建议,而采取哪种方式治疗还需要医生来决断。

此外,人工智能并不等同于智慧,其缺乏人类的情感。对于医学来说,临床经验、逻辑思维也是十分重要的。这样的能力不是靠储存多少海量的医疗数据、病历档案就能够提高的,而是需要直觉、情感、思考、分析等积累起来。人工智能并不具备这些,所以其很难替代医生。

就人工智能的技术而言,实现诊断,乃至治疗这一阶段,其精确性还不够。简单而言,人工智能就是一组参数不确定的函数,参数的确定需要海量的数据来完成。数据越多,参数的范围也就会越小,人工智能在医学上的精确性也就越高。但目前来说,要达到精确性极高的程度,需要的数据量将是一个难以估算的程度。

业内有不少人士对人工智能的保密性持怀疑态度。在信息化高速发展的时代,遭黑客攻击、信息泄露的现象屡见不鲜。如何保障患者的隐私,也是困扰智能医学发展的一个问题。

在医学技术不断发展的今天,我们面临的医学难题也在不断增加,滥用抗生素导致的超级细菌、基因变异导致越来越多的罕见病等现象屡见不鲜。而人工智能在医学领域的应用,能辅助医生诊断,为更多的患者制订个性化的精准治疗方案,解除患者的痛苦。

任何声称"人工智能代替医生"的言论都是不切实际的。

六、高新技术应用中的医学伦理冲突

随着现代科学技术的不断进步,一些无法解决的医学难题也逐渐得到解决或出现了可被攻克的可能。但是,在医学科学技术给我们带来福音的同时,也给我们带来了一些伦理困惑,这使得当今医学伦理学面临新的矛盾和挑战。医学伦理冲突问题主要有以下5个方面。

1.沟通障碍导致医患情感淡化

随着信息技术的广泛应用,医务人员与患者之间可以不直接接触,在计算机终端即可获得患者信息数据。在患者的检查和治疗过程中,医生习惯于面向计算机书写病历、查阅报告单等,护士也习惯于观察监测仪器的数据和运行状态。诸如此类使得医患间逐渐形成了"医生—机器—患者"的生冷关系,这妨碍了医患之间的思想交流和情感沟通,也影响了医患之间正常伦理关系的建立。

2.设备依赖导致医患关系物化

先进的检查手段和诊疗技术使得很多医生依赖利用大型设备、高端仪器进行检查与诊断,这已经成为疾病诊治过程中不可或缺的程序,进而忽视了人的社会属性,使得医生与患者之间形成了一种"修理工与机器之间的修理与被修理的关系"。

3.技术主导导致人文关怀弱化

高新技术的应用使得医务人员过于强调其作用,忽视了"生物—心理—社会"医学模式的根本要求,忽视了治疗过程中对患者本身的关心、关怀和尊重。在高新技术广泛应用的今天,医学伦理学的不伤害原则在躯体疾病的诊治中得到了充分体现,但是在诊治过程中往往忽略了给患者带来的精神上的伤害。这种忽略并非个别现象,而是具有一定的普遍性。

4.费用昂贵导致医患关系激化

高新技术在提高诊断水平、增强治疗效果的同时,也使得医疗费用上涨。由于医疗费用昂贵,因此在很多情况下,患者能否承担相应的费用决定了他们是否选择继续进行治疗,这极大影响了医疗的公平性。由于医疗的公平性遭到破坏,因此这也更容易激化医患之间的矛盾。

5. 生存状态异化

当前,辅助生殖技术、克隆技术、器官移植、生命支持技术、基因诊断治疗技术得到了迅速发展,这些改变了人类生与死的自然规律,同时也影响了人类自然的生存状态。在药物、器械的干预和维持下,患者作为自然人的独立性与完整性将影响自然界优胜劣汰的进化规律。在人类进化的过程中,高新技术是否有利于全人类,是我们不得不面对的一个问题。

第三节　智能医学研究展望

互联网、智能硬件的发展和大数据时代的到来,促进了智能医学的快速发展。医学与诸多科学前沿技术的融合,被认为是最有发展前景的领域之一,未来全球将进入智能医学时代。随着智能医学研究的快速发展,人类智能和人工智能在医学上将面临重要的机遇和挑战。

一、人工智能应用研究展望

人工智能是智能医学研究的主要热点方向之一。大数据、物联网、云计算、芯片等核心技术快速发展,传感、认知、识别、精度控制、智能制造等前沿技术逐步突破,图像识别、语音识别、视频识别、智能导航等人工智能技术的广泛使用,为智能医学发展奠定了基础,人工智能的研究已渗透到医学的各个领域。

1.医疗行业人工智能技术

在医疗行业中,应用比较广泛的人工智能技术包括计算机视觉、自然语言处理、数据挖掘和机器人等技术,人工智能技术在多个医疗细分场景中均有应用,涉及医药物流、慢病管理、院内诊疗、医疗保险等诸多场景。其中,计算机视觉、深度学习、数据挖掘、自然语言处理、机器人等技术在医疗行业中是最广泛、最成熟的应用技术。

(1) 计算机视觉。

医疗过程离不开图像处理,医学影像图像处理、手术机器人视觉系统、药店及医院面部识别、单据识别等,都能够应用到计算机视觉。

(2) 深度学习。

由于医学影像具备数据标准化、特征高维度等特性,深度学习在医学影像智能诊断产品中的应用尤为广泛。

(3) 数据挖掘。

医疗诊疗过程会产生大量的数据,如化验数据、支付数据等,数据挖掘在医院管理、医保支付等过程中有较多应用。

(4) 自然语言处理。

在医疗场景中,电子病历所包含的文本信息最为丰富,自然语言处理技术在这方面便具备较大的应用价值。

(5) 机器人。

机器人可以显著提升医疗环节的自动化程度,药店客户服务、医院导诊、药房自动化、医疗手术等都存在医疗机器人的应用。

2.医疗行业人工智能应用场景

在医疗行业中,人工智能应用场景主要有药物供应链、院内诊疗、院外场景等。

(1) 药物供应链。

药物的研制与销售是人工智能应用的重要环节。在药物研制中,海量化合物及研发数据通过人工智能技术,能够实现化合物的高效筛选。在药品流通中,机器学习等技术能够实现药物物流过程精准预测,提高药物流通效率。

(2) 院内诊疗。

院内诊疗主要包括与患者密切相关的疾病诊断与治疗场景。随着机器学习、人工智能、机器人等技术在院内场景中的应用,医疗过程中产生的海量数据价值被挖掘出来,使得诊疗过程变得更加高效。

(3) 院外场景。

除了院内场景,人工智能相关技术在院外也有广泛应用。慢性病及亚健康人群通过佩戴可穿戴设备,对生理指标能够实现实时监测并上传到云端进行数据分析,医护人员也能及时发现异常情况并加以干预。医疗保险中的智能核保也是人工智能的重要应用场景。

3.人工智能对智能医学的推动

现阶段,人工智能在医学影像、辅助诊断、手术操作、医院管理、药物研发、健康管理等全医疗产业链均有探索性应用。以图像识别为例,人工智能技术的进步从多个方面推动了智能医学的发展。

(1) 可做多模态影像识别。通过将 CT、MRI、超声等影像学数据,与病理学、细胞分子检测等多模态医学数据进行融合分析,提取更多的疾病信息,从而能大幅度提高诊断准确率。目前多种癌症的影像诊断准确率就已经超过了 90%。

(2) 可进行三维重建、形成数字 X 线摄影模拟实景,使医生更加直观地分析医疗数据。

(3) 不同病种间的迁移学习,能使智能诊断模型更加优化。

(4) 推动医学影像学、病理学、分子医学和临床医学的共同发展。

未来人工智能在医学领域的研究与应用涉及面广,远不限于医学影像、辅助诊断、手术操作等方面。科学技术的不断发展带来的是赋能医学行业进行智能迭代。计算机辅助诊断与医院管理等逐步走上高速发展之路,人工智能系统与设备的不断推陈出新,为其发展创造了更广阔的空间,人工智能将在医学领域发挥重要作用。深度学习技术也越来越多地应用于医学图像分析和计算机辅助诊断,特别是在解决医学图像分割和分类问题方面的应用。

二、智能技术应用研究展望

以传感器技术、物联网技术、5G移动通信技术、人工智能技术、虚拟现实和增强现实技术、计算机辅助导航技术为代表的智能技术在不断发展,不断地应用于工业制造、金融保险、无人驾驶、房地产、交通运输、计算机等领域中,尤其在医疗领域的应用,更能惠济于民生,为民众带来福利,为人民的健康带来保障。

未来,人工智能将在医疗领域发挥重要作用,物联网技术将被广泛用于外科手术设备、加护病房、医院疗养和家庭护理中。智能医疗与无线网技术、条码射频识别技术、物联网技术、移动计算技术、数据融合技术等相结合,将进一步提升医疗诊疗流程的服务效率和服务质量,提升医院综合管理水平,实现监护工作无线化,全面改变和解决现代化数字医疗模式、智能医疗及健康管理、医院信息系统的问题和困难,并大幅度提升医疗资源高度共享及降低公众医疗成本。

电子医疗和物联网技术能够使大量的医疗监护工作实施无线化,而远程医疗和自助医疗、信息及时采集和高度共享可缓解资源短缺、资源分配不均的困境,降低公众的医疗成本。依靠物联网技术,能够实现对医院资产、血液、医疗废弃物、医院消毒物品的管理;在药品生产上,通过物联网技术实施对生产流程、市场的流动及患者用药的全方位检测。依靠物联网技术通信和应用平台,能够进行网上诊断,网上病理切片分析,设备的互通等;实行家庭安全监护,实时得到患者的各种信息。

基于物联网技术的智能医疗使看病变得简单。例如,患者到医院,只需在自助机上刷一下身份证,就能完成挂号;到任何一家医院看病,医生输入患者身份证号码,能看到之前所有的健康信息、检查数据;将传感器置于患者身上,医生就能随时掌握患者的心跳、脉搏、体温等生命体征,一旦出现异常,与之相连的智能医疗系统就会预警,提醒患者及时就医。

医疗物联网是由医疗设备、医学软件应用程序、医疗卫生系统和服务组成的连接基础设施。医疗技术公司每年生产许多不同类型的医疗设备,包括可穿戴式外部医疗设备、植入式医疗设备及固定式医疗设备。大多数患者与医疗保健系统的互动涉及使用医疗设备。

其他智能技术与物联网技术一样为医疗领域发挥着重要作用。例如,传感器技术为可穿戴设备长期平稳发展的提供了必要条件,5G移动通信技术在医疗领域为远程会诊、远程超声、远程手术、应急救援急救、远程监护提供了通信保障。智能技术在医疗领域的应用有着广阔的前景。

三、智能医学研究的展望

近年来,在数字经济不断推进的背景下,人工智能得到了快速发展,并与各种应用场景进行了深度融合,已成为推动经济创新发展的重要技术。作为社会经济与人们生活最密切相关的场景之一,人工智能与医学应用场景之间的关系越来越密切,人工智能医疗越来越受到人们的关注。

医疗发展一方面面临专家资源的局限性;另一方面,病历记录、病症筛查、人员培训等都消耗着医护人员的时间与精力,超负荷工作的情况时有发生。显然,医疗行业发展的背后存在着对数字化、智能化的需求。

人工智能技术及相关设备的出现缓解了类似的问题,通过使用标准统一、技术统一的产品参与医院工作,弥补了人员资源及素质上的不足,更提升了看病效率。一些复杂且重复的工作可通过人工智能系统完成,人工智能设备、识别系统、智能问诊及手术机器人已为医疗市场注入了新鲜血液。例如,人工智能的图像识别技术已为医学影像诊断带来了曙光。

目前,我国智能医学正处于成长期,资本热度高,投融资市场发展迅速。智能医疗机器人发展迅速,其中康复机器人占比最高。随着人口老龄化加剧,医疗机器人的应用需求逐渐增加,多种不同功能的医疗机器人均已得到应用。

人工智能在医疗细分领域逐渐明朗,在医疗健康领域已经广泛应用,医学影像、虚拟助理、制药技术、健康管理、疾病风险预测、病历和文献分析、可穿戴设备等领域都有了明显的进步,而"人工智能+医疗"的模式在智能问诊、智能分诊、医药研制、精准医疗等多方面也起到了联动作用。

可以说,人工智能技术对各类医学学科、医疗相关的各个环节都有所融入。除效率上的提升外,医疗上的准确度也在提高。例如,在疾病早期提前发现、及时治疗,能降低个人、家庭及社会医保负担。此外,利用人工智能技术还能帮助制药公司大幅度缩短制药时间、降低研发成本。人工智能医疗应用场景正不断拓宽,是未来发展的焦点。

本章小结

本章主要对当前人工智能发展政策进行了解读,讲述了智能医学产业的发展趋势;阐述了智能医学发展面临的问题与挑战,如智能医学技术创新存在的困难、临床应用场景的缺乏、医学行业数据存在的壁垒、智能医学领域人才短缺、智能医学下医生的角色是否转变等问题;又分析了智能医学研究的前景。

练一练

1. 简述我国智能医学产业的发展趋势。
2. 分析智能医学发展面临的问题。
3. 分析人工智能应用研究包括哪些方面。

参 考 文 献

[1] 杨胜利,赵杰.中国智能医学[M].郑州:河南科学技术出版社,2022.
[2] 刘荣.智能医学[M].北京:人民卫生出版社,2018.
[3] 娄岩,杨卫华.医学虚拟现实与增强现实[M].武汉:湖北科学技术出版社,2019.
[4] 叶哲伟.智能医学[M].北京:人民卫生出版社,2020.
[5] 娄岩.智能医学概论[M].北京:中国铁道出版社,2018.
[6] 唐子惠.医学人工智能导论[M].上海:上海科学技术出版社,2020.
[7] 刘东明,余泓江.智慧医疗[M].杭州:浙江大学出版社,2022.
[8] 吴玉林,吴鉴南.智慧医疗实践[M].北京:人民邮电出版社,2020.
[9] 金新政,谭警宇,舒占坤.智慧医疗[M].北京:科学出版社,2021.
[10] 丽睿客.移动互联网时代的健康医疗模式转型与创新[M].北京:人民邮电出版社,2017.
[11] 宋弢.智能药物研发:新药研发中的人工智能[M].北京:清华大学出版社,2022.
[12] 车艳秋.智能语音信号处理及应用[M].北京:清华大学出版社,2022.
[13] 雷舜东.可穿戴医疗设备:智能医疗突破口[M].北京:电子工业出版社,2018.
[14] 王骏,刘文亚,陈凝,等.医学影像后处理技术[M].南京:东南大学出版社,2018.
[15] 董育宁,刘天亮,戴修斌,等.医学图像处理理论与应用[M].南京:东南大学出版社,2020.
[16] 章毓晋.计算机视觉教程(微课版)[M].3版.北京:人民邮电出版社,2021.
[17] 陈兆学,郑建立,聂生东.PACS:医学影像存档与通讯系统[M].南京:东南大学出版社,2016.
[18] 朱燕波.健康管理学[M].北京:中国中医药出版社,2022.
[19] 曾强,唐明全.数字健康管理理论与实践[M].北京:科学技术文献出版社,2020.
[20] 王小兰.慢性病健康教育与指导[M].北京:科学出版社,2017.
[21] 武留信.健康管理蓝皮书:中国健康管理与产业发展报告[M].北京:社会科学文献出版社,2021.
[22] 王赓.VR虚拟现实[M].北京:人民邮电出版社,2016.
[23] 徐兆吉,马君,何仲,等.虚拟现实[M].北京:人民邮电出版社,2016
[24] 冯锐,赵志靖,周静.虚拟互动设计实例教程[M].南京:南京大学出版社,2020.
[25] 汤君友.虚拟现实技术与应用[M].南京:东南大学出版社,2020.
[26] 徐志平.Unity 3D可视化VR应用开发实战[M].北京:清华大学出版社,2022.
[27] 吴亚峰,索依娜,于复兴.Unity案例开发大全[M].2版.北京:人民邮电出版,2018.
[28] 程永恒.Unity应用开发与实战(微课版)[M].北京:中国水利水电出版社,2021.
[29] 吴晓军,张玉梅.VR技术及其应用[M].北京:科学出版社,2021.
[30] 王国豫.科技伦理研究(第一辑)[M].北京:科学出版社,2022.
[31] 吴素香.医学伦理学[M].5版.广州:广东高等教育出版社,2018.
[32] 袁建伟,丁志刚,庞飞,等.中国大健康产业发展模式研究[M].杭州:浙江工商大学出版社,2017.
[33] 吴凌放."互联网+医疗"服务业:发展挑战与展望[M].上海:上海交通大学出版社,2018.

[34]王曙燕.医学图像智能分类算法研究[D].西安:西北大学,2006.

[35]梁晋文.面向智慧医疗的数据安全技术研究[D].长沙:湖南大学,2021.

[36]尹慧子.智慧医疗情境下信息交互及效果评价研究[D].长春:吉林大学,2020.

[37]陈冉.市场需求驱动下的医疗供应链创新决策研究[D].青岛:山东科技大学,2020.

[38]郭锋.面向智慧医疗的信息与通信安全关键技术研究[D].上海:上海大学,2019.

[39]李端.面向智慧医疗的生物电信号分类识别算法研究[D].北京:北京邮电大学,2018.

[40]黄芳,杨红飞,朱迅.人工智能在新药发现中的应用进展[J].药学进展,2021,45(07):502-511.

[41]戴礼荣,张仕良.深度语音信号与信息处理:研究进展与展望[J].数据采集与处理,2014,29(02):171-179.

[42]常路遥.基于3Ds Max的虚拟现实场景在教育中的应用研究——以高中物理伽利略的斜面实验为例[D].开封:河南大学,2018

[43]颜青山.从虚拟现实到扩展现实:哲学基础与伦理挑战[J].学术前沿,2016(24):38-52.

[44]段伟文.虚拟现实技术的社会伦理问题与应对[J].科技中国,2018(07):98-104.

[45]陈娟,王婷婷,欧阳昭连.全球人工智能辅助药物研发基础研究态势分析[J].中国新药杂志,2022,31(13):1288-1293.

[46]茅鸯对,柳鹏程.药物研发领域人工智能应用与创新发展策略探讨[J].中国新药与临床杂志,2021,40(06):430-435.

[47]刘伯炎,王群,徐俐颖,等.人工智能技术在医药研发中的应用[J].中国新药杂志,2020,29(17):1979-1986.

[48]张星一,吕虹.人工智能在药物研发与监管领域的应用及展望[J].中国新药杂志,2018,27(14):1583-1586.

[49]陈凯先.创新药物研发的前沿动向与中国创新药物的发展近况[J].生物产业技术,2018(02):16-24.

[50]李翠华,刘玉转,高昭昇.智能影像辅助诊断在基层医疗机构的应用模式研究[J].中国数字医学,2022,17(05):75-78.

[51]李团辉.基于语音识别的电子病历辅助编辑系统设计与实现[D].长沙:湖南大学,2017.

反侵权盗版声明

电子工业出版社依法对本作品享有专有出版权。任何未经权利人书面许可，复制、销售或通过信息网络传播本作品的行为；歪曲、篡改、剽窃本作品的行为，均违反《中华人民共和国著作权法》，其行为人应承担相应的民事责任和行政责任，构成犯罪的，将被依法追究刑事责任。

为了维护市场秩序，保护权利人的合法权益，我社将依法查处和打击侵权盗版的单位和个人。欢迎社会各界人士积极举报侵权盗版行为，本社将奖励举报有功人员，并保证举报人的信息不被泄露。

举报电话：（010）88254396；（010）88258888

传　　真：（010）88254397

E-mail：dbqq@phei.com.cn

通信地址：北京市万寿路南口金家村288号华信大厦

　　　　　电子工业出版社总编办公室

邮　　编：100036